【集万千草本为民用 汇千古食方治百病】

TUJIE SHIYONG BENCAO

图解

食用本草

编著 ●
林余霖
张静

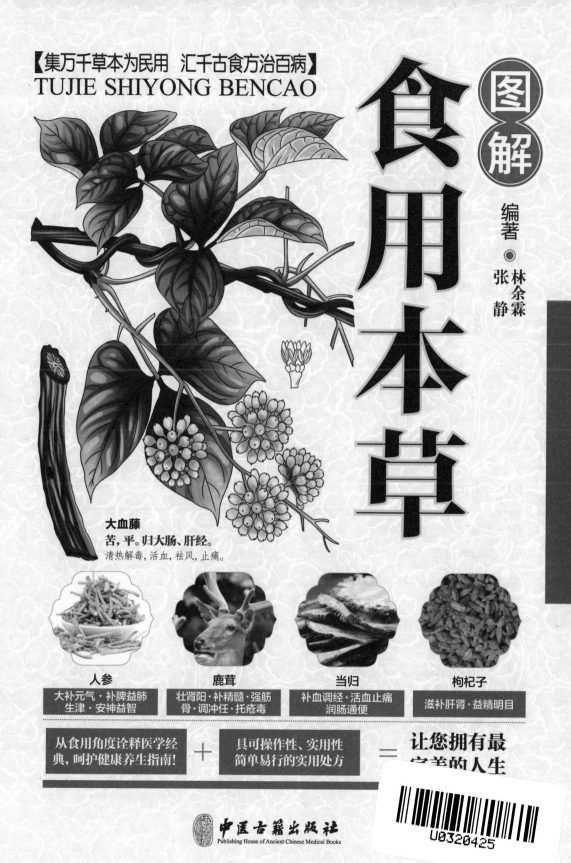

大血藤
苦, 平。归大肠、肝经。
清热解毒, 活血, 祛风, 止痛。

人参
大补元气·补脾益肺
生津·安神益智

鹿茸
壮肾阳·补精髓·强筋
骨·调冲任·托疮毒

当归
补血调经·活血止痛
润肠通便

枸杞子
滋补肝肾·益精明目

从食用角度诠释医学经
典, 呵护健康养生指南!

＋

具可操作性、实用性
简单易行的实用处方

＝

让您拥有最
完美的人生

中医古籍出版社
Publishing House of Ancient Chinese Medical Books

U0320425

图书在版编目（CIP）数据

图解食用本草 / 林余霖, 张静编著. -- 北京：中
医古籍出版社, 2017.8
ISBN 978-7-5152-1642-3

Ⅰ.①图… Ⅱ.①林… ②张… Ⅲ.①《本草纲目》
—食物本草—图解 Ⅳ.①R281.5-64

中国版本图书馆CIP数据核字(2017)第277971号

图解食用本草

编　　著：	林余霖 张静
责任编辑：	于峥
出版发行：	中医古籍出版社
社　　址：	北京市东直门内南小街 16 号（100700）
印　　刷：	北京彩虹伟业印刷有限公司
发　　行：	全国新华书店发行
开　　本：	710mm×1000mm　1/16
印　　张：	15
字　　数：	310 千字
版　　次：	2018 年 1 月第 1 版　2018 年 1 月第 1 次印刷
书　　号：	ISBN 978-7-5152-1642-3
定　　价：	48.00 元

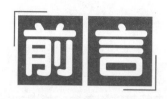

前言

　　《本草纲目》是我国明代伟大的医学家李时珍（1518~1593年）穷毕生精力，广收博采，实地考察，对以往历代本草学进行全面的整理和总结，历时27载编撰而成的。全书共五十二卷，约二百万字，收入药物1892种（新增374种），附图1100多幅，附方11 000多种，是集我国16世纪以前的药物学成就之大成，在训古、语言文字、历史、地理、植物、动物、矿物、冶金等方面也有突出的成就。

　　《本草纲目》从出书第一版至今，已有400多年的历史，先后出版过数十种版本，并被美国、前苏联、日本、德国、法国等翻译成英、俄、日、法、德语出版。李时珍的伟大大学术成就受到世界人民的广泛好评，他被评为世界上对人类最有贡献的科学家之一，《本草纲目》被誉为"东方药学巨典"。

　　《本草纲目》全书共分52卷，列水、火、土、金石、草、谷、菜、果、木、服器、虫、鳞、介、禽、兽、人16部。每部又分若干类，共六十类。《本草纲目》对每种药物的名称、性能、用途、制作都作了说明，并订正了历代相沿的某些错误。它是我国十六世纪以前医药学丰富经验的总结，是我国医药宝库中一份珍贵遗产。

　　但是，随着时代的变迁，《本草纲目》原文所载的部分药物，如水部、人部、土部等卷，由于人们的生活习惯、伦理观念、医疗价值观等原因，部分药物已不再适用，这类药物已不能满足现实生活的需要，另外，还有一部分药物已经无迹可寻，为了让《本草纲目》一书能够在当今形势下依然更好地发挥积极作用，更好地为广大读者服务，有必要对我们民族的医学瑰宝重新进行一下回顾和梳理。因此，我们经过精心策划，特聘请相关专业人士编辑了《图解食用本草》一书。

　　全书以《本草纲目》为基础，精选了适合食用的部分编辑成书，全书内容包括：草部、谷豆部、菜部、果部、虫部、鳞部、介部、禽部、兽部等。全书最大的特点是：

首次对《本草纲目》的内容进行整理和精编；首次大范围配上药物彩色照片；首次从大众阅读的角度和深度诠释经典。

本书的主要读者对象是全国广大的医务工作者、医学研究机构的从业人员、相关院校的师生，同时，还可供全国各种类型的图书馆收藏及普通的读者阅读和收藏。

本书是学习和研究《本草纲目》理想的参考书，对继续发掘和发扬《本草纲目》的价值都会起到不可小视的作用，对于中医临床运用及各种研究都会起到积极的作用。

但是，由于《本草纲目》出版已久，历时较长，书中需要考证的地方较多，加上编者知识水平所限，书中的错漏之处，还请读者批评指正！

编　者

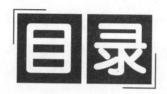

目录

1

食用本草第三卷　果部 \75

食用本草第四卷　　虫部\141

食用本草第五卷　　鳞部\161

食用本草第六卷　　介部\179

食用本草第七卷　禽部\191

食用本草第八卷　兽部\203

索引\231

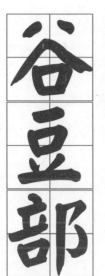

食用本草第一巻

谷豆部

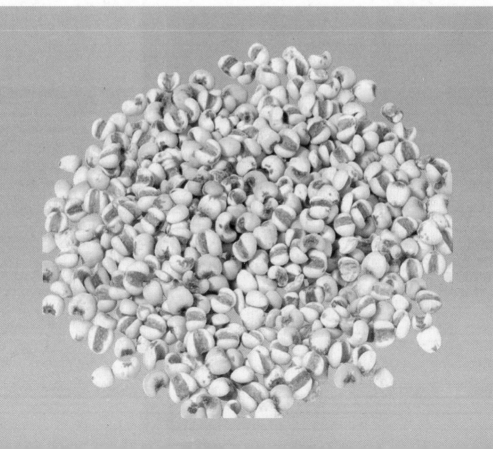

胡麻（《别录上品》）

【气味】甘，平，无毒。

【主治】伤中虚羸，补五内，益气力，长肌肉，填髓脑。久服，轻身不老（《本经》）。坚筋骨，明耳目，耐饥渴，延年。疗金疮止痛，及伤寒温疟大吐后，虚热羸困（《别录》）。补中益气，润养五脏，补肺气，止心惊，利大小肠，耐寒暑，逐风湿气、游风、头风，治劳气，产后羸困，催生落胞。细研涂发令长。白蜜蒸饵，治百病（《日华》）。炒食，不生风。病风人久食，则步履端正，语言不謇（李廷飞）。生嚼涂小儿头疮，煎汤浴恶疮、妇人阴疮，大效（苏恭）。

【附方】

白发返黑：乌麻九蒸九晒，研末，枣膏丸，服之。（《千金方》）

腰脚疼痛：新胡麻一升，熬香杵末。日服一小升，服至一斗永瘥。温酒、蜜汤、姜汁皆可下。（《千金方》）

手脚酸痛，微肿：用脂麻熬研五升，酒一升，浸一宿。随意饮。（《外台秘要》）

偶感风寒：脂麻炒焦，乘热擂酒饮之，暖卧取微汗出良。

牙齿痛肿：胡麻五升，水一斗，煮汁五升。含漱吐之，不过二剂神良。（《肘后方》）

小儿急疳：油麻嚼敷之。（《外台秘要》）

疔肿恶疮：胡麻烧灰、针砂等份，为末。醋和敷之，曰三。（《普济方》）

妇人乳少：脂麻炒研，入盐少许，食之。（唐氏）

小便尿血：胡麻三升杵末，以东流水二升浸一宿，平旦绞汁，顿热服。（《千金方》）

◆ 实用指南

【单方验方】

夜咳不止、咳嗽无痰：生芝麻15克，冰糖10克。芝麻与冰糖共放碗中，用开水冲饮。

头发枯脱、早年白发：芝麻、何首乌各200克。共研细末，每日早晚各服15克。

干咳少痰：黑芝麻250克，冰糖100克。共捣烂，每次以开水冲服20克，早晚各1次。

高血压：黑芝麻、醋、蜂蜜各35克。充分混匀，每日3次。

风湿性关节炎：鲜芝麻叶60克。水煎服，每日2次。

神经衰弱：黑芝麻、桑叶各等份。研末，蜂蜜为丸，如绿豆大，每次9克，每日早晚各服1次，开水吞下。

大便秘结：炒熟黑芝麻、胡桃肉各

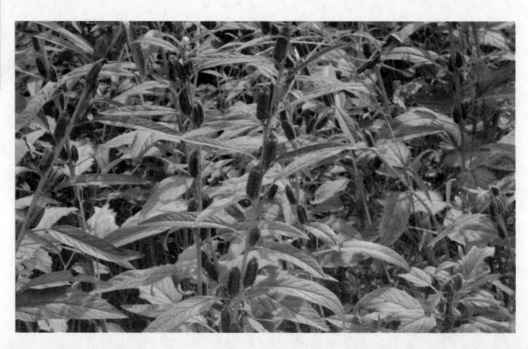

图解食用本草

等量，共捣烂，每日早晨空腹时服1茶匙，用温开水冲服。

大便出血：黑芝麻12克，红糖30克。黑芝麻炒焦入红糖拌匀。此为每日剂量，分早、晚2次服用。

【食疗药膳】

⊙黑芝麻茶

原料：黑芝麻15克，冰糖适量。

制法：黑芝麻炒研，与冰糖一起沸水冲泡。

用法：代茶频饮。

功效：补肝肾，润五脏。

适用：燥咳。

⊙芝麻粳米粥

原料：芝麻、桑椹各25克，粳米100克。

制法：将芝麻、桑椹洗净、烘干，研为细末，备用。粳米入锅，加水适量，熬煮成粥，调入芝麻、桑椹粉，搅拌均匀即成。

用法：早餐食用。

功效：补益肝肾，滋阴养血。

适用：习惯性便秘、动脉硬化等。

⊙胡麻酒

原料：胡麻仁280克，黄酒2000毫升。

制法：将胡麻除去杂质，淘洗干净，微炒香，置瓷器内捣烂成泥，再将黄酒倒入坛内，同药泥搅匀，密封坛口，置阴凉处，每日摇晃2次，经10日后即成。

用法：每日2次，每次15～20毫升。

功效：补肝肾，润五脏。

适用：肝肾精血不足的眩晕、须发早白、腰膝酸软、步履艰难、肠燥便秘等。

小麦（《别录上品》）

【释名】来。

【气味】甘，微寒，无毒。入少阴、太阳之经。

【主治】除客热，止烦渴咽燥，利小便，养肝气，止漏血唾血。令女人易孕（《别录》）。养心气，心病宜食之（思邈）。煎汤饮，治暴淋（宗奭）。熬末服，杀肠中蛔虫（《药性》）。陈者煎汤饮，止虚汗。烧存性，油调，涂诸疮汤火伤灼（时珍）。

【附方】

消渴心烦：用小麦作饭及粥食。（《食医心镜》）

眉炼头疮：用小麦烧存性，为末。油调敷。（《儒门事亲》）

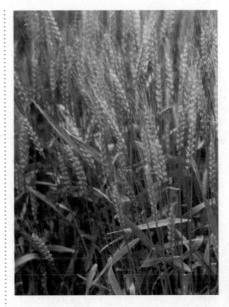

白癜风癣：用小麦摊石上，烧铁物压出油。搽之甚效。（《医学正传》）

汤火伤灼（未成疮者）：用小麦炒黑，研入腻粉，油调涂之。勿犯冷水，必致烂。（《袖珍方》）

◆ 实用指南

【单方验方】

腹泻：小麦300克，红糖50克。将小麦放入铁锅中摊匀不翻炒，用小火煨至下半部小麦变黑色，加水800毫升，煎沸。再将红糖放入碗内，把煎沸的生熟麦（下面的熟，上面的生，故名）水倒入碗内，趁热饮服。

神经衰弱：小麦30克，酸枣仁12克，大枣6枚，粳米100克。将酸枣仁、小麦、大枣洗净，加水煮至10沸，取汁去渣，加入粳米同煮为粥。每日1剂，分早、晚2次服食。

腹泻：小麦面炒黑，小米糠炒黄，大枣（去核、干燥）各等份。共研细末，每次15克，每日3次，开水冲服。

小儿口腔炎：小麦面烧灰2份，冰片1份。将上药混合研细。用时，将药粉吹在患儿口疮面，每日2～3次。

失眠：小麦30克，粳米60克，红枣5枚，龙眼肉9克，白糖20克。

将小麦淘洗净，加热水浸胀；粳米、红枣洗净；龙眼肉切成细粒。然后将小麦、粳米、红枣、龙眼肉粒放入砂锅中，共煮成粥，起锅时加入白糖。此为每日剂量，分早、晚2次服食。

【食疗药膳】

⊙小麦甘枣茶

原料：小麦60克，甘草30克，大枣15枚。

制法：将3味药加水4碗熬成1碗，去渣取汁待用。

用法：每日1剂，睡前服用。

功效：健脾和胃，益血安神。

适用：失眠。

⊙小麦红枣粥

原料：小麦50克，糯米100克，红枣5个，桂圆肉15克，白糖20克。

制法：将小麦淘洗净，加热水浸胀，倾入锅中煮熟取汁水，加入淘后的大米、洗净去核的大枣、切成粒的桂圆肉，共煮成粥，起锅时加白糖食之。

用法：每食适量。

功效：养心益肾，清热止汗，补益脾胃。

适用：心气不足、怔忡不安、烦热失眠、妇女脏躁、自汗、盗汗、脾虚泄泻等。

⊙小麦狗肉粥

原料：小麦仁100克，狗肉250克。

制法：先将狗肉洗净切成块，放入锅中，加水适量，大火煮沸15分钟后，放入小麦仁，继续煮10分钟后即可。

用法：早、晚餐分食。

功效：温肾助阳，补益脾胃。

适用：胃炎、营养不良、水肿等。

图解食用本草

大麦（《别录上品》）

【释名】牟麦。

【气味】咸，温、微寒，无毒。为五谷长，令人多热。

【主治】消渴除热，益气调中（《别录》）。补虚劣，壮血脉，益颜色，实五脏，化谷食，止泄，不动风气。久食，令人肥白，滑肌肤。为面，胜于小麦，无躁热（士良）。面：平胃止渴，消食疗胀满（苏恭）。久食，头发不白。和针砂、没石子等，染发黑色（孟诜）。宽胸下气，凉血，消积进食（时珍）。

【附方】

食饱烦胀（但欲卧者）：大麦面熬微香，每白汤服方寸匕，佳。（《肘后方》）

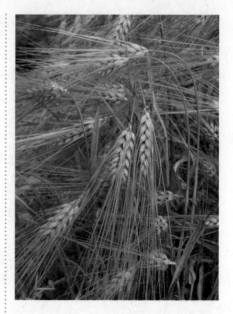

膜外水气：大麦面、甘遂末各半两，水和作饼，炙熟食，取利。（《圣济总录》）

小儿伤乳（腹胀烦闷欲睡）：大麦面生用，水调一钱服。白面微炒亦可。（《保幼大全》）

汤火伤灼：大麦炒黑，研末，油调搽之。被伤肠出：以大麦粥汁洗肠推入，但饮米糜，百日乃可。（《千金方》）

卒患淋痛：大麦三两煎汤，入姜汁、蜂蜜，代茶饮。（《圣惠方》）

◆实用指南

【单方验方】

胆结石：大麦粒、玉米须、金钱草、陈皮各适量。四味药洗净晒干，每日各捏1小撮，开水泡，代茶频饮。

米食积滞和妇女断乳时或乳汁郁积的乳房胀痛：大麦芽60～120克。水煎服。

断奶回乳，乳房胀痛：生麦芽、炒麦芽各30克。上药共研为细末，取适量，用红糖水冲服。

因断乳致乳汁壅聚，胀痛明显：炒麦芽30克，牛膝、赤芍各15克，当归、炒桃仁、香附、车前子各10克。水煎服，代茶频饮。

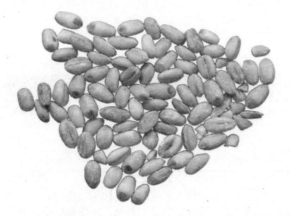

【食疗药膳】

⊙大麦羊肉汤

原料：大麦仁 100 克，草果 5 个，羊肉 500 克，盐适量。

制法：将大米用开水淘洗净放入锅内，加水适量，先用旺火烧沸，再用小火煮熟；再将洗净切块的羊肉与草果一同放入锅内加水适量，熬煮，然后将羊肉、草果捞起，与大麦仁汤合并，再用小火煎熬熟透，羊肉切成小片，放入大麦汤内加盐少许调匀，即可食用。

用法：每日 1 剂，随时饮用。

功效：温肾助阳。暖脾和胃，理气宽中。

适用：脾肾虚寒之腰膝冷痛、四肢不温、脘腹隐痛、泛吐清涎、恶心厌食、肠鸣腹泻等。

⊙大麦仁粥

原料：仁 200 克，羊肉 1000 克。

制法：将羊肉洗净切片入锅内，加适量水，入草果 5 个，煮熟去肉，下大麦仁，熬熟，入盐少许，调和令匀。

用法：空腹饮粥食肉，每日 3 次。

功效：温中下气，壮脾胃，破冷气，去腹胀。

适用：虚功羸瘦、胃痛等。

⊙大麦牛肉粥

原料：大麦仁 100 克，熟牛肉 500 克，调料适量。

制法：将牛肉洗净，切成小块。大麦仁去杂，洗净。面粉加冷水调成稀糊。将牛肉和大麦仁放入锅中，煮熟，勾入小麦粉。另一锅内放熟牛肉、盐、醋，盛入大麦面粉粥，放入生姜丝、麻油，烧沸，放入味精、胡椒粉、葱花，搅匀即成。

用法：每日早、晚 2 次食用。

功效：益气强筋，和胃消积。

适用：胃黏膜脱垂、慢性胃炎、更年期综合征等。

雀麦（《唐本草》）

【释名】燕麦（《唐本》），杜姥草（《外台》），牛星草。

【附方】胎死腹中、胞衣不下（上抢心）：用雀麦一把，水五升，煮二升，温服。（《子母秘录》）

齿匿并虫（积年不瘥，从少至老者）：用雀麦，一名杜姥草，俗名牛星草。用苦瓠叶三十枚，洗净。取草剪长二寸，以瓠叶作五包包之，广一寸，厚五分。以三年酢渍之。至日中，以两包火中炮令热，纳口中，熨齿外边，冷更易之。取包置水中解视，即有虫长三分。老者黄色，少者白色。多即二三十枚，少即一二十枚。此方甚妙。（《外台秘要》）

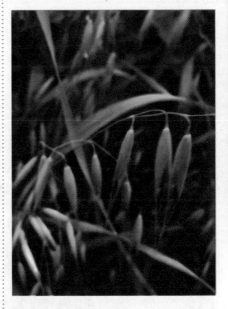

◆实用指南

【单方验方】

皮肤炎：将 1/4 杯燕麦用一些温水混合好，调成糊状。用手直接涂抹在发红、发痒的皮炎患处，或者干燥的手肘、足跟、腿部，然后用温水冲净或者温热毛巾擦干净即可，每日涂抹 1 ～ 2 次。

【食疗药膳】

⊙燕麦绿豆粥

原料：燕麦片 100 克，绿豆、玉米粉各 60 克，蜂蜜适量。

制法：将洗净的绿豆入锅，加水煮沸，改小火煮至绿豆软烂。加入用凉开水调和的燕麦片、玉米粉和匀煮沸。再煮至豆粥糊成，稍凉，加入蜂蜜调味即成。

用法：每日 1 剂，分 2 次食，可常食。

功效：调中健脾，清热利水，去脂降压。

适用：脾虚湿盛型高脂血。

⊙燕麦百合粥

原料：燕麦 150 克，百合 50 克。

制法：先将百合洗净，放入锅中，加水煮沸，待到熟后，放入燕麦，搅均匀，再煮沸即成。

用法：每日早、晚分食。

功效：润肺止咳，固表敛汗。

适用：肺结核、支气管炎、咽喉炎等。

⊙燕麦牛乳粥

原料：燕麦片 150 克，牛乳 250 毫升，白糖适量。

制法：把水加入锅中烧沸，倒入燕麦片、牛乳煮沸，用勺不断搅拌，加入白糖即可。

用法：每日早、晚食用。

功效：补益肺胃，生津润肠。

适用：胃肠神经官能症、单纯性消瘦症、消化性溃疡、慢性胃炎、习惯性便秘等。

荞麦（宋·《嘉祐》）

【释名】荍麦，乌麦（吴瑞），花荞。

【气味】甘，平，寒，无毒。

【主治】实肠胃，益气力，续精神，能炼五脏滓秽（孟诜）。作饭食，压丹石毒，甚良（萧炳）。以醋调粉，涂小儿丹毒赤肿热疮（吴瑞）。降气宽肠，磨积滞，消热肿风痛，除白浊白带，脾积泄泻。以砂糖水调炒面二钱服，治痢疾。炒焦，热水冲服，治绞肠沙痛（时珍）。

【附方】

疮头黑凹：荞麦面煮食之，即发起。（《直指方》）

痘疮溃烂：用荞麦粉频频敷之。（《痘疹方》）

汤火伤灼：用荞麦面炒黄研末，水

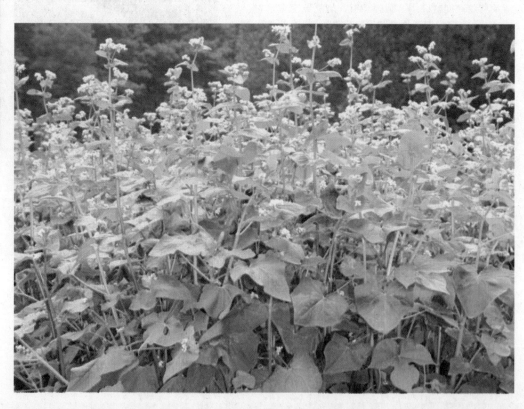

和敷之，如神。（《奇效方》）

积聚败血（通仙散，治男子败积，女人败血，不动真气）：用荞麦面三钱，大黄二钱半，为末。卧时酒调服之。（《多能鄙事》）

染发令黑：荞麦、针砂二钱，醋和，先以浆水洗净涂之，荷叶包至一更，洗去。再以无食子、诃子皮、大麦面二钱，醋和涂之，荷叶包至天明，洗去即黑。（《普济方》）

◆ 实用指南

【单方验方】

偏头痛：荞麦子、蔓荆子各等份。研细末，以烧酒调敷患部。

慢性泻痢，妇女白带：炒荞麦适量。研细末，水泛为丸，每服 6 克，每日 2 次，开水送服。

夏季痧症：荞麦面炒香。用适量开水搅成糊状服食。

出黄汗，亦可治发热，泄痢症：荞麦子适量。磨粉后筛去壳，加红糖烙饼或煮熟食之。

高血压，眼底出血，紫癜：鲜荞麦叶 60 克，藕节 4 个。水煎服。

疮毒，疖肿，丹毒，乳痈和无名肿毒：鲜荞麦叶 60 克。水煎服，每日 1 剂；或荞麦面炒黄，用米醋调成糊状，涂于患处，早晚更换。

痔疮：荞麦面适量，公鸡胆汁 3 个。同和匀做成绿豆大的丸药，每日 2 次，每次 6 克。

小儿牙疼：荞麦根一把。水煎加适量红糖食。

【食疗药膳】

⊙荞麦蛋清
原料：荞麦面、鸡蛋清各适量。
制法：用鸡蛋清和荞麦面成团。
用法：每日几次用力涂擦胸部。
功效：清热下气。
适用：胸满腹胀、咳嗽不安等。

⊙荞麦炖瘦肉
原料：荞麦 120 克，瘦肉 200 克，冬瓜子、甜桔梗各 150 克，生姜 2 片，调料适量。
制法：先分别将上 5 味食物清洗干净，放在一起搅拌均匀，放入炖盅内，加沸水适量，盖好，隔沸水慢火炖 2 小时即可。
用法：佐餐食用。
功效：清热解毒，排脓化痰。
适用：肺炎咳嗽、痰多黄稠、胸胁胀满、身热口渴、舌红等。

稻（《别录下品》）

【释名】稌，糯。

稻米

【气味】苦，温，无毒。

【主治】作饭温中，令人多热，大便坚。别录能行营卫中血积，解芫青、斑蝥毒。士良益气止泄。思邈补中益气。止霍乱后吐逆不止，以一合研水服之。大明以骆驼脂作煎饼食，主痔疾。萧炳作糜一斗食，主消渴。藏器暖脾胃，止虚寒泄痢，缩小便，收自汗，发痘疮。（时珍）

【附方】

霍乱烦渴、消渴饮水（不止）：糯米三合，水五升，蜜一合，研汁分服，或煮汁服。（《杨氏产乳》）

三消渴病：梅花汤，用糯谷炒出白花、桑根白皮等份。每用一两，水二碗，煎汁饮之。（《三因方》）

久泄食减：糯米一升，水浸一宿沥干，慢炒熟，磨筛，入怀庆山药一两。每日清晨用半盏，入砂糖二匙，胡椒末少许，以极滚汤调食。其味极佳，大有滋补。久服令人精暖有子，秘方也。（《松篁经验方》）

鼻衄不止（服药不应）：独圣散，用糯米微炒黄，为末。每服二钱，新汲水调下。仍吹少许入鼻中。（《简要济众方》）。

胎动不安（下黄水）：用糯米一合，黄芪、川芎各五钱，水一升，煎八合，分服。（《产宝》）

小儿头疮：糯米饭烧灰，入轻粉，清油调敷。（《普济方》）

缠蛇丹毒：糯米粉和盐，嚼涂之。（《济急方》）

打扑伤损（诸疮）：寒食日浸糯米，逐日易水，至小满取出，日干为末，用水调涂之。（《便民图纂》）

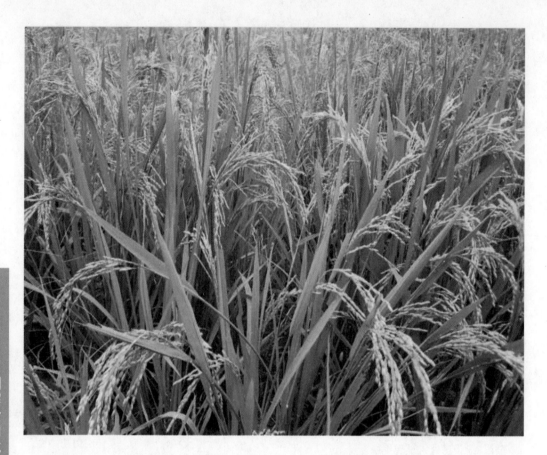

◆实用指南

【单方验方】

头晕、目眩、腰膝酸软：糯米30克，枸杞子15克。水煮食用，喝汤食糯米及枸杞子，每日食两次。

气短、须发早白、脱发、病后虚弱：糯米50克，黑芝麻30克。二者分开用小火炒成微黄色，共研成末，每日吃几勺。

食欲不振、脘腹胀满、失眠健忘：糯米粉50克，茯苓30克。将糯米粉炒黄与茯苓共研成细末，每日1次。

对腰腿软弱，反胃腹泻：糯米、板栗各30克。水煮熟烂成粥，早餐食用。

【食疗药膳】

⊙红枣糯米粥

原料：山药粉12克，苡仁、大枣各15克，荸荠粉3克，糯米、白糖各75克。

制作：洗净苡仁，煮至开裂时，放入糯米、大枣共煮至烂，洒入山药粉，边洒边搅，煮20分钟后，洒入荸荠粉，搅匀后停火，加入白糖即可。

用法：分3次服用。

功能：健脾益气，利湿止泻，生津止渴。

适用：脾胃虚弱、病后体虚、营养不良、贫血、水肿等。

⊙焦米参茶

原料：大米（炒焦黄）50克，党参25克。

制法：将2味药加4碗水，煎至2碗即成。

用法：隔日1剂，温服，每剂1日服完。连续用。

功效：补中益气，止泻除烦。

适用：脾虚泄泻、慢性胃炎等。

⊙韭子稻米粥

原料：稻米100克，韭子60克。

制法：将上2味加水适量，共煮粥取汁。

用法：分3次服。

功效：湿补肝肾，暖腰膝。

适用：梦泄遗尿。

⊙山药糯米炖猪肚

原料：山药50克，猪肚1只，糯米250克，料酒、姜、葱、盐、味精、胡椒粉各适量。

制法：将山药润透切片；糯米去泥沙，淘洗干净；猪肚洗净；姜切片，葱切段。将山药、糯米装入猪肚内，缝上口，置入锅内，加入姜、葱、料酒和水，用大火烧沸，再用小火炖煮45分钟，加入盐、味精、胡椒粉即成。

用法：每日1次，每次吃猪肚、山药、糯米，佐餐食用。

功效：暖脾胃，补中气，固肾腰。

适用：脾胃虚寒、虚劳咳嗽、遗精、消渴、小便频数、小儿疳积等。

粳（《别录中品》）

【释名】秔。

粳米

【气味】甘、苦，平，无毒。

【主治】益气，止烦止渴止泄（《别录》）。温中，和胃气，长肌肉（《蜀本》）。补中，壮筋骨，益肠胃（《日华》）。煮汁，主心痛，止渴，断热毒下痢（孟诜）。合芡实作粥食，益精强志，聪耳明目（好古）。通血脉，和五脏，好颜色（时珍出养生集要）。常食干粳饭，令人不噎（孙思邈）。

【附方】

霍乱吐泻（烦渴欲绝）：用粳米二合研粉，入水二盏研汁，和淡竹沥一合，顿服。（《普济方》）

自汗不止：粳米粉绢包，频频扑之。

五种尸病：粳米二升，水六升，煮一沸服，日三。（《肘后方》）

卒心气痛：粳米二升，水六升，煮六七沸服。（《肘后方》）

小儿甜疮（生于面耳）：令母频嚼白米，卧时涂之。不过三五次，即愈。

荒年辟谷：粳米一升，酒三升渍之，暴干又渍，酒浸。取出稍食之，可辟三十日。足一斗三升，辟谷一年。（《肘后方》）

胎动腹痛（急下黄汁）：用粳米五升，黄芪六两，水七升，煎二升，分四服。（《圣惠方》）

◆实用指南

【单方验方】

虚弱劳损，形体羸瘦：牛乳250克，粳米100克，白糖适量。粳米淘洗干净，放入锅中，加清水，煮至半熟时，再加牛乳，煮至粥成，调以白糖进食。

肺胃阴伤，咽干咳嗽：粳米、大枣、人参各10克，麦冬12克，甘草6克。水煎服。

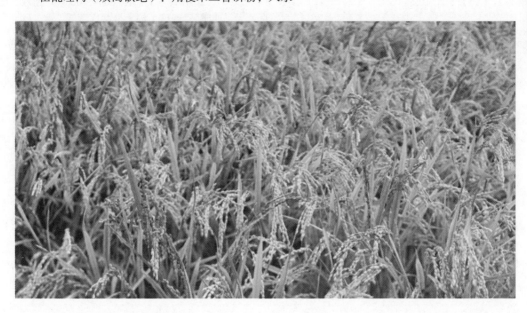

【食疗药膳】

⊙粳米粥

原料：粳米 60 克，白糖 15 克。

制法：粳米淘洗，加水煮作粥，待粥成加入糖。

用法：温热顿服。

功效：生津，益胃，降火。

适用：烦渴、尿赤涩等。

⊙大枣粳米粥

原料：粳米 100 克，大枣 10 枚，冰糖适量。

制法：将粳米、大枣淘洗干净，放入锅内，加水适量，将锅置灶上，先用大火烧开，后移小火上，煎熬成粥，加入冰糖，搅匀即成。

用法：每日 1 次，每次吃粥 100 克。

功效：健脾益气。

适用：脾胃虚弱、血小板减少、贫血、胃虚食少等。

⊙菊花粳米粥

原料：粳米 100 克，菊花 15 克。

制法：先将菊花去杂，整理干净，备用。粳米洗净，放入锅中，清水适量，大火煮成稠粥，改用小火，放入菊花，稍等片刻即成。

用法：早餐食用。

功效：活血化瘀，消积清肝。

适用：风热感冒、头痛发热等。

玉蜀黍（《纲目》）

【释名】 玉高粱。

玉米

【气味】 甘，平，无毒。

【主治】 调中开胃（时珍）。

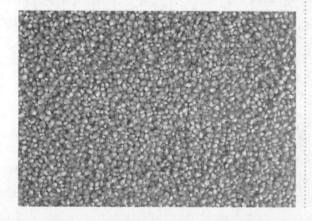

根叶

【主治】 小便淋沥沙石，痛不可忍，煎汤频饮（时珍）。

【附方】

水肿：玉蜀黍须二两。煎水服，忌盐。

肾脏炎，初期肾结石：玉蜀黍须（分量不拘）。煎浓汤，频服。

肝炎黄疸：玉米须、金钱草、满天星、郁金、茵陈各等份，水煎服。

劳伤吐血：玉米须、小蓟等份，炖五花肉服。

吐血及红崩：玉米须。熬水炖肉服。

风疹块（俗称风丹）和热毒：玉米须烧灰，兑醪糟服。

糖尿病：玉蜀黍须一两。煎服。

原发性高血压病：玉米须、西瓜皮、香蕉。煎服。

脑漏：玉蜀黍须晒干，装旱烟筒上吸之。

◆实用指南

【单方验方】

尿道结石：玉米根适量。加水熬汤，喝汁液。

慢性肾炎：玉米须 50 克（鲜品 150 克）。加温水 600 毫升，以小火煎煮 20 分钟左右，取 300 ~ 400 毫升药液，口服，每日 1 剂，分 2 次服完，10 日为 1 个疗程，可连服 3 个疗程。

血吸虫病腹水：玉米须 60 克。水煎服，每日 2 次，连服数日。

小便不通及膀胱炎，小便疼痛：玉米须 30 克，车前子 15 克，甘草 6 克，或加小茴香 3 克。水煎服。

尿少、尿频、尿急、尿道灼热疼痛：玉米须、玉米芯各 60 克。水煎去渣代茶饮。

高血压、黄疸，尿路结石，膀胱结石：玉米须 150 克。水煎服。

肺结核：玉米须 60 克。加冰糖适量水煎服。

咳嗽：玉米须 30 克，陈皮 10 克。水煎服。

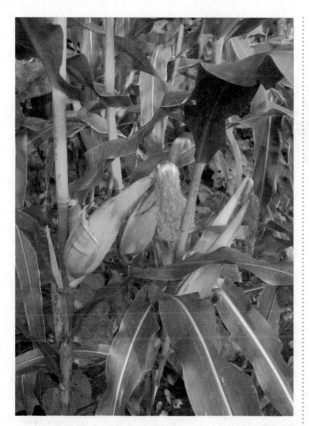

肝炎，黄疸，胆囊炎，胆结石：玉米须30克，蒲公英、茵陈各15克。水煎服。

高血压、鼻血、吐血：玉米须、香蕉皮各30克，黄栀子10克。水煎后冷饮。

肠炎，痢疾：玉米芯100克，烧炭存性，黄柏6克。共研细末，每次3克，每日3次，温开水送服。

慢性顽固性肾炎：玉米须6克，玉米30粒，蝉衣3个，蛇蜕1条。水煎服，每日1剂，疗程1个月。

【食疗药膳】

⊙玉米须茶

原料：玉米须20克。

制法：取玉米须洗净晒干，切碎备用。

用法：每日20克，沸水冲泡，代茶频饮。

功效：利尿泄热，降压。

适用：慢性肾炎和早期高血压病引起的头痛。

⊙玉米须枸杞煲蚌肉

原料：玉米须60克，枸杞子30克，蚌肉150克，葱、姜、盐各适量。

制法：玉米须、枸杞子洗净，放入锅内，加水2000毫升，煮20分钟，滤过，再放入蚌肉、葱、姜及盐，煮30分钟即成。

用法：每日2次，每次70克，喝汤吃蚌，既可佐餐，也可单食。

功效：补肾健脾利尿。

适用：阴虚、腰痛、水肿等。

薏苡仁（《本经上品》）

【释名】解蠡（《本经》），芑实（《别录》），回回米（《救荒本草》），薏珠子（《图经》）。

薏苡仁

【气味】甘，微寒，无毒。

【主治】筋急拘挛，不可屈伸，久风湿痹，下气。久服，轻身益气（《本经》）。除筋骨中邪气不仁，利肠胃，消水肿，令人能食（《别录》）。炊饭作面食，主不饥；温气。煮饮，止消渴，杀蛔虫（藏器）。治肺病肺气，积脓血，咳嗽涕唾，上气。煎服，破毒肿（甄权）。去干湿脚气，大验（孟诜）。健脾益胃，补肺清热，去风胜湿。炊饭食，治冷气。煎饮，利小便热淋（时珍）。

【附方】

薏苡仁饭（治冷气）：用薏苡仁舂熟，炊为饭食。气味欲如麦饭乃佳。或煮粥亦好。（《广济方》）

久风湿痹，补正气，利肠胃，消水肿，除胸中邪气，治筋脉拘挛：薏苡仁为末，同粳米煮粥，日日食之，良。

风湿身疼（日晡剧者，张仲景麻黄杏仁薏苡二汤主之）：麻黄三两，杏仁十枚，甘草、薏苡仁各一两，以水四升，煮取二升，分再服。（《金匮要略》）

水肿喘急：用郁李仁二两研，以水滤汁，煮薏苡仁饭，日二食之。（《独行方》）

周痹缓急偏者：薏苡仁十五两，大附子十枚炮，为末。每服方寸匕，日三。（《张仲景方》）

肺痿咳唾（脓血）：薏苡仁十两杵破，水三升，煎一升，酒少许，服之。（梅师）

肺痈咯血：薏苡仁三合捣烂，水二

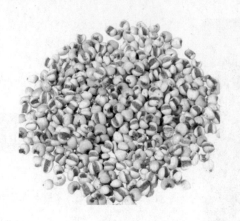

大盏，煎一盏，入酒少许，分二服。（《济生方》）

喉卒痈肿：吞薏苡仁二枚，良。（《外台秘要》）

孕中有痈：薏苡仁煮汁，频频饮之。（《妇人良方补遗》）

根

【气味】甘，微寒，无毒。

【主治】下三虫（《本经》）。煮汁糜食甚香，去蛔虫，大效（弘景）。煮服，堕胎（藏器）。治卒心腹烦满及胸胁痛者，锉煮浓汁，服三升乃定（苏颂出（《肘后方》）。捣汁和酒服，治黄疸有效（时珍）。

【附方】

黄疸如金：薏苡根煎汤频服。

蛔虫心痛：薏苡根一斤切，水七升，煮三升，服之，虫死尽出也。（《梅师方》）

经水不通：薏苡根一两，水煎服之。不过数服，效。（《海上方》）

牙齿风痛：薏苡根四两，水煮含漱，冷即易之。（《延年秘录》）

叶

【主治】作饮气香，益中空膈（苏颂）。暑月煎饮，暖胃益气血。初生小儿浴之，无病（时珍）出。（《琐碎录》）

◆实用指南

【单方验方】

尿道结石：薏苡仁茎、叶、根适量（鲜草约250克，干草减半）。水煎去渣，每日2～3次分服。

慢性结肠炎：山药100克，薏苡仁500克。炒黄研粉，每日2次，每次2匙，温水或红糖水、蜂蜜水冲服。

胃癌、宫颈癌：薏苡仁25克，野菱角（带壳劈开）100克。共煎浓汁，每日2次，连服1个月为1个疗程。

膀胱癌：薏苡仁、赤小豆各20克。煮粥适量食用。

子宫肿瘤、肌瘤：薏苡仁500克，三七150克。共研细末，口服每日3次，每次5克，开水冲服。

胃癌、食管癌、直肠癌及膀胱癌：薏苡仁、菱角、诃子各20克。水煎服，每日1剂，疗程1～2个月。

【食疗药膳】

⊙薏苡仁粥

原料：薏苡仁粉30～60克，粳米100克。

制法：先将生薏苡仁洗净晒干，碾成细粉，取薏苡仁粉同粳米煮粥。

用法：早餐食用。

功效：健脾胃，利水湿，抗癌肿。

适用：浮肿、脾虚腹泻、风湿痹痛、筋脉拘挛等。

⊙薏苡仁白糖粥

原料：薏苡仁50克，水、白糖适量。

制法：薏苡仁加适量水以小火煮成粥，加白糖适量搅匀。

用法：早餐食用。

功效：健脾补肺，清热利湿。

适用：湿热毒邪变遍肌肤型扁平疣、青春疙瘩等。

⊙薏苡巨胜酒

原料：薏苡仁100克，黑芝麻、生地黄各125克，白酒3000毫升。

制法：将黑芝麻煮熟晒干，薏苡仁炒至略黄；两药合起略捣烂后与切成小块的生地黄共装入纱布袋里，与白酒一起置入容器中，密封浸泡12日后即可服用。

用法：早、晚各1次，每次10～20毫升，空腹服用。

功效：补肝肾，润五脏，填精髓，祛湿气。

适用：体质虚弱、神衰健忘、记忆力减退、须发早白、皮肤毛发干燥、腰膝疼痛等。

大豆（《本经中品》）

【释名】未（俗作菽。）

黑大豆

【气味】甘，平，无毒。久服，令人身重。

【主治】生研，涂痈肿。煮汁饮，杀鬼毒，止痛（《本经》）。逐水胀，除胃中热痹，伤中淋露，下瘀血，散五脏结积内寒。杀乌头毒。炒为屑，主胃中热，除痹去肿，止腹胀消谷（《别录》）。煮食，治温毒水肿（《唐本》）。煮汁，解砒石、砒石、甘遂、天雄、附子、射罔、巴豆、芫青、斑蝥、百药之毒及蛊毒。入药，治下痢脐痛。冲酒，治风痉及阴毒腹痛。牛胆贮之，止消渴（时珍）。炒黑，热投酒中饮之，治风痹瘫缓口噤，产后头风。食罢生吞半两，去心胸烦热，热风恍惚，明目镇心，温补。久服，好颜色，变白不老。煮食性寒，下热气肿，压丹石烦热。消肿（《藏器》）。主中风脚弱，产后诸疾。同甘草煮汤饮，去一切热毒气，治风毒脚气。煮食，治心痛筋挛膝痛胀满。同桑柴灰煮食，下水蛊腹胀。和饭捣，涂一切毒肿。疗男女人阴肿，以绵裹纳之（孟诜）。治肾病，利水下气，制诸风热，活血，解诸毒（时珍）。

【附方】

卒风不语：大豆煮汁，煎稠如饴，含之，并饮汁。（《肘后方》）

肠痈如打：大豆半升熬焦，入酒一升煮沸，饮取醉。（《肘后方》）

腰胁卒痛：大豆炒二升，酒三升，煮二升，顿服。（《肘后方》）

脚气冲心（烦闷不识人）：以大豆一升，水三升，浓煮汁服。未定，再服。（《广利方》）

霍乱胀痛：大豆生研，水服方寸匕。（《普济方》）

消渴饮水：乌豆置牛胆中，阴干百日，吞尽即瘥。（《肘后方》）

酒食诸毒：大豆一升，煮汁服，得吐即愈。（《广记》）

染发令乌：醋煮黑大豆，去豆煎稠，染之。（《千金方》）

牙齿疼痛：黑豆煮酒，频频漱之，良。

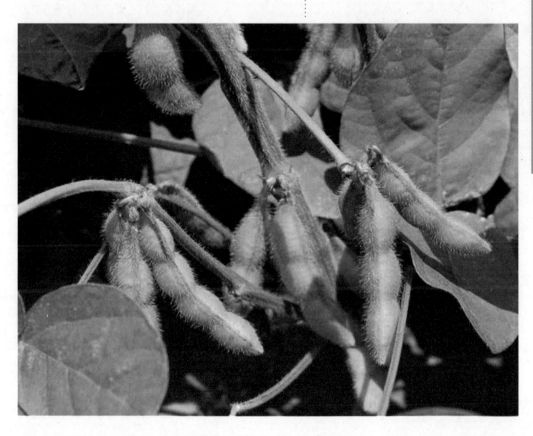

（《周密冶然斋抄》）

妊娠腰痛：大豆一升，酒三升，煮七合，空心饮之。（《食医心镜》）

小儿胎热：黑豆二钱，甘草一钱，入灯心七寸，淡竹叶一片，水煎。（《全幼心鉴》）

◆实用指南

【单方验方】

气虚自汗：黑豆9克，浮小麦15克，乌梅5枚。水煎服。

气虚自汗盗汗：黑豆120克，瘦肉150克。炖熟，饮汤食肉。

【食疗药膳】

⊙黑豆茶

原料：黑豆、红糖各60克，熟地黄15克，肉桂3克，当归、炮生姜、炙甘草、赤芍、蒲黄各12克。

制法：将蒲黄用白布袋装好扎紧，与余药同放入砂锅内，加水适量煎煮，取汁去渣。

用法：每日1剂，代茶饮。

功效：活血化瘀。

适用：瘀阻气闭之产后血晕。

⊙黑豆小麦莲枣汤

原料：黑豆、浮小麦各30克，莲子、黑枣各7枚，冰糖少许。

制法：先把黑豆和浮小麦洗净，加水煮汁去渣；用其汁煮莲子和黑枣，至熟；加入冰糖，略煮待冰糖溶化即可。

用法：每日1剂，早晚饮服。

功效：滋肾补脾，养心安神。

适用：失眠。

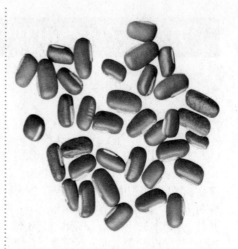

气满不能食者，煮食一顿即愈。和鲤鱼煮食，甚治脚气（诜）。解小麦热毒。煮汁，解酒病。解衣粘缀（日华）。辟瘟疫，治产难，下胞衣，通乳汁。和鲤鱼、鳖鱼、鲫鱼、黄雌鸡煮食，并能利水消肿（时珍）。

【附方】

肠痔有血：小豆二升，苦酒五升，煮熟日干，再浸至酒尽乃止，为末。酒服一钱，日三服。（《肘后方》）

舌上出血（如簪孔）：小豆一升，杵碎，水三升，绞汁服。（《肘后方》）

热淋血淋（不拘男女）：用赤小豆三合，慢火炒为末，煨葱一茎，擂酒热调二钱服。（《修真秘旨》）

小儿不语（四五岁不语者）：赤小豆末，酒和，敷舌下。（《千金方》）

产后闷满：不能食用小豆二七枚，烧研，冷水顿佳。（《千金方》）

乳汁不通：赤小豆煮汁饮之。（《产书》）

妇人乳肿：小豆、莽草等份，为末，苦酒和敷佳。（梅师）

丹毒如火：赤小豆末，和鸡子白，时时涂之不已，逐手即消。（《小品方》）

金疮烦满：赤小豆一升，苦酒浸一日，熬燥再浸，满三日，令黑色，为末。每服方寸匕，日三服。（《千金方》）

赤小豆（《本经中品》）

【释名】赤豆（恭），红豆（俗），荅（《广雅》），叶名藿。

【气味】甘，酸，平，无毒。

【主治】下水肿，排痈肿脓血（《本经》）。治热毒，散恶血，除烦满，通气，健脾胃，令人美食。捣末同鸡子白，涂一切热毒痈肿。煮汁，洗小儿黄烂疮，不过三度（权）。缩气行风，坚筋骨，抽肌肉。久食瘦人（士良）。散气，去关节烦热，令人心孔开。暴痢后，

图解食用本草

◆实用指南

【单方验方】

消脂减肥：赤小豆、绿豆、黑豆各100克，白糖适量。三豆洗净，同入砂锅内水煎，煮烂，调入白糖，作饮料频饮。

急性肾小球肾炎：赤小豆30克，白茅根、玉米须各20克，益母草10克。每日1剂，水煎分早、晚2次服用，7日为1个疗程。

单纯性肥胖症：赤小豆30克，生薏苡仁25克，山楂肉12克，大枣5枚。加水适量煮粥。此为每日剂量，分早、晚2次服用，10日为1个疗程。

慢性肾小球肾炎：赤小豆30克，花生仁25克，红糖50克。共煮熟，每日1剂，分早、晚2次服食，长期连用。

血肿：赤小豆250克。研为细末，用冷开水调成糊状外敷患处，纱布包扎，一般2日后血肿尽消而愈。

【食疗药膳】

⊙赤小豆粥

原料：赤小豆适量，粳米100克。

制法：将赤小豆浸泡半日后，同粳米煮粥。

用法：早餐食用。

功能：健脾益胃，利水消肿。

适用：大便稀薄、水肿病、脚湿气、肥胖病等。

⊙赤豆炖鸡

原料：赤小豆100克，白鸡1只。

制法：白鸡宰杀，去毛剖腹，除去内脏，冲洗干净，与赤小豆共煮，待豆烂鸡熟为度。

用法：食鸡肉、豆，喝汁，每次适量。

功效：补益精血，解毒，利水。

适用：肾病。

⊙枣豆粥

原料：红枣、赤小豆、花生米（连皮）各30克。

制法：将上料用清水冲洗干净，放入锅内，加适量清水，置小火上煎煮，以豆烂熟为度。

用法：连续食用。

功效：利水，健脾。

适用：慢性肾炎、体虚、浮肿、乏力、面色不华等。

⊙赤小豆鲤鱼汤

原料：赤小豆100克，鲤鱼250克。

制法：赤小豆、鲤鱼洗净，同放瓷罐内，加水500毫升，大火隔水炖烂。

用法：每日1剂，7日为1个疗程。

功效：健脾行水。

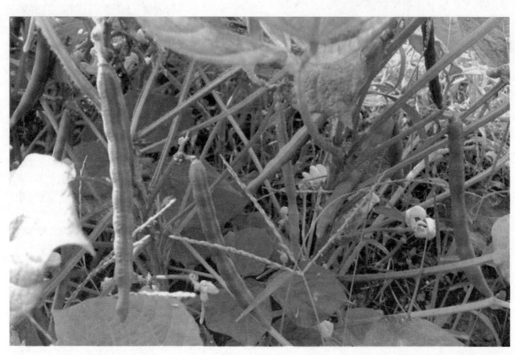

适用：脾虚失运下肢浮肿者。

绿豆（宋·《开宝》）

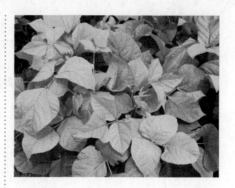

【气味】甘，寒，无毒。

【主治】煮食，消肿下气，压热解毒。生研绞汁服，治丹毒烦热风疹，药石发动，热气奔豚（《开宝》）。治寒热热中，止泄痢卒澼，利小便胀满（思邈）。厚肠胃。作枕，明目，治头风头痛。除吐逆（《日华》）。补益元气，和调五脏，安精神，行十二经脉，去浮风，润皮肤，宜常食之。煮汁，止消渴（孟诜）。解一切药草、牛马、金石诸毒（宁原）。治痘毒，利肿胀（时珍）。

【附方】

防痘入眼：用绿豆七粒。令儿自投井中，频视七遍，乃还。

小儿丹肿：绿豆五钱，大黄二钱，为末，用生薄荷汁入蜜调涂。（《全幼心鉴》）

赤痢不止：以大麻子，水研滤汁，煮绿豆食之，极效。粥食亦可。（《必效方》）

老人淋痛：青豆二升，橘皮二两，煮豆粥，下麻子汁一升。空心渐食之，并饮其汁，甚验。（《养老书》）

消渴饮水：绿豆煮汁，并作粥食。（《普济方》）

心气疼痛：绿豆廿一粒，胡椒十四粒，同研，白汤调服即止。多食易饥：绿豆、黄麦、糯米各一升，炒熟磨粉。每以白汤服一杯，三五日见效。

绿豆粉

【气味】甘，凉、平，无毒。

【主治】解诸热，益气，解酒食诸毒，治发背痈

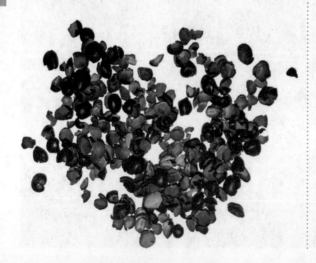

疽疮肿，及汤火伤灼（吴瑞）。痘疮湿烂不结痂疕者，干扑之良（宁原）。新水调服，治霍乱转筋，解诸药毒死，心头尚温者（时珍）。解菰菌、砒毒（汪颖）。

【附方】

疮气呕吐：绿豆粉三钱，干胭脂半钱，研匀。新汲水调下，一服立止。（《普济方》）

霍乱吐利：绿豆粉、白糖各二两，新汲水调服，即愈。（《生生编》）

打扑损伤：用绿豆粉新铫炒紫，新汲井水调敷，以杉木皮缚定，其效如神。此汀人陈氏梦传之方。（《澹寮方》）

外肾生疮：绿豆粉、蚯蚓粪等份，研涂之。

一切肿毒（初起）：用绿豆粉炒黄黑色，猪牙皂荚一两，为末，用米醋调敷之。皮破者油调之。（《邵真人经验方》）

◆ 实用指南

【单方验方】

皮肤瘙痒：绿豆粉适量。炒黄，用香油调匀，外敷患处，每日 2 ~ 3 次。

皮炎：绿豆 60 克，生薏苡仁 30 克。入砂锅，加水适量煮烂，调入白糖调味，吃豆饮汤，每日 2 次，连服 3 ~ 5 日。

上吐下泻：绿豆、黄花菜、大枣各适量。水煎服，每日 3 次，每日 1 剂。

【食疗药膳】

⊙绿豆荷叶粥

原料：绿豆 50 克，荷叶 1 张，粳米 100 克，白糖适量。

图解食用本草

制法：首先分别把绿豆、荷叶和粳米洗净；然后先把绿豆放入锅内，倒入适量的水，置于大火上煮，水沸后，改小火继续煮至5成熟寸，放入粳米，添加适量的水，改大火煮至水沸，再改小火继续煮，用荷叶当锅盖，盖于粥汤上，煮至米熟豆烂汤稠，加入白糖调味即成。

用法：每日1剂，分早、晚各服食1次。

功效：清热解毒，祛暑生津。

适用：预防和治疗小儿痱子；亦可用作暑季消夏解暑之品。

⊙绿豆甘草茶

原料：绿豆100克，红枣5枚，甘草5克。

制法：先将红枣与甘草放入水中浸泡片刻，红枣去核，甘草切碎备用。绿豆放入砂锅，加水用大火煮熟至烂，然后放入红枣、甘草，继续煮30分钟即成。

用法：代茶频饮。

功效：滋阴补虚，利水降压。

适用：慢性肾炎、动脉硬化症等。

豌豆（《拾遗》）

【释名】胡豆（《拾遗》），戎菽（《尔雅》），青小豆（《千金》），青斑豆（《别录》）。

【气味】甘，平，无毒。

【主治】消渴，淡煮食之，良（藏器）。治寒热热中，除吐逆，止泄痢澼下，利小便、腹胀满（思邈）。调营卫，益中平气。煮食，下乳汁。可作酱用（瑞）。煮饮，杀鬼毒心病，解乳石毒发。研末，涂痈肿痘疮。作澡豆，去䵟黵，令人面光泽（时珍）。

【附方】

小儿痘中有疔（紫黑而大，或黑坏而臭，或中有黑线，此症十死八九，惟牛都御史得秘传此方点之最妙）：豌豆四十九粒烧存性，头发灰三分，真珠十四粒炒研为末，以油燕脂同杵成膏。先以簪挑疔破，唧去恶血，以少许点之，即时变红活色。服石毒发：胡豆半升捣研，以水八合绞汁饮之，即愈。（《外台秘要》）

霍乱吐利：豌豆三合，香葇三两，为末，水三盏，煎一盏，分二服。（《圣惠方》）

◆ 实用指南

【单方验方】

产后乳汁不下，乳房作胀：嫩豌豆250克。加水适量，煮熟淡食并饮汤。

脾胃不和：豌豆120克，陈皮10克，芫荽60克。加水煎汤。分2～3次温服。

【食疗药膳】

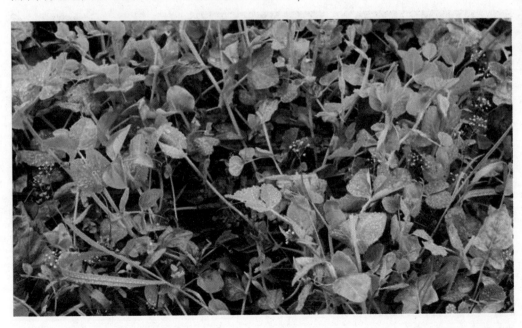

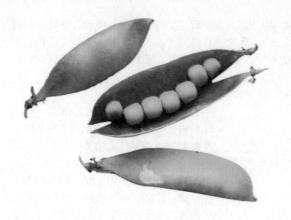

⊙豌豆粥

原料：豌豆250克，白糖、红糖各75克，糖桂花、糖玫瑰各5克。

制法：豌豆淘洗干净，放入锅内，加水1000毫升，置旺火上煮沸，撇去浮沫后用小火煮熬至豌豆酥烂；糖桂花、糖玫瑰分别用凉开水调成汁；食用时，先在碗内放上白糖、红糖，盛入豌豆粥，再加上少许桂花汁、玫瑰汁，搅拌均匀即可。

用法：早餐食用。

功效：健脾和胃。

适用：脾胃气虚、食纳欠佳者。

⊙豌豆杞子鲍鱼汤

原料：鲍鱼、豌豆各90克，枸杞子30克，生姜、红枣各适量。

制法：把全部原料洗净，放入锅内，加清水适量，小火煲2小时，调味即可。

用法：温热食用。

功效：清肝明目，养肝解毒。

适用：肝肾阴虚所致的头晕眼花、视力减退者。

⊙豌豆肉丝鸡蛋粥

原料：豌豆150克，猪瘦肉100克，鸡蛋2个，大米150克，姜丝、葱末、盐、味精、料酒、麻油各适量。

制法：猪肉切丝，豌豆泡软。锅下豌豆、大米煮粥至沸，加进猪肉、姜葱、盐、料酒熬煮成粥，再打入鸡蛋，调入麻油、味精即成。

用法：每日早晚服食，以15日为1个疗程。

功效：和中下气，滋补肾阴。

适用：下肢浮肿。

蚕豆（《食物》）

【释名】胡豆。

【气味】甘、微辛，平，无毒。

【主治】快胃，和脏腑（汪颖）。

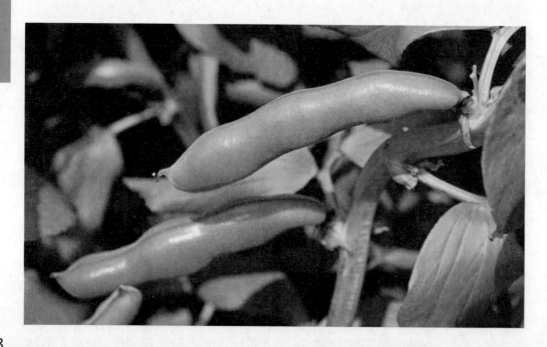

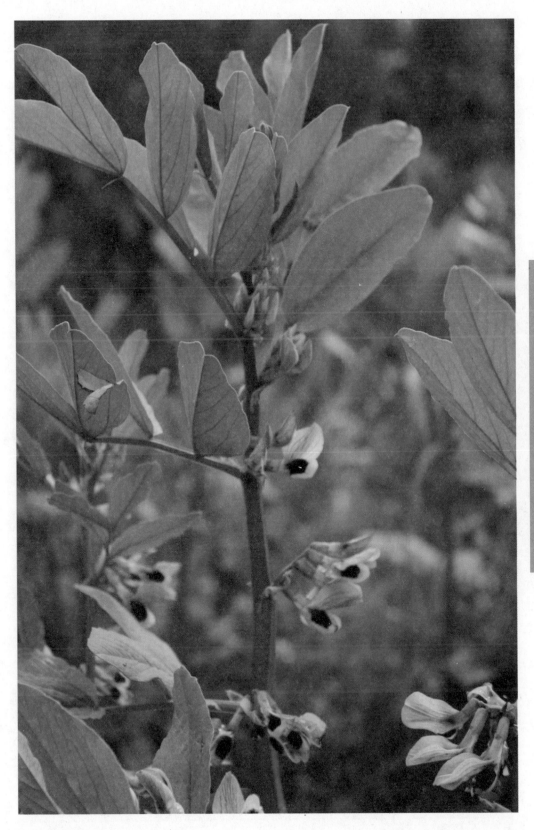

【附方】

膈食：蚕豆磨粉，红糖凋食。（《指南方》）

水胀，利水消肿：虫胡豆一至八两。炖黄牛肉服。不可与菠菜同用。

水肿：蚕豆二两，冬瓜皮二两，水煎服。

秃疮：鲜蚕豆捣如泥，涂疮上，干即换之。如无鲜者，用干豆以水泡胖，捣敷亦效。（《秘方集验》）

◆实用指南

【单方验方】

脾胃不健，消化不良：蚕豆500克。以水浸泡后，去壳晒干，磨粉（或磨浆过滤后，晒干），每次30～60克，加红糖适量，冲入沸水调匀食。

脾虚水肿：陈蚕豆120克，红糖适量。加水5茶杯，以水火煮至1茶杯，温服。

【食疗药膳】

⊙蚕豆壳冬瓜皮茶汤

原料：蚕豆壳20克，冬瓜皮50克，红茶叶20克。

制法：将三味药加水3碗煎至1碗。

用法：去渣饮用。

功效：健脾除湿，利尿消肿。

适用：肾炎水肿及心脏病水肿。

⊙蚕豆粥

原料：蚕豆60克，大米100克。

制法：将蚕豆、大米加适量水煮成粥。

用法：每日早、晚分食。

功效：补益脾胃，清热利湿。

适用：对慢性胃炎、高血压病、肥胖症、消化性溃疡、肾炎水肿、高脂血症等。

⊙蚕豆糕

原料：蚕豆250克，红糖150克。

制法：把蚕豆拿清水泡发，去皮，入锅，煮烂后放红糖，拌匀，绞成泥，用啤酒瓶盖为模，把糕料填压成饼状。

用法：当点心食用，用量自愿。

功效：利湿消肿，祛瘀降脂。

适用：对吸收不良综合征、营养不良性水肿、动脉硬化症、高血压等。

豇豆（《纲目》）

【释名】䇔䜺。

【气味】甘、咸，平，无毒。

【主治】理中益气，补肾健胃，和五脏，调营卫，生精髓，止消渴，吐逆

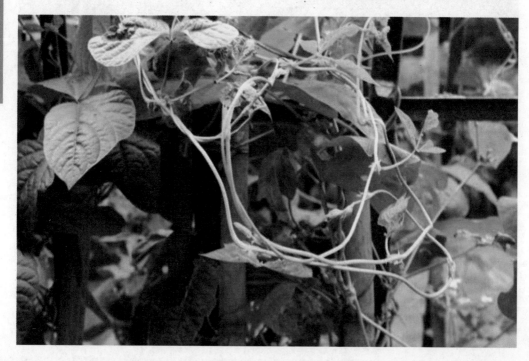

图解食用本草

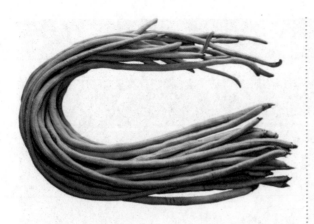

泄痢，小便数，解鼠莽毒（时珍）。

【附方】

食积腹胀，嗳气：生豇豆适量，细嚼咽下，或捣绒泡冷开水服。

白带，白浊：豇豆、藤藤菜。炖鸡肉服。

蛇咬伤：豇豆、山慈姑、樱桃叶、黄豆叶。捣绒外敷。

◆ 实用指南

【单方验方】

急慢性荨麻疹：苍术20克，豇豆30克。加水煎2次，将2次煎液混合，分早、中、晚3次温服，连服7日为1个疗程。症状控制后，每隔一日服药1剂，继续服2个疗程。

【食疗药膳】

⊙豇豆鸡肉粥

原料：豇豆仁50克，鸡肉100克，大米120克。

制法：豇豆仁泡涨，鸡肉切丝。米淘净，与豇豆同煮粥，临熟时下鸡肉煮熟即可。

用法：每日早晚餐用，以15～20日为1个疗程。

功效：补肾健脾，温中益气。

适用：妇女月经不调、白带增多等。

⊙豇豆大枣粥

原料：鲜豇豆100克，大枣8颗，大米100克，蜂蜜50克。

制法：锅下大米、大枣、豇豆同煮成粥，调入蜂蜜即成。

用法：每日早晨服食，以15日为1个疗程。

功效：补肾生精，健脾理气。

适用：脾虚水肿。

⊙豇豆冬瓜汤

原料：豇豆100克，冬瓜400克，味精、盐各2克。

制法：先将豇豆清洗干净，放入清水中浸泡1小时；冬瓜去皮切成小块备用；再将两味一同放入锅中，加适量的清水煮至冬瓜、豇豆熟透，调入盐、味精即可。

用法：佐上食用。

功效：清热利尿。

适用：肾炎所致的腰痛、浮肿者食用。

刀豆（《纲目》）

【释名】挟剑豆。

【气味】甘，平，无毒。

【主治】温中下气，利肠胃，止呃逆，益肾补元（时珍）。

【附方】

气滞呃逆，膈闷不舒：刀豆取老而绽者，每服二、三钱，开水下。（《医级》）

肾虚腰痛：刀豆子二粒，包于猪腰子内，外裹叶，烧熟食。（《重庆草药》）

百日咳：刀豆子十粒（打碎），甘草一钱。加冰糖适量，水一杯半，煎至一杯，去渣，频服。（《江西中医药》）

鼻渊：老刀豆，小火焙干为末，酒服三钱。（《年希尧集验良方》）

小儿疝气：刀豆子研粉，每次一钱半，开水冲服。（《湖南药物志》）

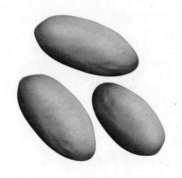

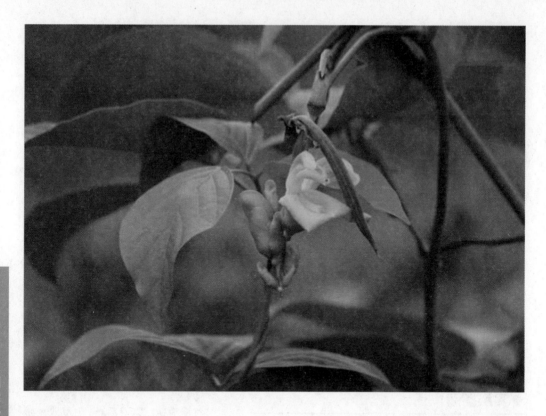

◆ 实用指南

【单方验方】

食滞胃脘致呃逆：刀豆子适量。煮食。

颈部淋巴结核（鼠疮）初起：用鲜刀豆荚 20 克，鸡蛋 1 只，黄酒适量。加水煎服。

久痢、久泻：嫩刀豆 120 克。蒸熟，蘸白糖细细嚼食。

小儿小肠疝气：刀豆子适量。炒干研粉，每次 6 克，开水送服；若用红糖生姜汤送服，每日 3 次，可治喘咳。

老年腰痛：刀豆壳 7 个。烧炭存性研末，拌糯米饭，每日 1 剂，分 2 次服。

胃寒呃逆：带壳老刀豆 30 克。生姜 3 片，水煎去渣，或用鲜刀豆壳 60 克，水煎后加适量红糖温服，每日 2 次。

【食疗药膳】

⊙刀豆粥

原料：刀豆、水发香菇各 50 克，猪腰子 100 克，胡椒粉、味精、料酒、姜末、葱、盐各适量，籼米 200 克，小麻油 20 毫升。

制法：先将籼米淘洗干净，在锅内加入适量开水，小火煮熬，再将猪腰子、水发香菇切成小丁，然后将小麻油下锅，烧热后加入刀豆、猪腰子、香菇一起翻炒，再依次加入料酒、盐、葱、姜末、胡椒粉、味精拌炒入味，待籼米煮成粥时，将其加入粥内，稍煮片刻即可。

用法：早餐食用。

功效：温中补脾，滋肾壮腰。

适用：肾虚腰痛，中寒呃逆。

⊙清炒刀豆子

原料：鲜刀豆子 250 克，姜 1 片，葱 1 根。

制法：将刀豆子洗净；葱（去须）洗净，切段；姜洗净，切丝。起油锅放姜丝、刀豆子略炒几下，放盐、葱略炒，豆熟即可。

用法：随量食用，或佐膳。

功效：温中健脾，补肾纳气。

适用：可作放疗、化疗的辅助治疗。

饴糖（《别录上品》）

【释名】饧。

【气味】甘，大温，无毒。入太阴经。

【主治】补虚乏，止渴去血。别录补虚冷，益气力，止肠鸣咽痛，治唾血，消痰润肺止嗽。思邈健脾胃，补中，治吐血。打损瘀血者，熬焦酒服，能下恶血。又伤寒大毒嗽，于蔓菁、薤汁中煮一沸，顿服之，良。孟诜脾弱不思食人少用，能和胃气。亦用和药。寇宗奭解附子、草乌头毒。（时珍）。

【附方】

老人烦渴：寒食大麦一升，水七升，煎五升，入赤饧二合，渴即饮之。（《奉新书》）

鱼脐疗疮：寒食饧涂之，良。干者烧灰。（《千金方》）

误吞稻芒：白饧频食。（《简便方》）

鱼骨鲠咽不能出：用饴糖丸鸡子黄大吞之。不下再吞。（《肘后方》）

服药过剂（闷乱者）：饴糖食之。（《千金方》）

草乌头毒及天雄、附子毒：并食饴糖即解。（《圣济总录》）

火烧成疮：白糖烧灰，粉之即燥，易瘥。（《小品方》）

◆实用指南

【单方验方】

五心烦热：饴糖150克，生地黄250克，乌骨鸡1只。煮熟吃。

寒痰咳嗽：饴糖5克，生姜10克。水煎服。

痰热咳嗽或小儿顿咳：萝卜500克，饴糖20克。先将萝卜捣烂，绞汁，与饴糖同蒸化，乘热徐徐服用。

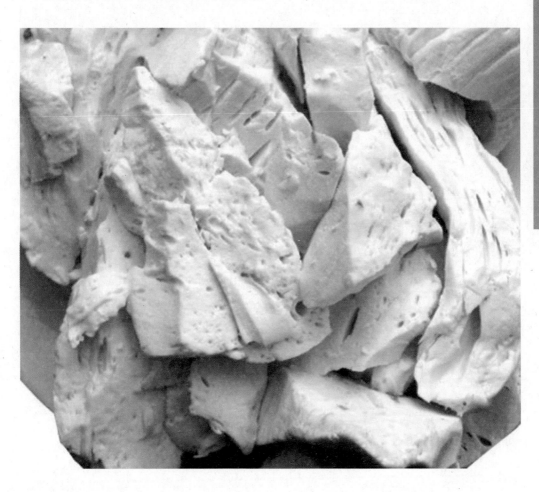

【食疗药膳】

⊙饴糖红茶

原料：饴糖 15 ~ 25 克，红茶 1 ~ 15 克。

制法：将上述 2 味以适量沸水冲泡。

用法：每日 1 剂，分 2 ~ 3 次，代茶饮服。

功效：滋补强壮，健胃润肺。

适用：养颜保健。

⊙饴糖大米粥

原料：饴糖 30 克，大米 50 克。

制法：以大米煮粥，粥熟入饴糖，调匀。

用法：空腹食用。

功效：健脾和中，止痛。

适用：脾虚食少、胃虚作痛等。

菜部

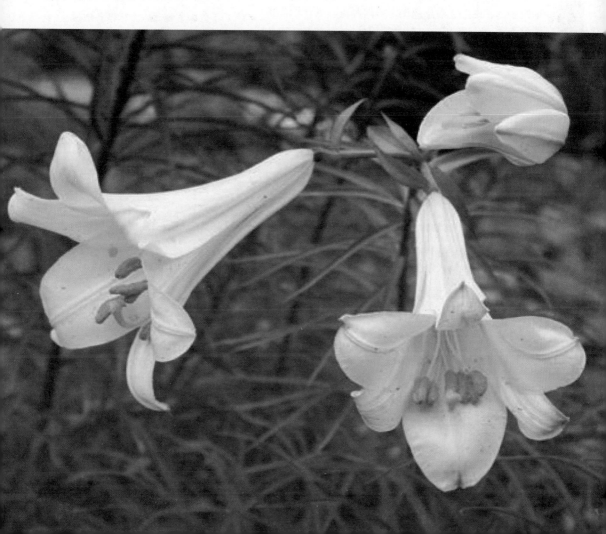

韭

【释名】草钟乳(《拾遗》),起阳草(《候氏药谱》)。

【气味】辛、微酸,温,涩,无毒。

【主治】归心,安五脏,除胃中热,利患者,可久食。别录〔时珍曰〕案千金方作可久食,不利患者。叶:煮鲫鱼鲊食,断卒下痢。根:入生发膏用。弘景根、叶:煮食,温中下气,补虚益阳,调和脏腑,令人能食,止泄血脓,腹中令痛。生捣汁服,主胸痹骨痛不可触者,又解药毒,疗狂狗咬人数发者,亦涂诸蛇虺、蝎虿、恶虫毒。藏器煮食,充肺气,除心腹痼冷痃癖。捣汁服,治肥白人中风失音。日华煮食,归肾壮阳,止泄精,暖腰膝。宁原炸熟,以盐、醋空心吃十顿,治胸膈噎气。捣汁服,治胸痹刺痛如锥,即吐出胸中恶血甚验。又灌初生小儿,吐去恶水恶血,永无诸病。洗主吐血唾血,衄血尿血,妇人经脉逆行,打扑伤损及膈噎病。捣汁澄清,和童尿饮之,能消散胃脘瘀血,甚效。震亨饮生汁,主上气喘息欲绝,解肉脯毒。煮汁饮,止消渴盗汗。熏产妇血运,洗肠痔脱肛。(时珍)。

【附方】

喉肿难食:韭一把,捣熬敷之。冷即易。(《千金方》)

脱肛不收:生韭一斤切,以酥拌炒熟,绵裹作二包,更互熨之,以入为度。(《圣惠方》)

痔疮作痛:用盆盛沸汤,以器盖之,留一孔。用洗净韭菜一把,泡汤中。乘热坐孔上,先熏后洗,数次自然脱体也。(《袖珍方》)

金疮出血:韭汁和风化石灰日干。每用为末敷之效。(《濒湖集简方》)

百虫入耳:韭汁灌之即出。(《千金方》)

食物中毒:生韭汁服数升良。(《千金方》)

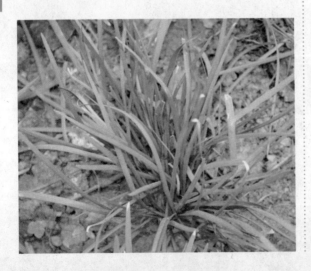

◆实用指南

【单方验方】

寒性痛经:韭菜250克,红糖60克。捣烂取汁,兑红糖,小火加温,微热服下。

荨麻疹:鲜韭菜适量。捣汁外涂,连用2日。

鼻出血:鲜韭菜适量。洗净,捣取汁口服,每次200毫升,小儿用量酌减,并配少量红糖调味。

牛皮癣:鲜韭菜、大蒜各30克。捣烂成泥状,烘热搽患处,每日1次。

跌打内伤:鲜韭菜、鲜刘寄奴各60克。水煎服。

【食疗药膳】

⊙韭菜西葫芦粥

原料:韭菜、大米各100克,西葫芦150克,生姜、盐、味精各适量。

制法:韭菜切小段,西葫芦切小块,生姜切丝。锅烧清水沸后,下淘净大米煮粥至八成熟,加进韭菜、西葫芦、生姜稍煮片刻,调入盐、味精即成。

用法:每日早晨服食,5日为1个疗程。

功效:温中散气,祛风发汗。

适用:风寒感冒、上呼吸道感染等。

⊙韭菜羹

原料:韭菜150～250克。

制法:韭菜(韭苗)洗净作羹食。

用法:日服,连服20～30日。

功能:生津止渴。

适用:消渴、引饮无度等。

葱(《别录中品》)

【释名】茐(《纲目》),菜伯(《纲目》),和事草(《纲目》),鹿胎。

⊙葱茎白

【气味】辛,平。叶:温。根须汁。并无毒。

【主治】作汤,治伤寒寒热,中风

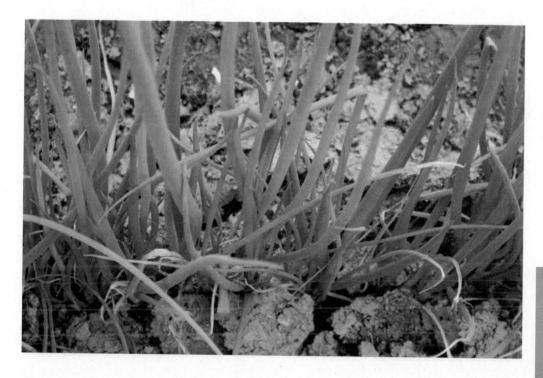

面目浮肿,能出汗。本经伤寒骨肉碎痛,喉痹不通,安胎,归目益目睛,除肝中邪气,安中利五脏,杀百药毒。根：治伤寒头痛。《别录》主天行时疾,头痛热狂,霍乱转筋,及奔豚气、脚气、心腹痛,目眩,止心迷闷。大明通关节,止衄血,利大小便。孟诜治阳明下痢、下血。(李杲)达表和里,止血。宁原除风湿,身痛麻痹,虫积心痛,止大人阳脱,阴毒腹痛,小儿盘肠内钓,妇人妊娠溺血,通乳汁,散乳痈,利耳鸣,涂猘犬伤,制蚯蚓毒。时珍杀一切鱼、肉毒。士良。

【附方】

感冒风寒(初起)：即用葱白一握,淡豆豉半合,泡汤服之,取汗。(《濒湖集简方》)

伤寒头痛(如破者)：连须葱白半斤,生姜二两,水煮温服。(《南阳活人书》)

时疾头痛(发热者)：以连根葱白二十根,和米煮粥,入醋入许,热食取汗即解。(《济生秘览》)

伤寒劳复(因交接者,腹痛卵肿)：用葱白捣烂,苦酒一盏,和服之。(《千金方》)

风湿身痛：生葱揾烂,入香油数点,水煎,调川芎、郁金末一钱服,取吐。(《丹溪心法》)

妊娠伤寒(赤斑变为黑斑,尿血者)：以葱白一把,水三升,煮热服汁,食葱令尽,取汗。(《伤寒类要》)

小儿盘肠(内钓腹痛)：用葱汤洗儿腹,仍以炒葱捣贴脐上。良久,尿出痛止。(《汤氏婴孩宝书》)

霍乱烦躁：坐卧不安,葱白二十茎,大枣二十枚,水三升,煎二升,分服。(《梅师方》)

蛔虫心痛：用葱茎白二寸,铅粉二钱,捣丸服之,即止。葱能通气,粉能杀虫也。(《杨氏经验方》)

小便闭胀(不治杀人)：葱白三斤,剉炒帕盛,二个更互熨小腹,气透即通也。(《许学士本事方》)

大小便闭：捣葱白和酢,封小腹上。仍灸七壮。(《外台秘要》)

急淋阴肿：泥葱半斤,煨热杵烂,贴脐上。(《外台秘要》)

阴囊肿痛：葱白、乳香捣涂,即时痛止肿消。又方：用煨葱入盐,杵如泥,涂之。

小便溺血：葱白一握,郁金一两,水一升,煎二合,温服。一日三次。(《普济方》)

肠痔有血：葱白三斤,煮汤熏洗立效。(《外台秘要》)

疔疮恶肿：刺破,以老葱、生蜜杵贴。两时疔出,以醋汤洗之,神效。(《圣济录》)

小儿秃疮：冷泔洗净,以羊角葱捣泥,入蜜和涂之,神效。(《杨氏》)

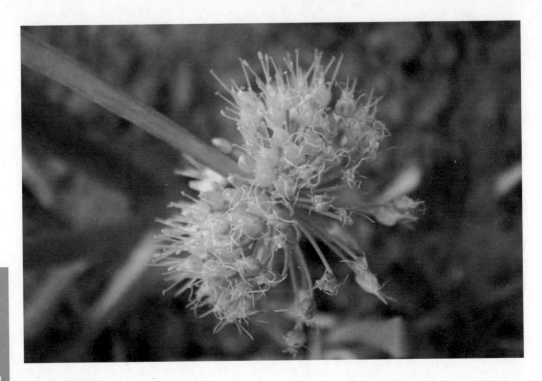

◆ 实用指南

【单方验方】

小儿消化不良：生葱1根，生姜25克，茴香粉15克。同捣碎，混匀后炒热（以皮肤能忍受为度），用纱布包好敷于脐部，每日1~2次，直到治愈为止。

蛔虫性急腹痛：鲜葱白50克，麻油50克。捣烂取汁，同调和，空腹1次服下（小儿酌减），每日2次。

感冒：葱白、生姜各25克，盐5克。捣成糊状，用纱布包裹，涂擦五心（前胸、后背、脚心、手心、窝、肘窝）一遍后安卧，次日可完全恢复。

前列腺炎：大葱白5根，白矾10克。研细，共捣，敷患处，用塑料膜胶布固定。

牛皮癣：葱白7根，紫皮头蒜20克，白糖20克，冰片1克，蓖麻子仁15克。共捣如泥状，搽患处，每日1次。

【食疗药膳】

⊙葱姜茶

原料：葱白10克，生姜3克，红糖适量。

制法：将葱白、生姜放入砂锅内，加水600毫升，煎沸5分钟，取汁加入红糖，搅匀，趁热代茶饮下，卧床盖被出微汗。

用法：每日1剂，2剂。

功效：发汗解表，祛散风寒，外感风寒。

适用：头痛、畏寒、鼻塞流清涕等。

⊙葱白粥

原料：葱白15~20根，粳米100克。

制法：将新鲜连根葱白洗净切断，先以粳米煮粥，待米半生半熟时，加入葱白，同煮为粥。

用法：早餐食用。

功能：发汗散寒，温中止痛。

适用：伤风感冒、发热、恶寒、头痛、鼻塞流涕、腹痛泻痢等。

⊙葱白鸡蛋汤

原料：连须葱白30克，生姜10克，鸡蛋1个，料酒、香油、味精、盐各适量。

制法：将葱白洗净，切成小段；生姜洗净，切成细丝；鸡蛋磕入碗中，搅打均匀成蛋液。锅置火上，加适量清水煮沸，放入葱白、盐，煮至蛋熟后点入味精、香油即可。

用法：佐餐食用，每日1次。

功效：解表和中，发散风寒。

适用：产后风寒感冒、恶寒发热、无汗、头疼痛等。

薤（《别录中品》）

【释名】莜子、火葱（《纲目》），菜芝（《别录》），鸿荟。

薤白

【气味】辛，苦，温，滑，无毒。

【主治】金疮疮败。轻身，不饥耐老（《本经》）。归骨，除寒热，去水气，温中散结气。作羹食，利患者。诸疮中风寒水气肿痛，捣涂之（《别录》）。煮食，耐寒，调中补不足，止久痢冷泻，肥健人（《日华》）。治泄痢下重，能泄下焦阳明气滞（李杲）。好古曰：下重者，气滞也。四逆散加此以泄气滞。治少阴病厥逆泄痢，及胸痹刺痛，下气散血，安胎（时珍）。心病宜食之。利产妇（思邈）。治女人带下赤白，作羹食之。骨哽在咽不去者，食之即下（孟诜）。补虚解毒（苏颂）。白者补益，赤者疗金疮及风，生饥肉（苏恭）。与蜜同捣，涂汤火伤，甚速（宗奭）。温补，助阳道（时珍）。

【附方】

赤痢不止：薤同黄檗煮汁服之。（陈藏器）

赤白痢下：薤白一握，同米煮粥，日食之。（《食医心镜》）

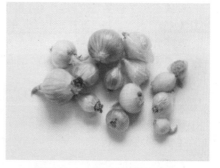

妊娠胎动（腹内冷痛）：薤白一升，当归四两，水五升，煮二开，分三服。（《古今录验》）

疥疮痛痒：煮薤叶，捣烂涂之。（《肘后方》）

毒蛇螫伤：薤白捣敷。（《徐玉方》）

咽喉肿痛：薤根醋捣敷肿处，令即易之。（《圣惠方》）

◆实用指南

【单方验方】

瘀阻血脉、脉管炎：薤白90克，丹参20克，降香、川芎各15克。水煎服。

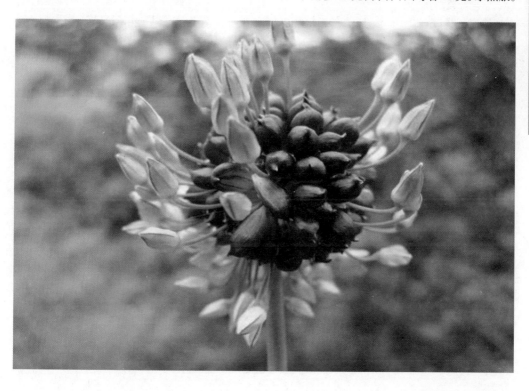

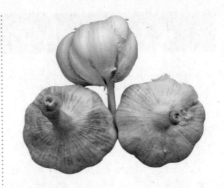

胸脾心病（包括心绞病）：薤白、瓜蒌仁各9克，半夏4.5克。水煎去渣，每日2次以少许黄酒冲入温服。

胸痹胸闷：薤白20～30克。水煎服，每日2次。

痰瘀胸痹：薤白、丹参、川芎、瓜蒌皮各适量。水煎服。

胃寒气滞之脘腹痞满胀痛：薤白、高良姜、砂仁、木香各适量。水煎服。

【食疗药膳】

⊙薤白炖猪肚

原料：薤白150克，猪肚1具，薏苡仁适量。

制法：薏苡仁、薤白洗净，混合，装入猪肚中，用绳扎住。加水和适量的盐、胡椒，炖至猪肚烂熟。

用法：分3～4次服食。

功效：强身健体，消食。

适用：脾胃虚弱，少食羸瘦，饮食不消。

⊙薤白葱粥

原料：薤白10～15克（鲜者30～60克），粳米50～100克，葱白3根。

制法：先把薤白、葱白洗净切碎，与粳米同时入锅内，加水适量煮成稀粥。

用法：每日分2～3次温服。

功效：行气宽胸。

适用：冠心病胸闷、心前区疼痛等。

⊙杞叶薤白粥

原料：薤白6克，豆豉10克，枸杞叶20克，粳米50克，葱白7根，香油、味精、姜末、盐各适量。

制法：先将枸杞叶与薤白倒入沙罐，加水煎煮1小时，滤渣留汁，下粳米煮粥，粥将成时；加入葱白、豆豉等佐料，继续煮至粥稠味香，再调味至鲜即可。

用法：每日1剂，分2次作早、晚餐或当午后点心食用。

功效：补肾益精，清热生津，通阳导滞。

适用：肾虚精亏、相火妄动、阳气闭郁之腰膝酸痛、腿脚软弱、烦热口渴、胸胁憋闷等。

葫（《别录下品》）

【释名】大蒜（弘景），荤菜。

【气味】辛，温，有毒。久食损人目。

【主治】归五脏，散痈肿䘌疮，除风邪，杀毒气（《别录》）。下气，消谷，化肉（苏恭）。去水恶瘴气，除风湿，破冷气，烂痃癖，伏邪恶，宜通温补，疗疮癣，杀鬼去痛（藏器）。健脾胃，治肾气，止霍乱转筋腹痛，除邪祟，解温疫，疗劳疟冷风，敷风损冷痛、恶疮、蛇虫、溪毒、沙虱，并捣贴之。熟醋浸，经年者良（《日华》）。温水捣烂服，治中暑不醒。捣贴足心，止鼻衄不止。和豆豉丸服，治暴下血，通水道（宗奭）。捣汁饮，治吐血心痛。煮汁饮，治角弓反张。同鲫鱼丸，治膈气。同蛤粉丸，治水肿。同黄丹丸，治痢疟、孕痢。同乳香丸，治腹痛。捣膏敷脐，能达下焦消水，利大小便。贴足心，能引热下行，治泄泻暴痢及干湿霍乱，止衄血。纳肛中，能通幽门，治关格不通（时珍）。

【附方】

疔肿恶毒：用门白灰一撮罗细，以独蒜或新蒜薹染灰擦疮口，候疮自然出少汁，再擦，少顷即消散也。虽发背痈肿，亦可擦之。

关格胀满（大小便不通）：独头蒜烧熟去皮，绵裹纳下部，气立通也。（《外台秘要》）

疟疾寒热：用独头蒜炭上烧之，酒服方寸匕（《肘后方》）。用桃仁半片，放内关穴上，将独蒜捣烂罨之，缚住（男左女右），即止（《简便》）。邻妪用此治人屡效。端午日，取独头蒜煨熟，入矾红等份，捣丸芡子大，每日汤嚼下一丸（《普济方》）。

泄泻暴痢：大蒜捣贴两足心。亦可贴脐中。（《千金方》）

鼻血不止：服药不应，用蒜一枚，去皮研如泥，作钱大饼子，厚一豆许。左鼻血出，贴左足心；右鼻血出，贴右足心；两鼻俱出，俱贴之，立瘥。（《简要济众方》）

血逆心痛：生蒜捣汁，服二升即愈。（《肘后方》）

心腹冷痛：法醋浸至二三年蒜，食至数颗，其效如神。（《濒湖集简方》）

鱼骨哽咽：独头蒜塞鼻中，自出。（《十便良方》）

牙齿疼痛：独头蒜煨，热切熨痛处，转易之。亦主虫痛。（《外台秘要》）

金疮中风（角弓反张）：取蒜一升去心，无灰酒四升煮极烂，并滓服之。须臾得汗即瘥。（《外台秘要》）

食蟹中毒：干蒜煮汁饮之。（《集验方》）

◆ 实用指南

【单方验方】

霉菌性尿道感染：大蒜半头。捣泥，加白糖水冲开，待冷服下。

腹泻：大蒜1头，茶叶1把。水煎服。

咽喉肿病（急性咽炎、扁桃体炎）：独头蒜1个，杏核壳若干。将独头蒜捣烂，将蒜泥装在半个杏核壳中，然后扣于单侧列缺穴上，用胶布固定，每日1次，左右交替应用，1～2小时后去掉。如出现水疱，可用消毒针挑破，再敷上消毒纱布，连用3～5日。

春瘟（流行性乙型脑炎）：大蒜、生石膏各60克，野菊花30克。水煎取浓汁，于饭后口中含漱，连用1～2周，有预防作用，可在本病流行期间应用。

【食疗药膳】

⊙大蒜粥

原料：紫皮大蒜30克，粳米100克。

制法：将大蒜去皮后放沸水中煮1分钟后捞出，然后取粳米放入煮蒜水中煮成稀粥，再将蒜重新放入粥内同煮为粥。

用法：早餐食用。

功效：暖脾胃，行气滞，降血压，止痢。

适用：饮食积滞、脘腹冷痛、泄泻痢疾等。

⊙蒜头煮苋菜

原料：大蒜头2个，苋菜500克。

制法：将苋菜择洗干净，大蒜去皮切成薄片，锅中油烧热，放入蒜片煸香，投入苋菜偏炒，加入盐炒至苋菜入味，再入味精拌匀，出锅装盘。

用法：佐餐食用，每日1次。

功效：清热解毒，补血止血，暖脾胃，杀细菌。

适用：痢疾、腹泻、小便涩痛、尿道炎等。

⊙大蒜肺米粥

原料：紫皮大蒜、核桃仁各30克，三七粉5克，虫草粉3克，粳米、猪肺各60克。

制法：大蒜去皮，切片。猪肺洗净，切块。粳米用清水淘洗干净。上三物加核桃仁共煮粥，米烂后把三七、虫草粉放入粥内，搅匀微沸即成。

用法：每日3次服完，连服1个月为1个疗程，亦可常食服。

功效：化瘀消症，补肺，止血。

适用：肺癌咳血。

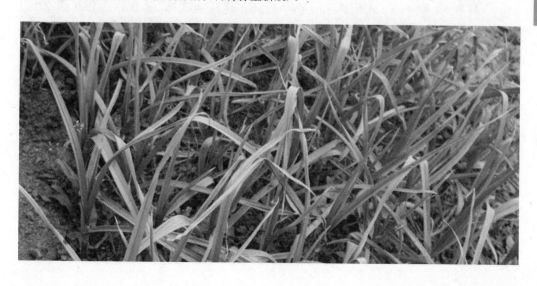

芸薹（《唐本草》）

【释名】寒菜（胡居士方），胡菜（胡居士方），薹菜（《埤雅》），薹芥（《沛志》），油菜（《纲目》）。

茎叶

【气味】辛，温，无毒。

【主治】风游丹肿，乳痈（《唐本草》）。破癥瘕结血（《开宝》）。治产后血风及瘀血（《日华》）。煮食，治腰脚痹。捣叶，敷女人吹奶（藏器）。治瘭疽、豌豆疮，散血消肿。伏蓬砂（时珍）。

【附方】

天火热疮（初起似痱，渐如水泡，似火烧疮，赤色，急速能杀人）：芸薹叶捣汁，调大黄、芒硝、生铁衣等份，涂之。（《近效方》）

手足瘭疽（此疽喜着手足肩背，累累如赤豆，剥之汁出）：用芸薹叶煮汁服一升，并食干熟菜数顿，少与盐、酱。冬月用于研水服。（《千金方》）

豌豆斑疮：芸薹叶煎汤洗之。（《外台秘要》）

血痢腹痛（日夜不止）：以芸薹叶捣汁二合，入蜜一合，温服。（《圣惠方》）

◆实用指南

【单方验方】

荨麻疹、带状疱疹：油菜叶适量。搓烂擦患处。

小儿蛔虫肠梗阻：生油菜30克。饮服，若加生香葱同服更佳。

【食疗药膳】

⊙清炒油菜

原料：油菜500克。

制法：洗净切成3厘米长段。锅烧热，下菜油，旺火烧至七成热时，下油菜旺火煸炒，酌加盐，菜熟后起锅装盘。

用法：佐餐食用。

功效：活血化瘀，降低血脂。

适用：高血压、高脂血等。

⊙豆腐烧油菜

原料：豆腐300克，油菜200克，盐、味精、姜末、水淀粉、素油、豆芽汤各适量。

制法：将豆腐切成块，放入油锅中煎成金黄色，出锅沥油；将油菜洗净，切成段。锅中留少量底油，烧热后放入

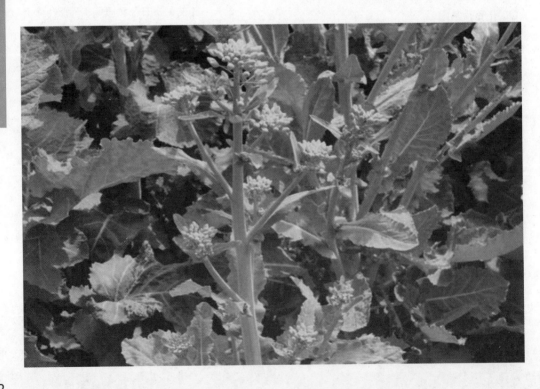

姜末煸炒，再放入豆芽汤烧沸，推入豆腐块、盐、油、菜段煨烧，放入味精，用水淀粉勾芡后，淋入麻油，出锅装盆即成。

用法：佐餐食用。

功效：益气和中。

适用：健美肌肤。

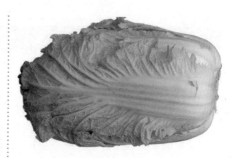

菘（《别录上品》）

【释名】白菜。

茎叶

【气味】甘，温，无毒。

【主治】通利肠胃，除胸中烦，解酒渴（《别录》）。消食下气，治瘴气，止热气嗽。冬汁尤佳（萧炳）。和中，利大小便（宁源）

【附方】

小儿赤游（行于上下，至心即死）：菘菜捣敷之，即止。（《子母秘录》）

漆毒生疮：白菘菜捣烂涂之。

飞丝入目：白菜揉烂帕包，滴汁三二点入目，即出。（《普济方》）

子

【气味】甘，平，无毒。

【主治】作油，涂头长发（弘景）。

【附方】

酒醉不醒：菘菜子二合细研，井华水一盏调，为二服。（《圣惠方》）

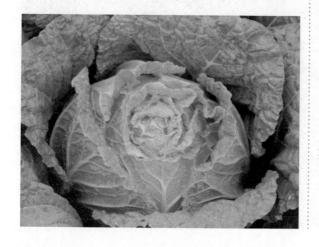

◆ 实用指南

【单方验方】

伤风感冒：白菜仁 10 克，葱白 2 根，生姜 15 克。水煎服。

百日咳：大白菜根 3 条，冰糖 30 克。水煎服，每日 3 次。

胃及十二指肠溃疡、出血：小白菜 250 克。洗净，切细，用少量盐拌腌 10 分钟，用洁净纱布绞取液汁，加入适量的糖食用。每日 3 次，空腹服。

秋冬肺燥咳嗽：白菜干 100 克，豆腐皮 50 克，红枣 6 枚。加水适量炖汤，用油盐调味佐膳，每日 2 次。

便秘、烦渴：白菜适量。用开水煮汤食。

【食疗药膳】

⊙素白菜汤

原料：白菜 250 克，调料适量。

制法：白菜洗净，切碎，投入沸水中，煮沸去生味，再调以香油、盐、味精即可。

用法：佐餐食用。

功能：清热除烦利尿。

适用：烦热口渴、小便不利等。

⊙白菜苡米粥

原料：小白菜 500 克，薏苡仁 60 克。

制法：先将薏苡仁煮成稀粥，再加入切好洗净的小白菜，煮二三沸，待白菜熟即成，不可久煮，食用时不加盐。

用法：每日 1 剂，分 2 次食。

功效：祛湿解毒利水。

适用：湿毒浸淫型急性肾小球肾炎。

莱菔（《唐本草》）

【释名】萝卜，雹突（《尔雅》），紫花菘（《尔雅》），温菘（《尔雅》），土酥。

【气味】根辛、甘，叶辛、苦，温，无毒。

【主治】散服及炮煮服食，大下气，消谷和中，去痰癖，肥健人；生捣汁服，止消渴，试大有验（《唐本》）。利关节，理颜色，练五脏恶气，制面毒，行风气，去邪热气（萧炳）。利五脏，轻身，令人白净肌细（孟诜）。消痰止咳，治肺痿吐血，温中补不足。同羊肉、银鱼煮食，治劳瘦咳嗽（《日华》）。同猪肉食，益人。生捣服，治禁口痢（汪颖）。捣汁服，治吐血衄血（吴瑞）。宽胸膈，利大小便。生食，止渴宽中，煮食，化痰消导（宁原）。杀鱼腥气，治豆腐积（汪机）。主吞酸，化积滞，解酒毒，散瘀血，甚效。末服，治五淋。丸服，治白浊。煎汤，洗脚气。饮汁，治下痢及失音，并烟熏欲死。生捣，涂扑汤火伤（时珍）。

【附方】

反胃噎疾：萝卜蜜煎浸，细细嚼咽良。（《普济方》）

大肠便血：大萝卜皮烧存性，荷叶烧存性，蒲黄生用，等份为末。每服一钱，米饮下。（《普济方》）

肠风下血：蜜炙萝卜，任意食之。昔一妇人服此有效。（《百一选方》）

大肠脱肛：生莱菔捣，实脐中束之。觉有疮，即除。（《摘玄方》）

小便白浊：生萝卜剜空留盖，入吴茱萸填满，盖定用竹签签住，糯米饭上蒸熟，取去茱萸，以萝卜焙研末，糊丸梧子大。每服五十丸，盐汤下，日三服。（《普济方》）

脚气走痛：萝卜煎汤洗之。仍以萝卜晒干为末，铺袜内。（《圣济总录》）

偏正头痛：生萝卜汁一蚬壳，仰卧，随左右注鼻中，神效。王荆公病头痛，有道人传此方，移时遂愈也。以此治人，不可胜数。（《如宜方》）

失音不语：萝卜生捣汁，入姜汁同服。（《普济方》）

满口烂疮：萝卜自然汁，频漱去涎妙。（《濒湖集简方》）

◆ 实用指南

【单方验方】

习惯性便秘：白萝卜250克。洗净去皮，切块，加水煮烂后食用。

痢疾里急后重：萝卜的绞汁60克，姜汁15克，蜂蜜30克。入浓茶1杯一起搅拌，待搅拌均匀后，放入锅中蒸煮，1次服完。

咽炎：萝卜100克，青果30克。煎水共茶饮，每日1剂，连服5～7剂。

扁桃腺炎：萝卜汁100毫升（用鲜萝卜制成）。调匀，以温开水送服，每

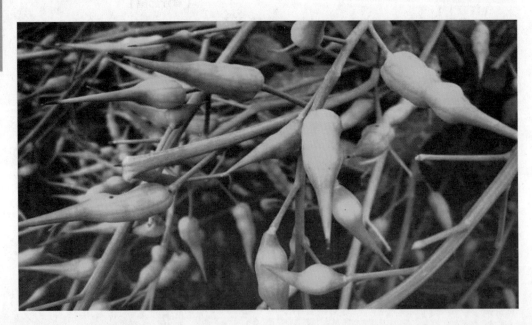

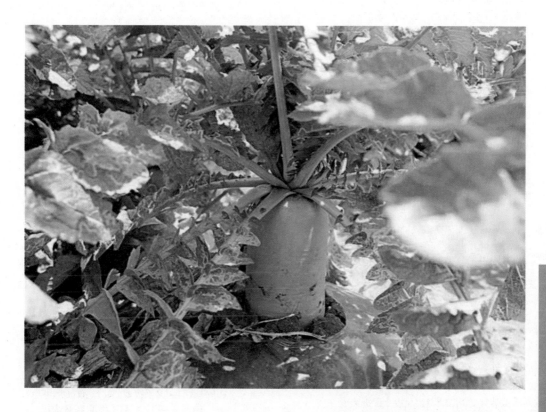

日 2 ~ 3 次。

哮喘：萝卜汁 300 毫升。调匀以温开水冲服，每次 100 毫升，每日 3 次。

胃痛：白萝卜适量。捣汁，每日早、中、晚饭后各饮 1 次，每次 100 毫升左右。

烫伤：生萝卜 100 克。捣汁，用汁水涂患处，每日 3 次。

冻疮：白萝卜适量。切片，烘热，涂擦患处。但如冻疮破溃则不宜采用。

偏头痛：鲜萝卜适量。捣烂取汁，加少许冰片调匀滴鼻，左侧头痛滴右鼻孔，右侧头痛滴左鼻孔。

咳嗽多痰：霜后萝卜适量。捣碎挤汁，加少许冰糖，炖后温服，每日 2 次，每次 60 毫升。

【食疗药膳】

⊙萝卜粥

原料：新鲜萝卜 250 克，粳米 100 克。

制法：将萝卜洗净切碎，同粳米煮粥；或用鲜萝卜捣汁和粳米同煮为粥。

用法：每日早、晚餐温热食用。

功效：化痰止咳，消食利膈，止消渴。

适用：咳喘多痰、胸膈满闷、食积饱胀以及老年性糖尿病等。

生姜（《别录中品》）

【释名】时珍曰：按许慎说文，姜作薑，云御湿之菜也。

【气味】辛，微温，无毒。

【主治】久服去臭气，通神明（《本经》）。归五脏，除风邪寒热，伤寒头痛鼻塞，咳逆上气，止呕吐，去痰下气（《别录》）。去水气满，疗咳嗽时疾。和半夏，主心下急痛。又和杏仁作煎，下急痛气实，心胸拥隔冷热气，神效。捣汁和蜜服，治中热呕逆不能下食（甄权）。散烦闷，开胃气。汁作煎服，下一切结实，冲胸膈恶气，神验（孟诜）。破血调中，去冷气。汁，解药毒（藏器）。除壮热，治痰喘胀满，冷痢腹痛，转筋心满，去胸中臭气、狐臭，杀腹内长虫（张鼎）。益脾胃，散风寒（元素）。解菌蕈诸物毒（吴瑞）。生用发散，熟用和中。解食野禽中毒成喉痹。浸汁，点赤眼。捣汁和黄明胶熬，贴风湿痛甚妙（时珍）。

干生姜

【主治】治嗽温中，治胀满，霍乱不止，腹痛，冷痢，血闭。患者虚而冷，宜加之（甄权）。姜屑，和酒服，治偏风（孟诜）。肺经气分之药，能益肺（好古）。

【附方】

胃虚风热（不能食）：用姜汁半杯，生地黄汁少许，蜜一匙，水二合，和服之。（《食疗本草》）

疟疾寒热（脾胃聚痰，发为寒热）：生姜四两，捣自然汁一酒杯，露一夜。于发日五更面北立，饮即止。未止再服。（《简易》）

久患咳噫：生姜汁半合，蜜一匙，煎，温呷三服愈。（《外台秘要》）

呕吐不止：生姜一两，醋浆二合，银器中煎取四合，连渣呷之。又杀腹内长虫。（《食医心镜》）

霍乱转筋（入腹欲死）：生姜三两捣，酒一升，煮三两沸服。仍以姜捣贴痛处。（《外台秘要》）

腹中胀满：绵裹煨姜，内下部。冷即易之。（《梅师方》）

大便不通：生姜削，长二寸，涂盐内下部，立通。（《外台秘要》）

牙齿疼痛：老生姜瓦焙，入枯矾末同擦之。有人日夜呻吟，用之即愈。（《普济方》）

蝮蛇螫人：姜末敷之，干即易。（《千金方》）

跌扑伤损：姜汁和酒调生面贴之。

◆实用指南

【单方验方】

止呕：生姜片少许。放口中嚼。

呃逆：鲜姜、蜂蜜各30克。姜取汁与蜂蜜调服。

牙痛：牙痛时，切一片生姜咬在痛牙处即可止痛。

咽喉肿痛：热姜水加少许食盐，以此漱口，每日早、晚各1次。

口腔溃疡：生姜20克。捣汁，频频漱口吐出，每日2～3次。

斑秃：生姜适量。切片，近火烤热擦患处，每日2次。

未破冻疮：生姜适量。切片，烤热后用其平面摩擦冻伤处。

【食疗药膳】

⊙生姜粥

原料：鲜生姜6～9克，粳米或糯米100～150克，大枣3枚。

制法：将生姜切为薄片或细粒，同米、大枣同煮为粥。

用法：早餐食用。

功效：暖脾胃，散风寒。

适用：脾胃虚寒、反胃羸弱、呕吐清水、腹痛泻泄、感受风寒、头痛鼻塞，以及慢性气管炎、肺寒喘咳等。

⊙生姜白芥酒

原料：生姜30克，白芥子10克，烧酒适量。

制法：切细，捣烂绞汁，加烧酒调和为糊。

用法：以棉球蘸药糊，擦调肺俞、大椎、膻中三个穴位，每穴擦抹10分钟，以局部灼热有痛感为度。或以纱布沾药液敷于以上三穴位1～3小时，痛则去掉，以不起泡为度。

功效：止咳平喘。

适用：支气管哮喘。

⊙鲜姜萝卜汁

原料：白萝卜100克，生姜50克。

制法：将白萝卜、生姜分别洗净，切碎用洁净纱布包绞汁，二液混匀即成。

用法：每日2～3次，频频含咽。

功效：解毒利咽。

适用：急性喉炎、失音、喉痛等。

干姜（《本经中品》）

【释名】白姜。

【气味】辛，温，无毒。

【主治】胸满咳逆上气，温中止血，出汗，逐风湿痹，肠澼下痢。生者尤良（《本经》）。寒冷腹痛，中恶霍乱胀满，风邪诸毒，皮肤间结气，止唾血（《别录》）。治腰肾中疼冷、冷气，破血去风，通四肢关节，开五脏六腑，宣诸络脉，去风毒冷痹，夜多小便（甄权）。消痰下气，治转筋吐泻，腹脏冷，反胃干呕，瘀血扑损，止鼻红，解冷热毒，开胃，消宿食（大明）。主心下寒痞，目睛久赤（好古）。

【附方】

脾胃虚弱（饮食减少，易伤难化，无力肌瘦）：用干姜频研四两，以白饧切块，水浴过，入铁铫溶化，和丸梧子大。

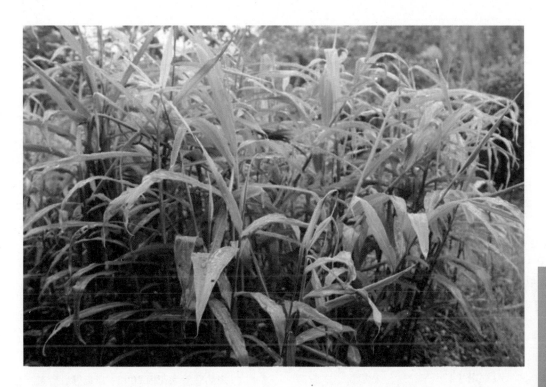

每空心米饮下三十丸。（《十便方》）

心脾冷痛，暖胃消痰：二姜丸，用干姜、高良姜等份，炮研末，糊丸梧子大。每食后，猪皮汤下三十丸。（《和剂局方》）

中寒水泻：干姜炮研末，粥饮服二钱，即效。（《千金方》）

虚劳不眠：干姜为末，汤服三钱，取微汗出。（《千金方》）

赤眼涩痛：白姜末，水调贴足心，甚妙。（《普济方》）

蛇蝎螫人：干姜、雄黄等份为末，袋盛佩之。遇螫即以敷之，便定。（《广川方》）

◆ 实用指南

【单方验方】

阴黄：干姜6克，陈皮24克，白术9克。不煎服。

崩漏、月经过多：炮姜10克，艾叶15克，红糖适量。水煎服。

中寒水泻：干姜（炮）适量。研细末，每次饮服10克。

赤痢：干姜适量。烧黑存性，候冷为末，每次3克，用米汤送饮。

雀斑：干姜25克（鲜姜加倍）。洗净，晾干后装入瓶中加入白酒或50%酒精500毫升，密封浸泡15日后使用。将局部用温水洗净擦干，用消毒棉蘸上生姜酊擦患处，每日早、晚各1次，治疗期间应忌食辛辣。

痛经：干姜、红糖、大枣各30克。将大枣去核洗净，干姜洗净切片，加红糖同煎汤服。每日2次，温热服。

【食疗药膳】

⊙干姜粥

原料：干姜3～6克，大米100克。

制法：先将干姜研成末（或煮汁去渣），再将洗净的粳米与姜末（或姜汁）

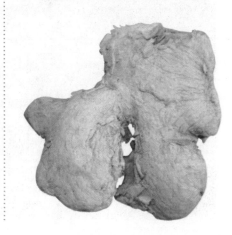

同入开水锅内熬粥，粥熟即可食用。

用法：每日早、晚服用。

功效：温中回阳，温肺化饮。

适用：脘腹冷痛、呕吐泄泻，或咳嗽气喘、形寒背冷、痰多清稀等。

⊙干姜木瓜粥

原料：干姜30克，木瓜15克，茯苓粉50克，粳米60克。

制法：用清水适量先煮干姜、木瓜半小时，去渣取汁，再煮粳米，米将烂加茯苓粉、红糖，小火熬粥。搅匀。

用法：早晚空腹餐食，连服数日。

功效：温中补虚，化湿止痢。

适用：寒湿下痢、泄泻、腹胀、纳差、舌淡苔厚等。

同蒿（宋·《嘉祐》）

【释名】蓬蒿，茼蒿。

【气味】甘、辛，平，无毒。

【主治】安心气，养脾胃，消痰饮。利肠胃（思邈）。

◆ 实用指南

【单方验方】

咳嗽痰浓：鲜茼蒿菜100克。水煎去渣，加入冰糖适量溶化后饮服。

高血压，头昏脑胀：鲜茼蒿菜1把。洗净切碎，

捣烂取汁，每次1酒杯，温开水冲服，每日2次。

烦热头晕，睡眠不安：鲜茼蒿菜、菊花嫩苗各100克。水煎服，每日2次。

【食疗药膳】

⊙茼蒿豆腐汤

原料：鲜嫩茼蒿、豆腐各50克。

制法：取茼蒿嫩叶，洗净，在烧热的素油锅内灼瘪，加清汤，将豆腐切成小块，入汤内煮沸片刻，加盐、味精调味即可。

用法：佐餐常食。

功效：健脾补虚，清肺化痰。

适用：痰湿阻肺型肺原性心脏病。

⊙茼蒿炒萝卜

原料：茼蒿100克（切段），白萝卜200克，花椒、淀粉、味精、鸡汤、盐适量。

制法：先将素油100克放入锅中，烧热后放入花椒20粒，炸焦黑后捞去。加入白萝卜条煸炒，烹加鸡汤少许，翻炒至7成熟，加入茼蒿，调加味盐适量，熟透后，加稀淀粉汁，汤汁明亮后，淋加香油少许，出锅即可。

用法：佐餐食用。

功效：祛痰，宽中，减肥。

适用：痰多、喘息、腹胀满之虚胖者。

⊙茼蒿炒猪心

原料：茼蒿350克，猪心250克，

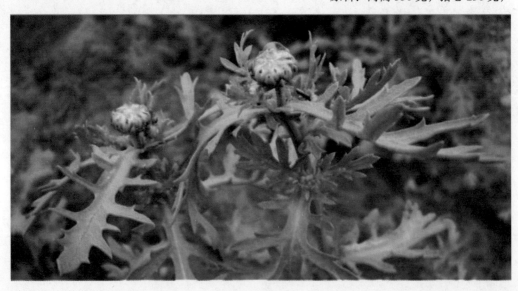

图解食用本草

葱花适量。

　　制法：将茼蒿去梗洗净切段，猪心洗净切片，锅中放油烧热，放葱花煸香，投入心片煸炒至水干，加入盐、料酒、白糖，煸炒至熟，加入茼蒿继续煸炒至心片熟，茼蒿入味，点入味精即可。

　　用法：佐餐食用。

　　功效：开胃健脾，降压补脑。

　　适用：心悸、躁不安、昏失眠、经衰弱等。

胡荽（宋·《嘉祐》）

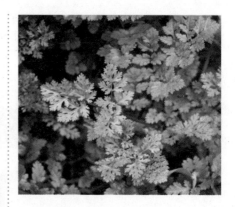

　　【释名】香荽（《拾遗》），胡菜（《外台》），元胡荽，香菜。

根叶

　　【气味】辛，温，微毒。

　　【主治】消谷，治五脏，补不足，利大小肠，通小腹气，拔四肢热，止头痛，疗沙疹、豌豆疮不出，作酒喷之，立出。通心窍（《嘉祐》）。补筋脉，令人能食。治肠风，用热饼裹食，甚良（孟诜）。合诸菜食，气香，令人口爽，辟飞尸、鬼疰、蛊毒（吴瑞）。辟鱼、肉毒（宁原）。

　　【附方】

　　产后无乳：干胡荽煎汤饮之效。（《经验方》）

　　小便不通：胡荽二两，葵根一握，水二升，煎一升，入滑石末一两，分三四服。（《圣济总录》）

　　肛门脱出：胡荽切一升，烧烟熏之，即入。（《子母秘录》）

　　解中蛊毒：胡荽根捣汁半升，和酒服，立下神验。（《必效方》）

子

　　【气味】辛，酸，平，无毒（炒用）。

　　【主治】消谷能食（思邈）。蛊毒五痔，及食肉中毒，吐下血，煮汁冷服。又以油煎，涂小儿秃疮（藏器）。发痘疹，杀鱼腥（时珍）。

　　【附方】

　　肠风下血：胡荽子和生菜，以热饼裹食之。（《普济方》）

　　痢及泻血：胡荽子一合，炒捣末。每服二钱，赤痢砂糖水下，白痢姜汤下，泻血白汤下，日二。（《普济方》）

　　五痔作痛：胡荽子炒，为末。每服二钱，空心温酒下。

数服见效。（《海上仙方》）

　　痔漏脱肛：胡荽子一升，粟糠一升，乳香少许，以小口瓶烧烟熏之。（《儒门事亲》）

　　肠头挺出：秋冬捣胡荽子，醋煮熨之，甚效。（《食疗本草》）

　　牙齿疼痛：胡菜子（即胡荽子）五升，以水五升，煮取一升，含漱。（《外台秘要》）

◆实用指南

【单方验方】

　　呕吐不能食者：芫荽50克，苏叶5克，藿香3克，陈皮6克。在锅煎煮令沸，让患者吸从壶口冒出之气。

　　荨麻疹：香菜20克。洗净切段，煮5分钟，调上蜂蜜食用。

　　胃弱消化不良：香菜籽、陈皮各6克，苍术9克。水煎服。

　　伤风感冒：香菜30克，饴糖15克。加米汤半碗，糖蒸溶化后服。

　　高血压：鲜香菜10克，葛根10克。水煎服，早晚各1次，每次50毫升，10日为1个疗程。

【食疗药膳】

　　⊙芫荽蜇皮黄瓜粥

　　原料：芫荽30克，海蜇皮、黄瓜各50克，大米120克，盐、味精各适量。

　　制法：海蜇皮切丝，入沸水中焯一水捞出；黄瓜切丝；芫荽切段。锅下淘净大米煮粥至八成熟，加进海蜇皮、黄瓜稍煮一会儿，放入芫荽、盐、味精即可。

用法：早晚温热服食，以 7 日为 1 个疗程。

功效：润肺清热，化痰消积。

适用：风热感冒、流行性感冒。

胡萝卜（《纲目》）

【释名】时珍曰：元时始自胡地来，气味微似萝卜，故名。

根

【气味】甘、辛，微温，无毒。

【主治】下气补中，利胸膈肠胃，安五脏，令人健食，有益无损（时珍）。

子

【主治】久痢（时珍）。

【附方】麻疹：红萝卜四两，芫荽三两，荸荠二两。加多量水熬成二碗，为一日服量。

水痘：红萝卜四两，风栗三两，芫荽三两，荸荠二两。煎服。

百日咳：红萝卜四两，红枣十二枚连核。以水三碗，煎成一碗，随意分服。连服十余次。（选方出《岭南草药志》）

◆实用指南

【单方验方】

偏头痛：胡萝卜 200 克，鸡蛋壳 30 克，冰糖 15 克。水煎服，每日 2 次。

麻疹：胡萝卜、荸荠各 250 克，芫荽 100 克。加水适量煎汤代茶饮，每日 3 次。

夜盲症：胡萝卜 500 克，鳝鱼肉

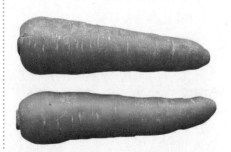

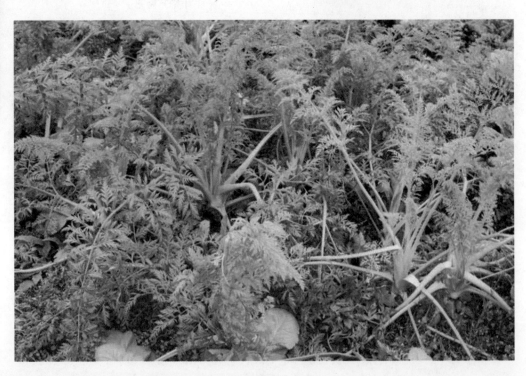

200 克。均切成丝，加油、盐、酱、醋炒熟食，每日 1 次，6 日为 1 个疗程。

脾胃虚弱、食欲不振、高血压、夜盲症：胡萝卜250 克，粳米 100 克。胡萝卜洗净切片，同放锅内共煮粥，调味食用。

【食疗药膳】

⊙胡萝卜粥

原料：新鲜胡萝卜适量，粳米 250 克。

制法：将胡萝卜切碎，同粳米煮粥。

用法：早餐食用。

功能：健胃补脾，助消化。

适用：食欲不振或消化不良、皮肤干燥症、夜盲，以及高血压、糖尿病等。

⊙胡萝卜酱瘦肉

原料：猪瘦肉 300 克，胡萝卜 100 克，豆腐干 1 块，海米 10 个，黄豆酱 6 克，熟猪油 50 克，玉米粉（湿）6 克，酱油、料酒、麻油各 3 克，味精、葱末、姜末、盐各适量。

制法：把胡萝卜、豆腐干切成半厘米见方的丁，把猪瘦肉切成肉丁；海米用水泡透，将胡萝卜用熟猪油炸透捞出。把锅放在火上烧热后倒入熟猪油，随即放入切好的肉丁进行煸炒；待肉丁内的水分减少，锅内响声增大时，把锅放到小火上；到响声变小，肉的水分已尽，再用小火炒到肉的颜色由深变浅时，即放入葱末、姜末和黄酱；待酱渗到肉中放出酱味时，加入料酒、味精、酱油，稍炒一下放入胡萝卜、豆腐丁、海米等，再炒一下，淋上麻油，炒匀即成。

用法：佐餐食用，每日 1 次。

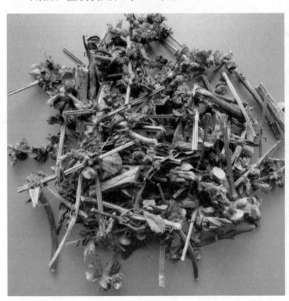

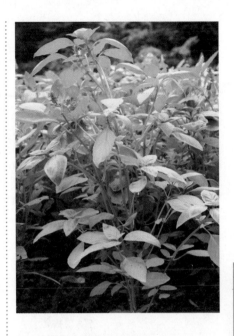

功效：补血，强身健体。

适用：气血虚体弱者。

罗勒（宋·《嘉祐》）

【释名】兰香（《嘉祐》），香菜（《纲目》），翳子草。

【气味】辛，温，微毒。

【主治】调中消食，去恶气，消水气，宜生食。疗齿根烂疮，为灰用之甚良。患琬呕者，取汁服半合，冬月用干者煮汁。其根烧灰，敷小儿黄烂疮。禹锡主辟飞尸、鬼疰、蛊毒。（吴瑞）。

【附方】

鼻疳赤烂：兰香叶烧灰二钱，铜青五分，轻粉二字，为末，日敷三次。（《钱乙小儿方》）

种子

【主治】目翳及尘物入目，以三五颗安目中，少顷当湿胀，与物俱出。又主风赤眵泪（《嘉祐》）。

【附方】

目昏浮翳：兰香子每用七个，睡时水煎服之，久久有效也。（《海上名方》）

走马牙疳（小儿食肥甘，肾受虚热，口作臭息，次第齿黑，名曰崩砂；渐至龈烂，名曰溃槽；又或血出，名宣露；重则齿落，名曰腐根）：用兰香子末、轻粉各一钱，蜜陀僧醋淬研末半两，和匀。每以少许敷齿及龈上，立效。内服甘露饮。（《活幼口议》）

◆实用指南

【单方验方】

毒蛇伤：千层塔、毛麝香、血见愁、七星剑各适量。捣烂敷。

【食疗药膳】

⊙兰香饼

原料：兰香叶 60 克，鲜姜、白面各 120 克，椒末 3 克，盐适量。

制法：将面和好。将生姜捣烂，兰香叶剁碎，与椒末和拌馅，用面裹作烧饼，煨熟。

用法：空腹任意食用。

功效：行气降逆，消食止呃。

适用：咳嗳。

⊙罗勒甘蔗汁

原料：鲜罗勒草 30 克，甘蔗汁 2 匙。

制法：将新鲜罗勒草洗净，放入温开水中浸泡 10 分钟，捣烂取汁，与甘蔗汁混合均匀即成。

用法：上、下午分服。

功效：解毒抗癌，养阴生津。

适用：热毒型食管癌。

蕹菜（《纲目》）

【释名】蕹菜，辣米菜。

【气味】辛、温，无毒。

【主治】去冷气，腹内久寒，饮食不消，令人能食（藏器）。利胸膈，豁冷痰，心腹痛（时珍）。

【附方】

漆疮：鲜野油菜，捣汁外搽。

疔疮，痈肿：野油菜，捣烂敷患处。

跌打肿痛：鲜蕹菜二至四两。热酒冲服，渣外敷。

蛇头疔：鲜蕹菜和三黄末（中成药）捣烂外敷，或调鸭蛋清外敷。

蛇伤：野油菜一两五钱，小火草一两。煎水服；外用蟑螂、小火草、雄黄、野油菜捣烂敷患处。

麻疹不透：鲜蕹菜全草，一至二岁每次一两，二岁以上每次二两。捣汁，调盐少许，开水冲服。鼻窦炎：鲜蕹菜适量。和雄黄少许捣烂，塞鼻腔内。

◆实用指南

【单方验方】

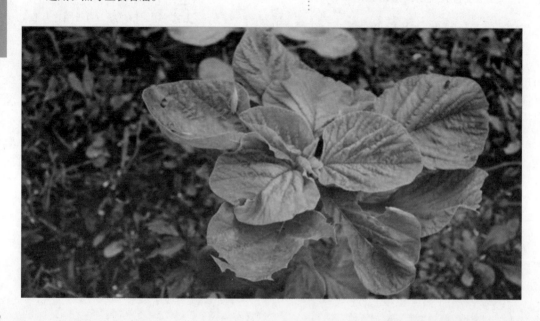

图解食用本草

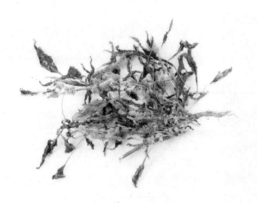

生捣服（藏器）。捣汁和酒服，治产难（时珍出（《唐瑶方》）。)

胃院痛：干薄菜50克。水煎服。

热咳：野油菜75克。水煎服。

关节风湿痛：鲜薄菜100克。水煎服。

风寒感冒：薄菜50～100克，葱白9～15克。水煎服。

头目眩晕：野油菜（嫩）适量。切碎调鸡蛋，用油炒食。

干血痨：薄菜50克，酌加红糖。水煎服。

感冒初期：薄菜、葱白各15克。水煎温服。

麻疹透发不畅，引起胸闷气喘：鲜薄菜、紫苏叶各15克，薄荷6克。水煎，服下。

【食疗药膳】

⊙薄菜粥

原料：薄菜、熟羊肉各50克，籼米100克，葱姜末、盐、味精、猪油各少许。

制法：先将薄菜摘洗干净，切成碎末。熟羊肉切成小丁。再把洗净的籼米放入开水锅熬粥，待粥快熟时，加入熟羊肉丁、薄菜末、葱姜末、猪油、盐、味精，稍煮入味即成。

用法：每日早晚温热服食，3～5日为1个疗程。

功效：止咳利水，活血通经。

适用：感冒咳嗽、咽痒、风湿性关节炎、黄疸、水肿、腹痛、跌打损伤等。

蕹菜（宋·《嘉祐》）

【释名】时珍曰：蕹与壅同。此菜惟以壅成，故谓之壅。空心菜，蓊菜。

【气味】甘，平，无毒。

【主治】解胡蔓草毒（即野葛毒），煮食之。亦

◆实用指南

【单方验方】

鼻血不止：蕹菜数根。和糖捣烂，冲入沸水服。

淋浊，小便血，大便血：鲜蕹菜适量。洗净，捣烂取汁，和蜂蜜酌量服。

出斑：蕹菜、野芋、雄黄、朱砂各适量。同捣烂，敷胸前。

囊痈：蕹菜适量。捣烂，与蜜糖和匀敷患处。

皮肤湿痒：鲜蕹菜适量。水煎数沸，候微温洗患部，每日洗1次。

蛇咬伤：蕹菜适量。洗净捣烂，取汁约半碗和酒服，渣涂患处。

蜈蚣咬伤：鲜蕹菜适量，盐少许。共搓烂，擦患处。

【食疗药膳】

⊙蕹菜鸡蛋汤

原料：蕹菜150克，鸡蛋2枚，葱花适量。

制法：将蕹菜去杂洗净切段；鸡蛋磕入碗内搅匀；油锅烧热，下葱花煸香，

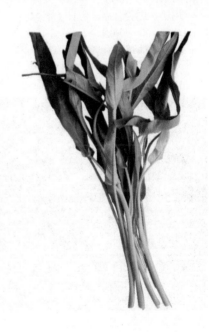

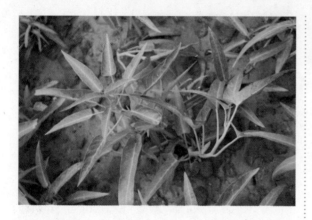

荠（《别录上品》）

【释名】护生草。

【气味】甘，温，无毒。

【主治】利肝和中（《别录》）。利五脏。根：治目痛（大明）。明目益胃（时珍）。根、叶：烧灰，治赤白痢极效（甄权）。

【附方】

暴赤眼，痛胀碜涩：荠菜根杵汁滴之。（《圣惠方》）

眼生翳膜：荠菜和根、茎、叶洗净，焙干为细末。每夜卧时先洗眼，挑末米许，安两大眦头。涩痛忍之，久久膜自落也。（《圣济总录》）

肿满腹大（四肢枯瘦，尿涩）：用甜葶苈炒、荠菜根等份，为末，炼蜜丸弹子大。每服一丸，陈皮汤下。只二三丸，小便清；十余丸，腹如故。（《三因》）

◆ **实用指南**

【单方验方】

头晕：荠菜 15 克，千日红 10 克。水煎服。

乳糜尿：荠菜（连根）200 ~ 500 克。洗净煮汤（不加油盐），顿服或分 3 次服，连服 1 ~ 3 个月。

产后出血：鲜荠菜 30 克。水煎分 2 次服，每日 1 剂。

眼睛视物模糊：荠菜、墨旱莲、千日红、节节草（木贼草）各 15 克，楮实子（构树的成熟果实）10 克。水煎服。

【食疗药膳】

⊙荠菜粥

原料：荠菜 100 克，白米 50 克。

制法：用新鲜荠菜（干荠菜亦可）洗净，切碎，同米煮粥即可。

用法：早餐食用。

功效：清热明目，利肝和中。

适用：目痛目赤、目生翳膜、呕血、

投入蕹菜煸炒，加入盐炒至入味，出锅待用；锅内放适量清水烧沸，徐徐倒入鸡蛋，煮成鸡蛋花时，倒入炒好的蕹菜，点入味精，调好口味，出锅即成。

用法：每日 1 剂，任意食用。

功效：滋阴养心，润肠通便。

适用：咳嗽、心烦失眠、便秘、便血、痔疮、痈肿等。

⊙蕹菜三菇

原料：蕹菜 150 克，柏子仁 30 克，姜片 3 克，蘑菇、金针菇各 100 克，草菇 10 粒。

制法：柏子仁捣碎用纱布包好，煎取汁 100 毫升；蘑菇、金针菇、草菇控干，蕹菜洗净，切段；炒锅倒入花生油烧热，下三菇过油捞起；蕹菜炒熟，沥干，加酱油、醋、香油、味精拌过，腌后排盘底；炒锅加油烧热，下生姜煸，加酱油、柏子仁汤、醋、糖，倒入三菇，烧 5 分钟后加味精拨炒，盛于盘中菜上；锅中酌加水，调水淀粉、香油成稀芡，淋于菜上即成。

用法：佐餐食用，每日 1 剂。

功效：养心补虚。

适用：体弱厌食者。

图解食用本草

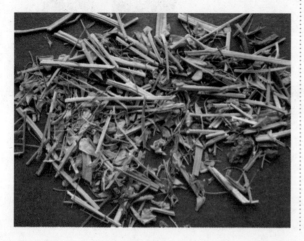

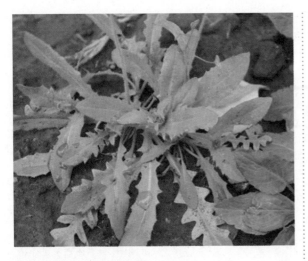

便血、尿血、月经过多等。

⊙荠菜拌豆腐

原料：荠菜 250 克，豆腐 100 克，姜末、盐、味精、麻油各适量。

制法：将豆腐切成方丁，用开水略烫后放入碗中。荠菜去杂，洗净，下开水锅焯水后捞出，凉后切成细末，撒在豆腐丁上，加盐、味精和姜末拌匀，淋上麻油即成。

用法：佐餐食用，每日 1 剂。

功效：清热止血，消胀利水。

适用：目赤肿痛、结膜炎、夜盲症、咯血、月经过多、便血、尿血、高血压病等。

繁缕（《别录下品》）

【释名】蘩缕（《尔雅》），蔜缕（郭璞），滋草（《千金》），鹅肠菜。

【气味】酸，平，无毒。

【主治】积年恶疮，痔不愈（《别录》）。破血，下乳汁，产妇宜食之。产后有块痛，以酒炒绞汁温服。又暴干为末，醋糊和丸，空腹服五十丸，取下恶血（藏器）。

【附方】

食治乌髭：繁缕为齑，久久食之，能乌髭发。（《圣惠方》）

小便卒淋：繁缕草满两手，水煮，常常饮之。（《范汪东阳方》）

丈夫阴疮（茎及头溃烂，痛不可忍，久不瘥者）：以五月五日繁缕烧焦五分，

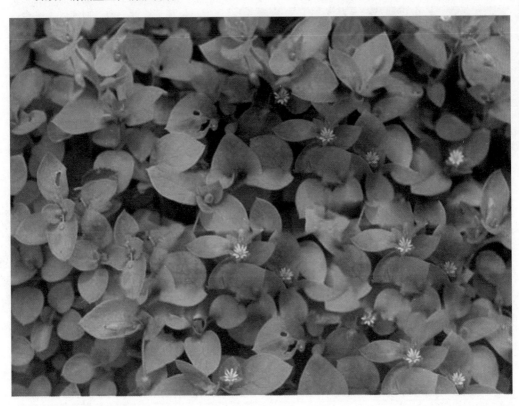

入新出蚯蚓屎二分，入少水，和研作饼，贴之。干即易。禁酒、面、五辛及热食等物。甚效。（《扁鹊方》）

◆实用指南

【单方验方】

痈肿，跌打伤：鲜繁缕 150 克。捣烂，甜酒适量，水煎服；跌打伤加瓜子金根 15 克。外用鲜繁缕适量，酌加甜酒酿同捣烂敷患处。

【食疗药膳】

⊙凉拌繁缕

原料：繁缕嫩藻体 500 克，盐、味精、醋、蒜泥、麻油。

制法：将繁缕嫩藻体去杂洗净，入沸水锅内焯一下，捞出洗净切丝装入盘内，加入盐、味精、酱油、蒜泥、麻油，吃时拌匀。

用法：佐餐食用，每日 1 剂。

功效：清热祛痰，软结散结。

适用：颈淋巴结肿、干咳型肺结核、支气管炎、水肿、小便不利等。

马齿苋（《蜀本草》）

【释名】马苋（《别录》），五行草（《图经》），五方草（《纲目》），长命菜（《纲目》），九头狮子草。

菜

【气味】酸，寒，无毒。

【主治】诸肿痿疣目，捣揩之。破痃癖，止消渴（藏器）。能肥肠，令人不思食。治女人赤白下（苏颂）。饮汁，治反胃诸淋，金疮流血，破血癖癥痕，小儿尤良。用汁治紧唇面疱，解马汗、射工毒，涂之瘥（苏恭）。治自尸脚阴肿（保升）。作膏，涂湿癣、白秃、杖疮。又主三十六种风。煮粥，止痢及疳痢，治肠痛（孟诜）。服之长年不白。治痈疮，杀诸虫。生捣汁服，当利下恶物，去白虫。和梳垢，封丁肿。又烧灰和陈醋滓，先灸后封之，即根出（《开宝》）。散血消肿，利肠滑胎，解毒通淋，治产后虚汗（时珍）。

【附方】

脚气浮肿（心腹胀满，小便涩少）：马齿草和少粳米，酱汁煮食之。（《食医心镜》）

产后虚汗：马齿苋研汁三合服，如无，以干者煮汁。（《妇人良方》）

产后血痢（小便不通，脐腹痛）：生马齿苋菜杵汁三合，煎沸入蜜一合，和服。（《产宝》）

肛门肿痛：马齿苋叶、三叶酸草等份，煎汤熏洗，一日两次，有效。（《濒湖集简方》）

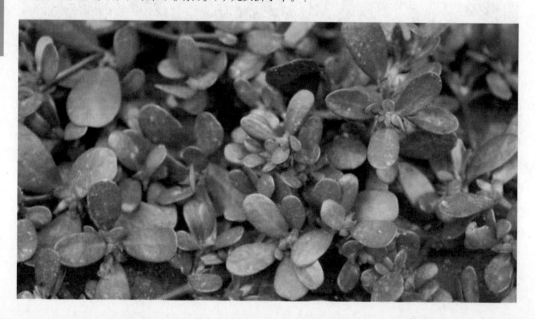

图解食用本草

46

痔疮初起：马齿苋不拘鲜干，煮熟急食之。以汤熏洗。一月内外，其孔闭，即愈矣。（《杨氏经验方》）。

小便热淋：马齿苋汁服之。（《圣惠方》）

阴肿痛极：马齿苋捣敷之，良。（《永类钤方》）

风齿肿痛：马齿苋一把，嚼汁渍之。即日肿消。（《本事方》）

小儿火丹：热如火，绕脐即损人。马苋捣涂。（《广利方》）

小儿脐疮（久不瘥者）：马齿菜烧研敷之。（《千金方》）

蜈蚣咬伤：马苋汁涂之。（《肘后方》）

小儿白秃：马齿苋煎膏涂之。或烧灰，猪脂和涂。（《圣惠方》）

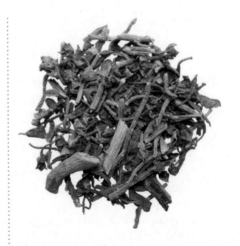

◆实用指南

【单方验方】

疮疖痈肿：马齿苋、连钱草各60克。水煎熏洗患处。

痢疾，肠炎：马齿苋、刺苋、火炭母各30克。水煎服。

黄疸：鲜马齿苋120克。洗净切碎绞取自然汁，开水冲服，每日2次，每次1剂。

麻疹后痢疾：马齿苋30克。水煎服。

急性肠炎：鲜马齿苋120克。水煎，调糖服。

血小板减少症（即血虚血瘀症）：马齿苋（蚂蚱菜）50克，黑木耳40克，柿饼10个，红枣15个，羊肉适量。炖熟喝汤，食肉和菜枣。

黄疸：鲜马齿苋适量。绞汁，每次30毫升，开水冲服，每日2次。

尿道感染，尿余沥，尿不尽，尿线细：马齿苋150克，红糖90克。加水浸泡2小时，小火煎30分钟，每日1剂，每日3次。

【食疗药膳】

⊙马齿苋粥

原料：马齿苋250克，粳米60克。

制法：粳米加水适量，煮成稀粥，马齿苋切碎后下，煮熟。

用法：空腹食用。

功效：清热解毒，益胃和中。

适用：痢疾便血、湿热腹泻等。

⊙马齿苋山楂粥

原料：新鲜马齿苋250克，粳米100克，山楂25克。

制法：新鲜马齿苋及山楂洗净切碎或去核备用。粳米洗净，先用大火煮沸投入山楂改用小火煮至米开花，投入马齿苋，再煮几沸即成。

用法：食粥，每日1次。

功效：清热利湿，解毒。

适用：湿热引起的急慢性肠炎。

⊙马齿苋瘦肉汤

原料：新鲜马齿苋100克，猪瘦肉200克，色拉油、盐各适量。

制法：马齿苋、猪瘦肉分别洗净，加水一起煮汤，放入油、盐即可。

用法：食瘦肉、马齿苋，饮汤。

功效：清热解毒，消肿止痛。

适用：急性咽喉炎。

苦菜（《本经上品》）

【释名】荼（《本经》），苦苣（《嘉祐》），苦荬（《纲目》），老鹳菜（《救荒》），天香菜。

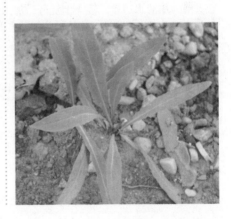

菜

【气味】苦，寒，无毒。

【主治】五脏邪气，厌（延叶反，伏也）。谷胃痹。久服安心益气，聪察少卧，轻身耐老（《本经》）。肠澼渴热，中疾恶疮。久服饥寒，豪气不老（《别录》）。调十二经脉，霍乱后胃气烦逆。久服强力，虽冷甚益人（《嘉祐》）。捣汁饮，除面目及舌下黄。其白汁，涂丁肿，拔根。滴痛上，立溃（藏器）。点瘊子，自落（《衍义》）。敷蛇咬（大明）。明目，主诸痢（汪机）。血淋痔瘘（时珍）。

【附方】

血淋尿血：苦荬菜一把，酒、水各半，煎服。（《资生经》）

血脉不调：苦荬菜晒干，为末。每服二钱，温酒下。（《卫生易简方》）

喉痹肿痛：野苦荬捣汁半盏，灯心以汤浸，捻叶半盏，和匀服。（《普济方》）

壶蜂叮螫：苦荬汁涂之，良。（《摘玄方》）

◆实用指南

【单方验方】

慢性气管炎：苦菜500克，大枣20颗。先将苦菜煎烂，取煎液煮大枣，枣皮展开后取出，余液熬膏。早晚各服药膏1匙，大枣1颗。

慢性胆囊炎：苦菜、蒲公英各30克。水煎服。

病毒性肝炎：苦菜18克，佛手6克。水煎服。

【食疗药膳】

⊙苦菜粥

原料：苦菜、粳米各100克，猪肉末50克，猪油25克，盐5克，味精2克。

制法：将苦菜去掉老根，洗净后切碎；粳米洗净后入锅，加清水适量，置火上烧开，加入盐、猪肉末熬煮成粥，再加入猪油、味精、苦菜稍煮即可。

用法：每日2～3次食用。

功效：清热解毒，凉血。

适用：肠炎、痢疾、黄疸、阑尾炎、流感、慢性气管炎、咽喉炎、扁桃体炎、宫颈炎等。

⊙凉拌苦苣

原料：苦菜500克。

制法：将苦菜去杂洗净，入沸水锅焯透，捞出洗去苦味，挤干水切碎，放盘内，加入盐、味精、蒜泥、麻油，食时拌匀。

用法：佐餐食用。

功效：清热解毒，凉血。

适用：痢疾、黄疸、血淋、痔疮、疔肿等。

⊙苦菜炖猪肉

原料：苦菜、酢浆草各30克，猪肉250克。

制法：将苦菜、酢浆草洗净，与猪肉（切小块）加水共炖，肉熟烂即可。

用法：佐餐食用。

功效：清热，解毒，补虚。

适用：肝硬化。

莴苣（《食疗》）

【释名】莴菜，千金菜。

菜

【气味】苦，冷，微毒。

【主治】利五脏，通经脉，开胸膈，功同白苣（藏器）。利气，坚筋骨，去口气，白齿牙，明眼目（宁原）。通乳汁，利小便，杀虫、蛇毒（时珍）。

【附方】

乳汁不通：莴苣菜煎酒服。（《海上方》）

小便不通、小便尿血：莴苣菜捣敷脐上即通。（《卫生易简方》）

百虫入耳：莴苣捣汁滴入，自出也。（《圣济总录》）

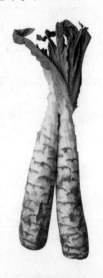

图解食用本草

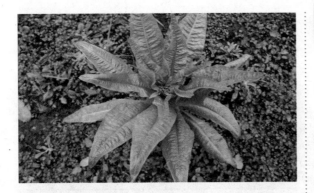

◆ 实用指南

【食疗药膳】

⊙ 粉皮拌莴苣

原料：莴苣500克，粉皮100克，蒜泥、味精、酱油、香油、醋、盐各适量。

制法：将粉皮用凉水泡软，放锅内上火煮熟，捞出沥干水分。洗净莴苣，切碎，置沸水中焯2分钟，捞起，挤去多余水分。把粉皮、莴苣同放一盘内，加盐、醋、味精、酱油、香油、蒜泥各适量，拌匀即可。

用法：佐餐食用。

功效：清热解毒。

适用：辅助治疗高血压、慢性肾炎和糖尿病。

⊙ 莴苣粥

原料：鲜莴苣100克，粳米200克，净猪肉末50克，香油、味精、盐各少许。

制法：将粳米浸泡洗净，放入盛有适量开水的锅内，小火煮熬，再将新鲜莴苣洗净切成细丝，与盐、净猪肉一同加入粥内煮熬，待米熟粥成时，加入几滴香油及少许味精调味即成。

用法：早晚餐食用。

功效：滋阴润燥，通乳利水。

适用：消渴瘦弱、燥咳、便秘、小便不利、尿血、乳汁不通等。

⊙ 鲜拌莴苣

原料：莴苣250克，料酒、味精等各适量，盐少许。

制法：将莴苣剥皮洗净，切成细丝，再加盐少许，搅拌均匀去汁，把调料放入，拌匀即可食用。

用法：佐餐食用。

功效：健脾利尿，健美减肥。

适用：肥胖症。

翻白草（《救荒》）

【释名】鸡腿根（《救荒》），天藕（《野菜谱》）。

根

【气味】甘、微苦，平，无毒。

【主治】吐血下血崩中，疟疾痈疮（时珍）。

【附方】

崩中下血：用鸡腿根一两捣碎，酒二盏，煎一盏服。（《濒湖集简方》）

疟疾寒热、无名肿毒：翻白草根五七个，煎酒服之。

疔毒初起（不拘已成未成）：用翻白草十科，酒煎服，出汗即愈。

浑身疥癞：端午日午时采翻白草，每用一握，煎水洗之。

臁疮溃烂：端午日午时采翻白草，洗收。每用一握，煎汤盆盛，围住熏洗，效。（《保寿堂方》）

◆ 实用指南

【单方验方】

湿热泻泄和痢疾：翻白草（根或全身）、车前草各60克。洗净，水煎服。

咳嗽：翻白草根适量。煮猪肺食用，每日1次。

痰喘：翻白草全草适量。煮冰糖服，每日1次。

腮腺炎：翻白草干根适量。用烧酒磨汁涂患处。

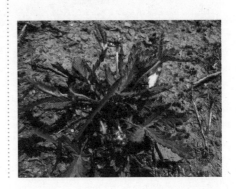

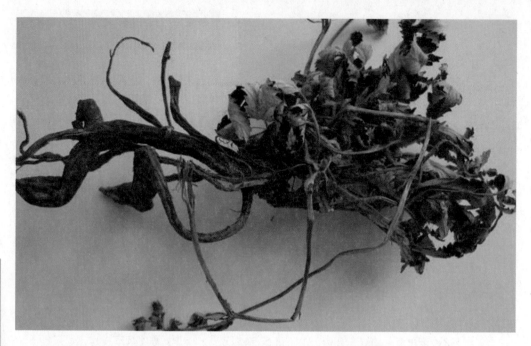

吐血、咳血、衄血、便血等血热出血：翻白草15克，阿胶9克。水煎服。

皮肤或下肢溃疡：翻白草60克，苦参30克。煎汤熏洗患处，每日1次。

慢性鼻炎、咽炎、口疮：翻白草15克，紫花地丁12克。水煎服。

【食疗药膳】

⊙翻白草根酒

原料：翻白草根15～30克，白酒500毫升。

制法：将上药洗净，切碎，置容器中，加入白酒密封，浸泡10日后，过滤去渣，即成。

用法：口服，每次10毫升，每日2次。

功效：清热解毒，止血消肿。

适用：流产、下血、崩漏产后脚软等。

蒲公英（《唐本草》）

【释名】耩耨草，金簪草（《纲目》），黄花地丁。

【附方】

乳痈红肿：蒲公英一两，忍冬藤二两，捣烂，水二钟，煎一钟，食前服。睡觉病即去矣。（《积德堂方》）

疔疮疔毒、蛇螫肿痛：蒲公英捣烂覆之，即黄花地丁也。别更捣汁，和酒煎服，取汁。（《唐氏方》）

多年恶疮：蒲公英捣烂贴。（《救急方》）

◆ 实用指南

【单方验方】

感冒伤风：蒲公英30克，大青叶15克，荆芥、防风各10克。水煎服。

各种炎症：薄公英60克，金银花30克。水煎取汁，加粳米100克煮粥，每日2次，连服3～5日。

腮腺炎：蒲公英30～60克。水煎服，也可捣烂外敷。

淋病：蒲公英、白头翁各30克，滑石、车前子、知母、小蓟各15克。水煎服。

浅表性胃炎：蒲公英15克，茯苓12克，大黄10克（后下），砂仁6克。水煎取药汁，每日1剂，分2次服，15日为1个疗程。

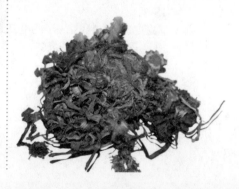

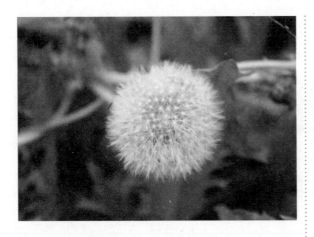

胸膈积热郁闷：鲜落葵每次二两。浓煎汤加酒温服。（《泉州本草》）

手脚关节风疼痛：鲜落葵全茎一两，猪蹄节一具或老母鸡一只（去头、脚、内脏）。和水酒适量各半炖服。（《闽南民间草药》）

◆ 实用指南

【单方验方】

大便秘结：鲜落葵叶适量。煮作副食。

阑尾炎：鲜落葵 60～120 克。水煎服。

外伤出血：鲜落葵叶、冰糖各适量。共捣烂敷患处。

疗疮：鲜落葵十余片。捣烂涂贴，每日 1～2 次。

【食疗药膳】

⊙落葵烩银耳

原料：落葵 300 克，银耳 30 克。

制法：将落葵清洗干净，入沸水锅中焯一下，浸入凉水中泡 15 分钟，捞出，

【食疗药膳】

⊙蒲公英粥

原料：蒲公英 30～45 克（鲜品 60～90 克），粳米 30～60 克。

制法：先煎蒲公英取汁，去渣，入粳米煮粥。

用法：空腹食用，每日 1 次。

功效：清热解毒。

适用：急性乳腺炎、急性扁桃腺炎、热毒疮痈、尿路感染、传染性肝炎、胆囊炎、上呼吸道感染、急生眼结膜炎等。

⊙蒲金酒

原料：蒲公英、金银花各 15 克，黄酒 300 毫升。

制法：药与酒同煎至 150 毫升，去渣取汁。

用法：每日 1 剂，早、晚各服 1 次。药渣敷患处。

功效：清热排脓，消肿止痛。

适用：急性乳腺炎。

落葵（《别录下品》）

【释名】藤葵（《食鉴》），藤菜（《纲目》），天葵（《别录》），燕脂菜。

叶

【气味】酸，寒，滑，无毒。

【主治】滑中，散热（《别录》）。利大小肠（时珍）。

子

【主治】悦泽人面（《别录》）。可作面脂（苏颂）。

【附方】

小便短涩：鲜落葵每次二两。煎汤代茶频服。（《泉

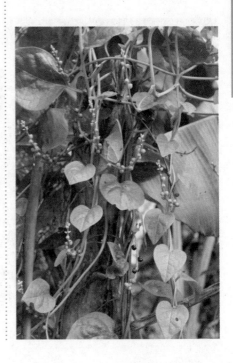

挤出水；银耳水发之。炒锅加素油烧热，投入花椒粒，炸焦后捞出，投入葱、姜末煸出香味，再投入焯后的落葵、水发银耳和适量鸡汤或肉汤，入盐、味精等调料，炒至入味即成。

用法：佐餐食用，每日1次。

功效：滋阴润肺，止咳，养胃生津，益气。

适用：虚热口渴、虚劳咳嗽、痰中带血等。

⊙落葵炖鸡

原料：落葵、白肉豆根各30克，老母鸡1只。

制法：将老母鸡如食法治净，去头、脚、内脏，加水适量，与前2药共炖，以鸡熟肉烂为宜，去药渣。

用法：吃鸡肉。喝汤，每次适量，连服1周。

功效：凉血，补虚，固肠，止血。

适用：久年下血。

蕺（《别录下品》）

【释名】菹菜（恭），鱼腥草。

叶

【气味】辛，微温，有小毒。

【主治】蠼螋尿疮（《别录》）。淡竹筒内煨熟，捣敷恶疮、白秃（大明）。散热毒痈肿，疮痔脱肛，断痁疾，解硇毒（时珍）。

【附方】

背疮热肿：蕺菜捣汁涂之，留孔以泄热毒，冷即易之。（《经验方》）

痔疮肿痛：鱼腥草一握，煎汤熏洗，仍以草挹痔即愈。一方，洗后以枯矾入片脑少许，敷之。（《救急方》）

疔疮作痛：鱼腥草捣烂敷之。痛一二时，不可去草，痛后一二日即愈。徽人所传方也。（《陆氏积德堂方》）

小儿脱肛：鱼腥草擂如泥，先以朴消水洗过，用芭蕉叶托住药坐之，自入也。（《永类方》）

虫牙作痛：鱼腥草、花椒、菜子油等份，捣匀，入泥少许，和作小丸如豆大。随牙左右塞耳内，两边轮换，不可一齐用，恐闭耳气。塞一日夜，取看有细虫为效。（《简便方》）

断截疟疾：紫蕺一握，捣烂绢包，周身摩擦，得睡有汗即愈。临发前一时作之。（《救急易方》）

◆实用指南

【单方验方】

咳嗽，胸痛：鱼腥草、瓜子金各15克。水煎服。

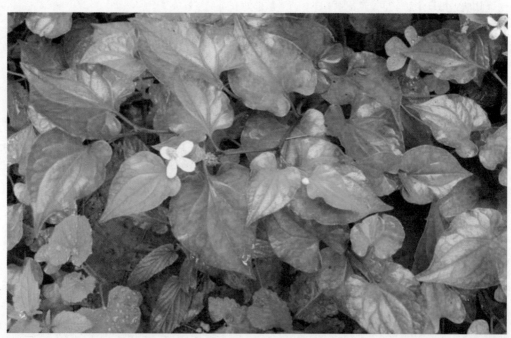

图解食用本草

肺结核潮热：鱼腥草、枸杞根、功劳木各 15 克。水煎服。

百日咳：鱼腥草、水蜈蚣各 30 克，桑白皮、百部各 10 克。水煎服。

慢性膀胱炎：鱼腥草 60 克，猪瘦肉 200 克。加水同炖，每日 1 剂，连服 1 ~ 2 周。

痔疮：鱼腥草、泽兰各 15 克，大黄 20 克，赤芍 10 克。水煎局部熏洗，每日 1 ~ 2 次。

用于慢性支气管炎急性发作期：鱼腥草 30 克，葶苈子、桑白皮、法半夏、陈皮、紫苏子、仙灵脾各 10 克，仙鹤草 15 ~ 30 克。水煎取药汁，每日 1 剂，分 2 次服用。

妇女子宫内膜炎，宫颈炎：鱼腥草 30 ~ 60 克（鲜草加倍），蒲公英、忍冬藤各 30 克。水煎服。

【食疗药膳】

⊙鱼腥草猪肚汤

原料：鱼腥草叶 60 克，猪肚 1 个。

制法：将鱼腥草叶洗净，置干净的肚子内，加水适量，小火炖 2 小时。

用法：服汤，每日 1 剂，连用 3 剂。

功效：清肺解毒，排脓。

适用：肺病咳嗽、盗汗、肺痈等。

⊙鱼腥草炖猪排骨

原料：鲜鱼腥草 200 克，猪排骨 500 克。

制法：将鱼腥草先煎液，过滤，猪排骨放入煮锅中，倒入鱼腥草液，开始炖煮，肉熟后加适量盐和味精。

用法：饮汤食肉，分 2 ~ 3 次吃完，每周炖 2 次吃。

功效：清热解毒，排脓。

适用：肺热咳嗽、肺痈咳吐脓血、痰黄稠等。

芋（《别录中品》）

【释名】土芝（《别录》），蹲鸱。

芋子

【气味】辛，平，滑，有小毒。

【主治】宽肠胃，充肌肤，滑口（《别录》）。冷啖，疗烦热，止渴（苏恭）。令人肥白，开胃通肠闭。产妇食之，破血；饮汁，止血渴（藏器）。破宿血，去死肌。和鱼煮食，甚下气，调中补虚（大明）。

叶、茎

【气味】辛，冷，滑，无毒。

【主治】除烦止泻，疗妊妇心烦迷闷，胎动不安。

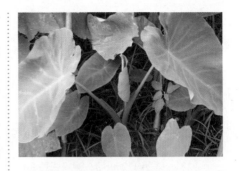

又盐研，敷蛇虫咬，并痈肿毒痛，及署毒箭（大明）。梗：擦蜂螫尤良（宗奭）。汁：涂蜘蛛伤（时珍）。

【附方】

腹中癖气：生芋子一斤压破，酒五斤渍二七日。空腹每饮一升，神良。（《韦宙独行方》）

身上浮风：芋煮汁浴之。慎风半日。（《孟诜食疗》）

疮冒风邪（肿痛）：用白芋烧灰敷之。干即易。（《千金方》）

头上软疖：用大芋捣敷之，即干。（《简便方》）

黄水疮：芋苗晒干，烧存性研搽。（《邵真人经验方》）

◆ **实用指南**

【单方验方】

疔痈：芋头一个，大蒜四瓣，去皮，合在一起捣为糊状，用纱布包裹在患处，每日 2 次，早晚各 1 次，每次敷贴时间不可过长，感发热即可去掉，避免时间过长引起敷贴部位红肿。一般连用 7 日。

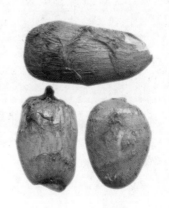

【食疗药膳】

⊙芋头粥

原料：芋头 250 克左右，粳米 100 克。

制法：将芋头去皮，切片，洗净后与粳米同煮粥。

用法：煮熟后入油盐调味食用。

功效：散结宽肠，下气。

适用：大便干燥便结、妇女产后恶露排出不畅等。

⊙鲜鱼芋芳羹

原料：鲜芋子 250 克，鲫鱼或鳢鱼 500 克，胡椒、猪油、盐各适量。

制法：将鱼入锅加水与芋子同煮至烂熟，放入胡椒、猪油、盐调味即可。

用法：早餐食用。

功效：补益脾胃，调中补虚。

适用：脾胃虚弱、虚劳乏力者。

土芋（《拾遗》）

【释名】土卵（《拾遗》），黄独（《纲目》），马铃薯，土豆。

根

【气味】甘、辛，寒，有小毒。

【主治】解诸药毒，生研水服，当吐出恶物便止。

煮熟食之，甘美不肌，厚人肠胃，去热嗽（藏器）。

◆ **实用指南**

【单方验方】

各种原因引起的便秘：马铃薯不拘量。将其洗净，压碎，挤汁，纱布过滤。每早空腹及午饭前各服半杯。

十二指肠溃疡及习惯性便秘：鲜土豆 1000 克。洗净切成细丝，捣烂，以洁净纱布绞汁。将土豆汁放在锅中先以大火，后以小火煎熬至黏稠时，加入等量蜂蜜，再煎至黏稠如蜜时停火，待凉装瓶备用。每次 1 匙，每日 2 次，空腹食用。

【食疗药膳】

⊙蜂蜜土豆粥

原料：土豆（不去皮）300 克，蜂蜜适量。

制法：土豆洗净、切块，用水煮成粥状，服时加蜂蜜调匀。

用法：每日 2 次。

功效：养胃益阴。

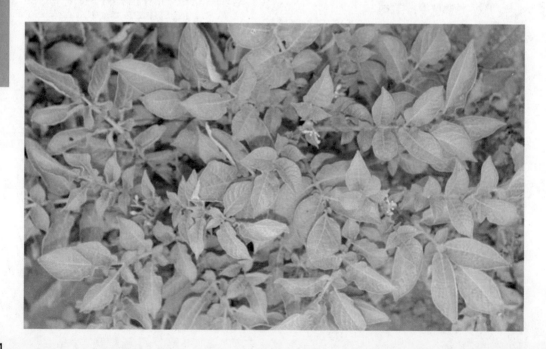

适用：慢性胃炎胃阴不足者。

⊙马铃薯红枣兔肉汤

原料：马铃薯 100 克，兔肉 250 克，红枣 5 枚。

制法：将马铃薯去皮，洗净，切开两半；红枣去核、洗净；兔肉洗净，斩件。把全部用料一齐放入锅内，加清水适量，大火煮沸后，小火煮 1 小时，调味即可。

用法：随量饮汤食肉，每日 1 次。

功效：健脾益气，解毒养血。

适用：白血病属脾胃气虚者。

⊙土豆生姜橘子汁

原料：土豆 100 克，生姜 10 克，橘子 1 个。

制法：将土豆、生姜洗净并切碎，橘子去外皮、核，将 3 味用纱布包后绞汁，去渣取汁。

用法：每次饭前饮 10 毫升，可常用。

功效：温脾止泻。

适用：脾阳虚引起的急、慢性肠炎等。

薯蓣（《本经上品》）

【释名】土薯，山薯（《图经》），山芋（《吴普》），山药（《衍义》），玉延。

根

【气味】甘，温、平，无毒。

【主治】伤中，补虚羸，除寒热邪气，补中，益气力，长肌肉，强阴。久服，耳目聪明，轻身不饥延年（《本经》）。主头面游风，头风眼眩，下气，止腰痛，治虚劳羸瘦，充五脏，除烦热（《别录》）。补五劳七伤，去冷风，镇心神，安魂魄，补心气不足，开达心孔，多记事（甄权）。强筋骨，主泄精健忘（大明）。益肾气，健脾胃，止泄痢，化痰涎，润皮毛（时珍）。生捣贴肿硬毒，能消散（震亨）。

【附方】

心腹虚胀（手足厥逆，或饮苦寒之剂多，未食先呕，不思饮食）：山药半生半炒，为末。米饮服二钱，一日二服，大有功效。忌铁器、生冷。（《普济方》）

小便数多：山药（以矾水煮过）、白茯苓等份，为末。每水饮服二钱。（《儒门事亲》）

下痢禁口：山药半生半炒，为末。每服二钱，米饮下。（《卫生易简方》）

痰气喘息：生山药捣烂半碗，入甘蔗汁半碗，和匀。顿热饮之，立正。（《简便单方》）

脾胃虚弱（不思饮食）：山芋、白术一两，人参七钱半，为末，水糊丸小豆大，每米饮下四五十丸。（《普

济方》）

湿热虚泄：山药、苍术等份，饭丸，米饮服。大人小儿皆宜。（《濒湖经验方》）

肿毒初起：带泥山药、蓖麻子、糯米等份，水浸研，敷之即散也。（《普济方》）

项后结核（或赤肿硬痛）：以生山药一挺去皮，蓖麻子二个同研，贴之如神。（《救急易方》）

手足冻疮：山药一截磨泥，敷之。（《儒门事亲》）

◆ 实用指南

【单方验方】

肝肾虚痿证：山药、枸杞子各 12 克，杜仲、伸筋草各 10 克，牛膝 20 克。水煎服。

遗尿：淮山药适量。炒研末，每日 3 次，每次 10 克，开水冲服。

肾虚耳聋、耳鸣：山药、牛膝、川芎、磁石各 15 克，熟地 30 克，泽泻、丹皮、蝉蜕、茯苓、桂枝各 10 克。水煎服。

脾虚久泻：山药、党参各 12 克，茯苓、白术各 9 克，六曲 6 克。水煎服。

小儿腹泻：山药、白术各 9 克，车前子、滑石粉各 3 克，甘草 1.5 克。水煎服。

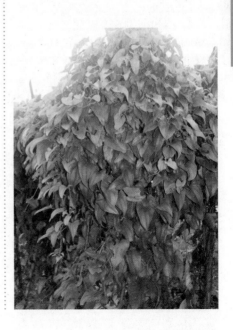

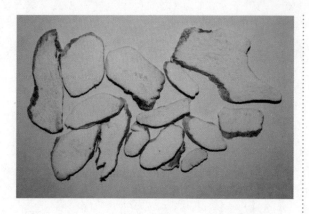

乳腺炎：鲜山药 50 克，白糖 15 克。共捣烂外涂患处。

体虚白带：山药 20 克，车前子、炒白术、海螵蛸各 10 克，炒茜草 5 克。水煎服。

【食疗药膳】

⊙山药粥

原料：干山药片 45～60 克，或鲜山药 100～120 克，粳米 100～150 克。

制法：将山药洗净切片，同粳米加适量水共煮粥。

用法：早晚餐分食。

功效：补脾胃，滋肺肾。

适用：脾虚腹泻、慢性久痢、虚劳咳嗽、食少体倦以及老年性糖尿病等。

⊙山药饼

原料：山药粉 50 克，白面 300 克，素油、味精、葱、盐各适量。

制法：山药烘干，碾成细粉；葱洗净，切碎。山药粉、面粉，加盐、味精、葱花和适量清水，揉成面团，制成饼子生坯，备用。将炒锅置大火上烧热，加入素油，烧六成热时，下入饼，两面煎成金黄色即成。

用法：每日 1 次，每次吃饼 100～150 克，正餐食用。

功效：健脾补肺，固肾益精。

适用：脾虚泄泻、久痢、虚劳咳嗽、消渴、遗精、带下、小便频数等。

⊙山药糯米炖猪肚

原料：山药 50 克，糯米 250 克，猪肚 1 只，胡椒粉、味精、料酒、葱、姜、盐各适量。

制法：将山药润透切片；糯米去泥沙，淘洗干净；猪肚洗净；姜切片，葱切段。将山药、糯米装入猪肚内，缝上口，置入锅内，加入姜、葱、料酒和水，用大火烧沸，再用小火炖煮 45 分钟，加入盐、味精、胡椒粉即成。

用法：每日 1 次，每次吃猪肚、山药、糯米，佐餐食用。

功效：暖脾胃，补中气，固肾腰。

适用：脾胃虚寒、小便频数、小儿疳积等。

⊙山药薏苡仁粥

原料：生山药、生薏苡仁、粳米各 50 克，柿饼 30 克。

制法：将生山药洗净，切成薄片，生薏苡仁去壳洗净，粳米淘洗净，柿饼去净灰渣，去核，入锅内，掺水煮成粥食用。

用法：每食适量。

功效：补肺气，健脾气，养胃阴。

适用：阴虚内热、劳伤干咳、大便泄泻、食欲不振、四肢乏力等。

⊙山药大枣粥

原料：山药 30 克，大枣 10 枚，粳米 100 克，冰糖适量。

制法：将粳米、山药、大枣（去核）洗净，放入砂锅，加水适量，煮烂成粥，再加入冰糖，搅拌均匀即可。

用法：可供早点或晚餐食用。

功效：补气血，健脾胃，抗衰老。

适用：脾胃虚弱、气血不足者。

百合（《本经中品》）

【释名】䗬，强瞿（《别录》），蒜脑薯。

根

【气味】甘，平，无毒。

【主治】邪气腹胀心痛，利大小便，补中益气（《本经》）。除浮肿胪胀，痞满寒热，通身疼痛，及乳难喉痹，止涕泪（《别录》）。百邪鬼魅，涕泣不止，除心下急满痛，治脚气热咳（甄权）。安心定胆益志，养五脏，治颠邪狂叫惊悸，产后血狂运，杀蛊毒气，胁痈乳痈发背诸疮肿（大明）。心急黄，宜蜜蒸食之（孟诜）。治百合病（宗奭）。温肺止嗽（元素）。

【附方】

阴毒伤寒：百合煮浓汁，服一升良。（《孙真人食忌》）

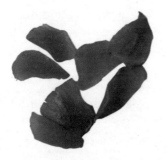

肺脏壅热（烦闷咳嗽者）：新百合四两，蜜和蒸软，时时含一片，吞津。（《圣惠方》）

肺病吐血：新百合捣汁，和水饮之。亦可煮食。（《卫生易简》）

耳聋耳痛：干百合为末，温水服二钱，日二服。（《千金方》）

疮肿不穿：野百合同盐捣泥，敷之良。（《应验方》）

天泡湿疮：生百合捣涂，一二日即安。（《濒湖集简方》）

鱼骨哽咽：百合五两研末，蜜水调围颈项包住，不过三五次即下。（《圣济总录》）

◆实用指南

【单方验方】

失眠：鲜百合 50 克，生熟枣仁各 15 克。水煎，睡前服。

虚劳咳嗽：百合 50 克，大枣 10 枚，枇杷叶（去毛）6 克，冰糖 20 克。水煎服，每日 1 剂。

神经衰弱：百合 30 克，白芍、白薇、白芷各 12 克。水煎服，每日 1 剂。

中老年人身体虚弱，食欲不振，倦怠乏力，失眠健忘，大便溏泻：百合（鲜者 30 克）、莲子各 10 克，大枣 5 枚，大米 100 克，白糖少许。将诸药洗净与大米同煮成粥，早晚食用。

【食疗药膳】

⊙百合粉粥

原料：鲜百合 60 克，粳米 2 两，冰糖适量。

制法：百合晒干后研粉，用百合粉 30 克同冰糖、粳米煮粥即可。

用法：早餐食用。

功能：润肺止咳，养心安神。

适用：慢性气管炎、肺热或肺燥干咳、涕泪过多、热病恢复期余热未消、精神恍惚、坐卧不安、妇女更年期综合征。

⊙百合煮豆腐

原料：百合 30 克，豆腐 250 克，葱、盐、味精各适量。

制法：百合用清水浸泡 1 夜，洗净；豆腐洗净，切成块；葱切碎。将百合、豆腐、盐、味精同放锅内，加水适量煮熟，加入葱花即成。

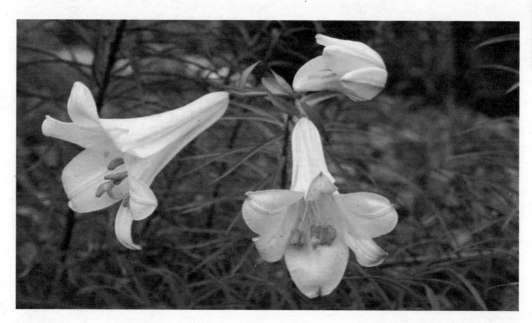

用法：每日 1 次，佐餐食用。

功效：润肺止咳，清心安神。

适用：肺痨久嗽、咳唾痰血等。

⊙百合绿豆汤

原料：绿豆 300 克，鲜百合 100 克，葱花 5 克，盐 2 克，味精 1 克。

制法：将百合掰开去皮，与绿豆同加水置砂锅内大火煮之，水沸后改小火，至绿豆开花百合破烂时，起锅入味精、盐、葱花即成。

用法：每食适量。

功效：清热解暑。

适用：暑入阳明之高热心烦。

茄（宋·《开宝》）

【释名】落苏（《拾遗》），昆仑瓜（《御览》），草鳖甲。

茄子

【气味】甘，寒，无毒。

【主治】寒热，五脏劳（孟诜）。治温疾传尸劳气。醋摩，敷肿毒（大明）。老裂者烧灰，治乳裂（震亨）。散血止痛，消肿宽肠（时珍）。

【附方】

妇人血黄：黄茄子竹刀切，阴干为末。每服二钱，温酒调下。（《摘玄方》）

肠风下血：经霜茄连蒂烧存性为末，每日空心温酒服二钱匕。（《灵苑方》）

久患下血：大茄种三枚，每用一枚，湿纸包煨熟，安瓶内，以无灰酒一升半沃之，蜡纸封闭三日，去茄暖饮。（《普济方》）

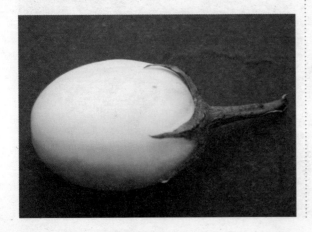

腰脚拘挛（腰脚风血积冷，筋急拘挛疼痛者）：取茄子五十斤切洗，以水五斗煮取浓汁，滤去滓，更入小铛中，煎至一升以来，即入生粟粉同煎，令稀稠得所，取出搜和，更入麝香、朱砂末，同丸如梧子大。每旦用秫米酒送下三十丸，近暮再服，一月乃瘥。男子、女人通用皆验。（《图经本草》）

磕扑青肿：老黄茄极大者，切片如一指厚，新瓦焙研为末。欲卧时温酒调服二钱匕，一夜消尽，无痕迹也。（《胜金》）

热毒疮肿：生茄子一枚，割去二分，去瓤二分，似罐子形，合于疮上即消也。如已出脓，再用取瘥。（《圣济总录》）

牙齿肿痛：隔年糟茄，烧灰频频干擦，立效。（《海上名方》）

虫牙疼痛：黄茄种烧灰擦之，效。（《摘玄方》）

喉痹肿痛：糟茄或酱茄，细嚼咽汁。（《德生堂方》）

◆ 实用指南

【单方验方】

痔疮直肠出血：茄子适量。烧成灰，研细末，每日 3 次，每次 1 克。

咳嗽、气喘：茄子秸 90 克。水煎服，每日 2 ~ 3 次。

年久咳嗽：生白茄子 30 ~ 60 克。煮后去渣，加蜂蜜适量，每日 2 次。

风湿关节痛：白茄根 25 克，木防已根、筋骨草各 15 克。水煎服。

【食疗药膳】

⊙茄子粥

原料：白茄子 1 个，粳米 200 克，蜂蜜 50 克。

制法：白茄子去皮，切成小块。粳米加水烧开，放进茄子一同熬煮，临熟之时加入蜂蜜即可。

用法：温热随意食用。

功效：清热消肿，活血止痛。

适用：痔疮、疮痈等。

图解食用本草

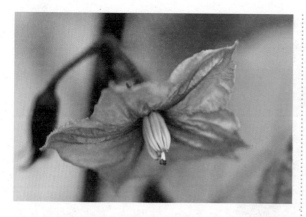

⊙玉竹茄子煲

原料：玉竹50克，茄子300克，猪瘦肉100克，香油、清汤、黄酒、盐、味精、蒜泥、葱白各适量。

制法：玉竹沸煮2次，取浓汁100毫升。茄子洗净，切成方块状，放清水中浸10分钟许，在沸水锅内煮至软状，再入油锅爆炒几遍。用砂锅置武火上，放入茄子、猪瘦肉(剁成蒜泥及清汤，煮沸浓汁时，倒入药汁、加上葱白，文火煲至香熟即可。

用法：佐餐食用，每日1次。

功效：滋阴解表，清热润肠。

适用：高血压的阴虚患者兼外感或便秘。

⊙红烧茄子

原料：茄子750克，猪肉片50克，葱、蒜各15克，植物油、酱油、盐、糖、鸡精、湿淀粉各适量。

制法：将茄子切成滚刀块，葱、姜、蒜切末待用。锅中放入半锅油，待油热至八九成时放入茄子，炸至茄子由硬变软时取出，将油沥干待用。另起锅，锅中

放油3汤匙，油热后，先爆香葱、姜、蒜末下肉片炒散，烹入酱油，加入少量水及鸡精，放入茄子、盐、糖，用旺火煮开后改用小火煮至茄子入味，最后用湿淀粉勾芡即成。

用法：佐餐食用，每日1次。

功效：清热解毒，活血化瘀，利尿消肿，祛风通络。

适用：高脂血症。

⊙茄子肉丝粥

原料：茄子250克，猪瘦肉150克，大米200克，盐、味精、麻油各适量。

制法：茄子切成小块，猪肉切成丝。锅下大米煮粥，待五成熟时加入猪肉、茄块，续煮至熟，调入盐、味精、麻油即成。

用法：每日早、晚食用，10～15日为1个疗程。

功效：清热解毒，宽畅利气，利尿消肿。

适用：肝硬化。

壶卢（《日华》）

【释名】瓠瓜（《说文》），匏瓜（《论语》）。

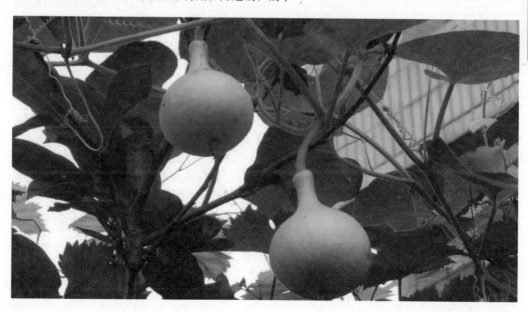

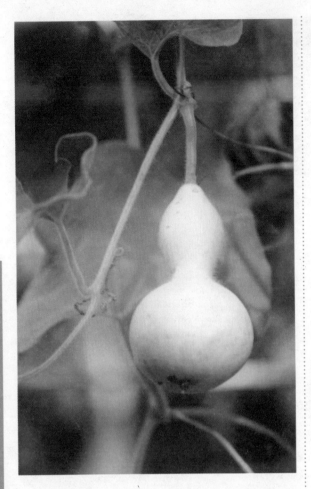

壶瓠

【气味】甘，平，滑，无毒。

【主治】消渴恶疮，鼻口中肉烂痛（思邈）。利水道（弘景）。消热，服丹石人宜之（孟诜）。除烦，治心热，利小肠，润心肺，治石淋（大明）。

【附方】

腹胀黄肿：用亚腰壶卢连子烧存性，每服一个，食前温酒下。不饮酒者，白汤下。十余日见效。（《简便方》）

◆ 实用指南

【单方验方】

慢性肾炎：葫芦壳 50 克，冬瓜皮、西瓜皮各 30 克，红枣 10 克。加水 400 毫升，煎至约 150 毫升，去渣即成。服汤，每日 1 剂，至浮肿消退即可。

【食疗药膳】

⊙葫芦茶

原料：陈葫芦 15 克，茶叶 3 克。

制法：将上 2 味研细末，沸水冲泡。

用法：代茶频饮。

功效：祛脂降压。

适用：高脂血症。

⊙葫芦粥

原料：陈葫芦粉（越陈越好）10 ～ 15 克，粳米 50 克，冰糖适量。

制法：先将粳米、冰糖同入砂锅内，加水 500 毫升，煮至米开时，加陈葫芦粉，再煮片刻，以粥稠为度。

用法：每日 2 次，温热顿服，5 ～ 7 日为 1 个疗程。

功效：利水消肿。

适用：肾炎及心脏病水肿、脚气水肿等。

冬瓜（《本经上品》）

【释名】白瓜（《本经》），水芝（《本经》），地芝（《广雅》）。

白冬瓜

【气味】甘，微寒，无毒。

【主治】小腹水胀，利小便，止渴（《别录》）。捣汁服，止消渴烦闷，解毒（弘景）。益气耐老，除心胸满，去头面热（孟诜）。消热毒痈肿。切片摩痱子，甚良（大明）。利大小肠，压丹石毒（苏颂）。

【附方】

积热消渴：白瓜去皮，每食后吃三二两，五七度良。（《孟诜食疗》）

消渴不止：冬瓜一枚削皮，埋湿地中，一月取出，破开取清水日饮之。或烧熟绞汁饮之。（《圣济总录》）

消渴骨蒸：大冬瓜一枚去瓤，入黄连末填满，安瓮内，待瓜消尽，同研，丸梧子大。每服三四十丸，煎冬瓜汤下。（《经验》）

产后痢渴（久病津液枯竭，四肢浮

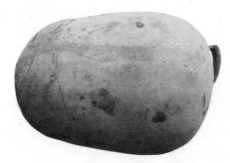

肿，口舌干燥）：用冬瓜一枚，黄土泥厚五寸，煨熟绞汁饮。亦治伤寒痢渴。（《古今录验》）

小儿渴利：冬瓜汁饮之。（《千金方》）

水病危急：冬瓜不拘多少，任意吃之，神效无比。（《兵部手集》）

瓜练（瓤也）

【气味】甘，平，无毒。

【主治】绞汁服，止烦躁热渴，利小肠，治五淋，压丹石毒(甄权)。洗面澡身，去䵟䵴，令人悦泽白皙(时珍)。

【附方】

消渴烦乱：冬瓜瓤干者一两，水煎饮。（《圣惠方》）

水肿烦渴（小便少者）：冬瓜白瓤，水煎汁，淡饮之。（《圣济总录》）

白瓜子

【气味】甘，平，无毒。

【主治】令人悦泽好颜色，益气不饥。久服，轻身耐老（《本经》）。除烦满不乐。可作面脂（《别录》）。去皮肤风及黑䵢，润肌肤（大明）。治肠痈（时珍）。

【附方】

悦泽面容：白瓜仁五两，桃花四两，白杨皮二两，为末。食后饮服方寸匕，日三服。欲白加瓜仁，欲红加桃花。三十日面白，五十日手足俱白。一方有橘皮，无杨皮。（《肘后方》）

多年损伤不瘥者：瓜子末，温酒服之。（《孙真人方》）

消渴不止（小便多）：用干冬瓜子、麦门冬、黄连各二两，水煎饮之。冬瓜苗叶俱治消渴，不拘新干。（《摘玄方》）

男子白浊、女子白带：陈冬瓜仁炒为末，每空心米饮服五钱。（《救急易方》）

瓜皮

【主治】可作丸服，亦入面脂（苏颂）。主驴马汗入疮肿痛，阴干为末涂之。

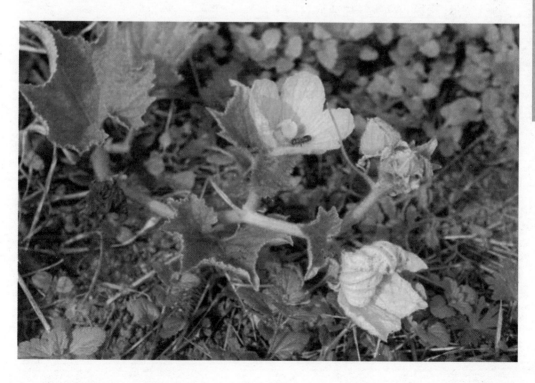

又主折伤损痛（时珍）。

【附方】

跌仆伤损：用干冬瓜皮一两，真牛皮胶一两，到入锅内炒存性，研末。每服五钱，好酒热服。仍饮酒一瓯，厚盖取微汁。其痛即止，一宿如初，极效。（《摘玄方》）

损伤腰痛：冬瓜皮烧研，酒服一钱。（《生生编》）

叶

【主治】治肿毒，杀蜂，疗蜂叮（大明）。主消渴，疟疾寒热。又焙研，敷多年恶疮（时珍）。

【附方】

积热泻痢：冬瓜叶嫩心，拖面煎饼食之。（《海上名方》）

藤

【主治】烧灰，可出绣黯。煎汤，洗黑䵣并疮疥（大明）。捣汁服，解木耳毒。煎水，洗脱肛。烧灰，可淬铜、铁，伏砒石（时珍）。

◆实用指南

【单方验方】

肾病水肿（肺心病水肿亦有效）：冬瓜皮、山芋、生姜皮各 30 克，黄芪 60 克。水煎服。

慢性肾炎：冬瓜 1000 克，鲤鱼 1 条（约 300 克）。不加盐，煮汤食。

夏季感受暑湿、脾气不运：冬瓜 1000 克，鸭肉 500 克，芡实、薏苡仁各 30 克。先煮芡实、薏苡仁，后下鸭肉，最后下冬瓜煮至熟，每食适量。

痱子：冬瓜适量。洗净切片，捣烂取汁，外涂患处，每日早晚各 1 次。

荨麻疹：冬瓜皮 15～30 克。加水煎取汁，当茶频服，每日 1 剂。

湿热型急性子宫颈炎：冬瓜子、冰糖各 30 克。将冬瓜子洗净碾烂，冲入开水 300 毫升，加入冰糖，用小火隔水炖熟，每日 1 剂，7 日为 1 个疗程。

【食疗药膳】

⊙红烧冬瓜

原料：冬瓜 500 克，甜酱 25 克，酱油、白糖、湿淀粉各 10 克，味精 3 克，熟猪油 35 克，葱油 8 克，葱花、姜末各少许。

制法：将冬瓜削去表皮后，切成 5 厘米长、1.3 厘米厚、2 厘米宽的块状。将炒锅置于中火加热，倒入熟猪油烧至五成热时，加入葱花、姜末、甜酱，煸炒

数下，随即倒入冬瓜，再加入酱油、白糖、味精、汤水，用小火焖烧至冬瓜熟透，再下湿淀粉勾芡，淋上葱油拌匀，即可起锅装盘。

用法：佐餐食用。

功效：降压，利尿，消肿，润肺祛痰，清热解毒，定喘止渴，解鱼毒、酒毒。

适用：肾脏病、高血压、水肿病患者。

⊙瓜皮茅根茶

原料：冬瓜皮、鲜茅根各 60 克。

制法：将上两味药洗净，加水煎汤。

用法：每日 1 剂，不拘时代茶饮。

功效：清热解毒，利水消肿。

适用：急性肾炎引起的面部及全身浮肿。

⊙火腿冬瓜汤

原料：净冬瓜 500 克，精盐 3 克，熟火腿 50 克，味精 2.5 克，火腿 100 克，清汤 750 毫升。

制法：火腿切成薄片，备用；冬瓜削皮去籽，洗净切成 3 厘米长 0.3 厘米厚的片。炒锅放入清汤，置旺火上烧沸，放入火腿，煮沸 5 分钟左右，加入冬瓜，烧至呈玉色时，把火腿捞出，撇去浮沫，加精盐、味精，出锅盛入荷叶碗，整齐地放上火腿即成。

用法：佐餐食用。

功效：减肥。

适用：肥胖症。

⊙小排骨冬瓜汤

原料：小排骨 200 克，冬瓜 500 克，虾皮少许盐适量。

制法：小排骨用开水焯一下，洗净，再用高压锅炖半小时；冬瓜切块。把小排骨连汤倒入汤锅内，再加入冬瓜煮开，加少许虾皮，烧开后用小火略煮。待冬瓜呈半透明时，加盐调味可食。

用法：佐餐食用。

功效：瘦身，降脂。

适用：肥胖症。

⊙冬瓜鲤鱼汤

原料：冬瓜 1000 克，鲤鱼 1 条（约 150 克），料酒、精盐、白糖、葱段、姜片、胡椒粉、花生油各适量。

制法：将冬瓜去皮，去瓤洗净，切片。将鲤鱼去鳞、鳃、鳍、内脏，洗净，

图解食用本草

控去水。给锅加入油，油热后，下入鲤鱼煎至金黄色，锅中注入适量清水，加入冬瓜片、料酒、精盐、白糖、葱段、姜。煮至鱼熟瓜烂，拣去葱、姜，加入胡椒粉调味，烧一会儿即成。

用法：佐餐食用。

功效：清热解渴，化痰利尿。

适用：肾炎水肿、浮肿病、高血糖病、肝硬化腹水等患者。

南瓜（《纲目》）

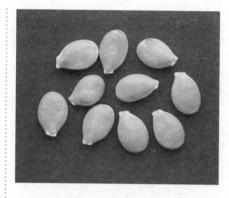

【气味】甘，温，无毒。

【主治】补中益气（时珍）。

◆ 实用指南

【单方验方】

绦虫：南瓜子45克，石榴皮15克，槟榔25克，黑豆10克。水煎服，早晨空腹服，服后可吃葡萄、山楂。

子宫脱垂：老南瓜蒂6个。剖开，加水煎浓汁饮服，每日1次，5日为1个疗程，服药期间忌食羊肉。

小儿呕吐：南瓜蒂3～7个。加水煎汤饮服，每日3次。

阴囊湿疹：南瓜蒂适量。晒干后用旺火炒至焦黄色，研细末，用香油调敷患处，每日2～3次。

习惯性流产：南瓜蒂适量。瓦上炙焦研末，自怀孕2个月起，每月用开水送服1个。

驱虫：南瓜子100粒。炒熟研末，用蜂蜜调开水冲服，饭前服，分2次服。

牙痛：南瓜根500克，猪瘦肉250克。煮熟后饮汤吃肉。

预防麻疹：南瓜藤15克。水煎服，隔日1次，连服7次，忌食发物。

【食疗药膳】

⊙南瓜粥

原料：大米100克，南瓜300克，花生油25克，盐8克，葱花10克，水600～800毫升。

制法：大米拣去杂物，淘洗干净；南瓜刮去皮，一切两半，除去瓜瓤、瓜子，洗净，切成1.5～2厘米见方的块。锅置火上，放油烧至七成热，下葱花炝锅，炒出香味后，放入南瓜块，煸炒1～2分钟盛出。锅上火，放入水烧开，下大米、南瓜块，用旺火煮开，改用小火熬煮40～50分钟，至米烂开花，南瓜酥烂，汤汁浓稠，加盐搅匀，

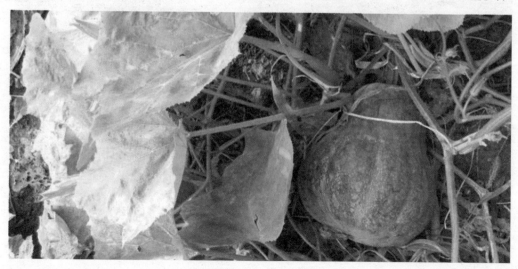

即成。

　　用法：早、晚餐温热服食。

　　功效：抗癌、抗高血压，防动脉硬化。

　　适用：糖尿病患者。

　　⊙糖蜜瓜

　　原料：南瓜 500 克，杏仁、冰糖各 15 克，大枣、蜂蜜各 30 克。

　　制法：南瓜削皮、切块，大枣去核，与杏仁、冰糖、蜂蜜共置砂锅内，加水小火煎煮，待瓜熟烂即可。

　　用法：每日内分 2 次服完，连服数日。

　　功效：健脾益气，止咳平喘。

　　适用：久咳、哮喘等。

　　⊙南瓜牛肉

　　原料：南瓜 500 克，牛肉 250 克。

　　制法：将上 2 味用清水清洗干净，一起入锅内加适量水煮熟。

　　用法：适量食用，勿加盐油，连服数次后，则服六味地黄汤 5～6 剂。忌服肥腻。

　　功效：补中益气、消炎止痛。

　　适用：肺痈。

胡瓜（宋·《嘉佑》）

　　【释名】黄瓜。

　　【气味】甘，寒，有小毒。

　　【主治】清热解渴，利水道（宁原）。

【附方】

　　小儿热痢：嫩黄瓜同蜜食十余枚，良。（《海上名方》）

　　小儿出汗：香瓜丸，用黄连、胡黄连、黄檗、川大黄（煨熟）、鳖甲（醋炙）、柴胡、芦荟、青皮等份为末。用大黄瓜黄色者一个，割下头，填药至满，盖定签住，慢火煨熟，同捣烂，入面糊丸绿豆大。每服二三丸，大者五七丸至十丸，食后新水下。（《钱乙小儿方》）

　　咽候肿痛：老黄瓜一枚去子，入消填满，阴干为末。每以少许吹之。（《医林集要》）

　　汤火伤灼：五月五日，掐黄瓜入瓶内封，挂檐下，取水刷之，良。（《医方摘要》）

叶

　　【气味】苦，平。

　　【主治】小儿闪癖，一岁用一叶，生挼搅汁服，得吐、下良（藏器）。

根

　　【主治】捣敷狐刺毒肿（大明）。

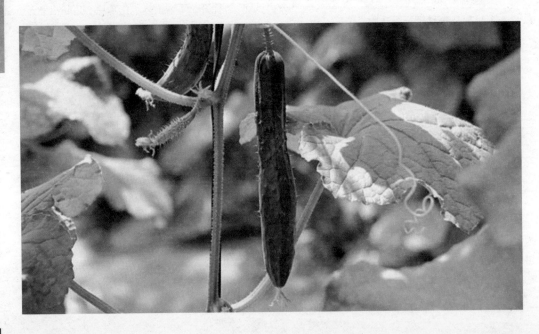

图解食用本草

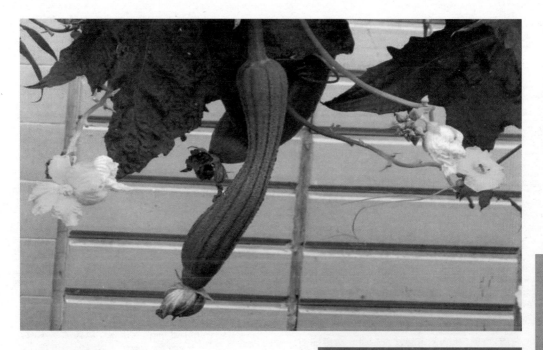

◆ 实用指南

【单方验方】

赤痢：黄瓜叶适量。炙燥研成细末，以陈酒冲服。

病毒性肝炎：黄瓜根适量。捣烂取汁，每日早晨温服 1 杯。

神经性皮炎：老黄瓜适量。捣烂取汁，用黄瓜汁400 毫升加 95％ 酒精 100 毫升及少许冰片，摇匀放阴凉处。应用时，每日涂擦患处 6 次以上，5 日为 1 个疗程，连用 2 个疗程。

心胃火盛、口舌生疮，咽喉肿痛：嫩黄瓜、西瓜各 500 克。绞压取汁，加入蜂蜜 100 克，放锅内烧沸即可食用。

产后痉症：黄瓜花（阴干）10 克。沸水冲泡代茶频饮。

【食疗药膳】

⊙黄瓜藤茶

原料：黄瓜藤 100 克。

制法：将黄瓜藤洗净切碎，加适量水煎。

用法：代茶频饮。

功用：清热利尿，平肝利胆。

适用：高血压。

丝瓜（《纲目》）

【释名】天丝瓜（《本事》），天罗（《事类合璧》），布瓜（《事类合璧》），蛮瓜（《本事》）。

瓜

【气味】甘，平，无毒（入药用老者）。

【主治】痘疮不快，枯者烧存性，入朱砂研末，蜜水调服，甚妙（震亨）。煮食，除热利肠。老者烧存性服，去风化痰，凉血解毒，杀虫，通经络，行血脉，下乳汁，治大小便下血，痔漏崩中，黄积，疝痛卵肿，血气作痛，痈疽疮肿，齿䘌，痘疹胎毒（时珍）。暖胃补阳，固气和胎（《生生编》）。

【附方】

痘疮不快（初出或末出，多者令少，少者令稀）：老丝瓜近蒂三寸连皮烧存性，研末，砂糖水服。（《直指方》）

痈疽不敛（疮口太深）：用丝瓜捣汁频抹之。（《直指方》）

风热腮肿：丝瓜烧存性，研末，水调搽之。（《严月轩方》）

肺热面疮：苦丝瓜、猪牙皂荚并烧

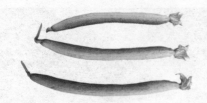

灰，等份，油调搽。（《摘玄方》）

玉茎疮溃：丝瓜，连子捣汁，和五倍子末，频搽之。（《丹溪方》）

天泡湿疮：丝瓜汁调辰粉，频搽之。

手足冻疮：老丝瓜烧存性，和腊猪油涂之。（《海上方》）

经脉不通：干丝瓜一个为末，用白鸽血调成饼，日干研末，每服二钱，空心酒下。先服四物汤三服。（《海上名方》）

乳汁不通：丝瓜连子烧存性研，酒服一二钱，被覆取汗即通。（《简便单方》）

小肠气痛，绕脐冲心：连蒂老丝瓜烧存性，研末，每服三钱，热酒调下。甚者不过二三服即消。

腰痛不止：天罗布瓜子仁炒焦，擂酒服，以渣敷之。（《熊氏补遗》）

喉闭肿痛：天罗瓜研汁灌之。（《普济方》）

化痰止嗽：天罗（即丝瓜），烧存性为末，枣肉和，丸弹子大，每服一丸，温酒化下。（《摄生众妙方》）

风虫牙痛：经霜干丝瓜烧存性为末，擦之。（《直指方》）

食积黄疸：丝瓜连子烧存性，为末，每服二钱，因面得病面汤下，因酒得病温酒下，连进数服愈。（《卫生简易方》）

小儿浮肿：天罗、灯草、葱白各等份，煎浓汁服，并洗之。（《普济方》）

叶

【主治】癣疮，频揉掺之。疗痈疽丁肿卵癞（时珍）。

【附方】

虫癣：清晨采露水丝瓜叶七片，逐片擦七下，如神。忌鸡、鱼、发物。（《摄生众妙方》）

阴子偏坠：丝瓜叶烧存性三钱，鸡子壳烧灰二钱，温酒调服。（《余居士选奇方》）

头疮生蛆：头皮内时有蛆出，以刀切破，挤丝瓜叶汁搽之，蛆出尽，绝根。（《小山怪证方》）

汤火伤灼：丝瓜叶焙研，入辰粉一钱，蜜调搽之。生者捣敷。一日即好也。（《海上名方》）

鱼脐丁疮：丝瓜叶（即虞刺叶也），连须葱白、韭菜各等份，同入石钵内，研烂取汁，以热酒和服。

以渣贴腋下，病在左手贴左腋，右手贴右腋；病在左脚贴左胯，右脚贴右胯；在中贴心、脐。用帛缚住，候肉下红线处皆白则散矣。如有潮热，亦用此法。却令人抱住，恐其颠倒则难救矣。（《危氏得效方》）

藤根

【气味】同叶。

【主治】齿䘌脑漏，杀虫解毒（时珍）。

【附方】

预解痘毒：五六月取丝瓜蔓上卷须阴干，至正月初一日子时，用二两半煎汤，温浴小儿身面上下，以去胎毒，永不出痘，纵出亦少也。（《体仁汇编》）

诸疮久溃：丝瓜老根熬水扫之，大凉即愈。（《应验方》）

喉风肿痛：丝瓜根，以瓦瓶盛水浸，饮之。（《海上名方》）

牙宣露痛：（《海上妙方》）用丝瓜藤阴干，临时火煅存性，研搽即止，最妙。（《德生堂方》）用丝瓜藤一握，川椒一撮，灯心一把，水煎浓汁，漱吐，其痛立住如神。

咽喉骨哽：七月七日，取丝瓜根阴干，烧存性，每服二钱，以原鲠物煮汤服之。（《笔峰杂兴》）

腰痛不止：丝瓜根烧存性，为末，每温酒服二钱，神效甚捷。（《邓笔峰杂兴》）

◆实用指南

【单方验方】

腰痛：丝瓜子适量。炒焦，捣烂，酒送服，以渣敷痛处。

预防麻疹：生丝瓜100克。煎汤服食，每日2次，连服3日。

偏头痛：丝瓜络30克，艾叶15克，乌蛇18克。水煎服，每日2次。

偏头痛：丝瓜藤30克，槐花10克，小茴香6克。水煎服，每日2次。

鼻炎：丝瓜根500克，黄栀子250克。共研细粉，每服9克，每日3次。

百日咳：鲜丝瓜液汁 60 毫升（3～6 周岁量）。加适量蜂蜜口服，每日 2 次。

哮喘：小丝瓜 2 条。切断，放砂锅内煮烂，取浓汁 150 毫升服，每日 3 次。

咽喉炎：经霜丝瓜 1 条。切碎，水煎服。或嫩丝瓜捣汁，每服 1 汤匙，每日 3 次。

腮腺炎：老丝瓜 1 条。切碎炒至微黄，研为细末，每次 10 克，开水送服，每日 3 次，连服 5 日。

疝气、睾丸肿痛：干老丝瓜 1 个，陈皮 10 克。共研细末，开水冲服，每服 10 克，每日 2 次。

慢性气管炎：经霜丝瓜藤 150～240 克。水煎服，每日 1 剂，10 日为 1 个疗程，连服 2 个疗程。

支气管炎：丝瓜藤 90～150 克。切碎，水煎 2 次，合并滤液，浓缩至 100～150 毫升，每日 3 次，10 日为 1 个疗程。

【食疗药膳】

⊙丝瓜粥

原料：丝瓜、粳米各 50 克，绿豆 25 克。

制法：将粳米与绿豆浸泡洗净，入适量开水锅内烧开，改为小火煮熬；再将丝瓜洗净去皮，切成小丁，待米粒开花时，将丝瓜加入粥内，煮至粥稠即可。

用法：早餐食用，食用时可酌加佐料。

功效：补脾益胃，清热化痰，凉血解毒，通乳下奶。

适用：热病身热烦渴、痰喘咳嗽、血淋、崩中、痔瘘、乳汁不通、痈肿等。

⊙丝瓜猪肝瘦肉汤

原料：丝瓜 500 克，猪肝、猪瘦肉各 150 克，姜 1 片。

做法：丝瓜削去棱边，洗净，削角块；猪肝、猪瘦肉洗净，切薄片，用调味料腌 10 分钟。煮滚适量水，放入丝瓜、姜片，大火煮滚，改小火候几分钟，再放入猪瘦肉、猪肝，煲至猪瘦肉熟，调味供用。

用法：佐餐食用。

功效：清热养阴，洁肤除斑。

适用：肝热目赤、口干渴饮；或热毒上壅之面部黑斑；或暑热伤津之烦渴不眠等。

苦瓜（《救荒》）

【释名】锦荔枝（《救荒》），癞葡萄。

瓜

【气味】苦、寒，无毒。

【主治】除邪热，解劳乏，清心明目（时珍）（《生

生编》）。

子

【气味】苦，甘，无毒。

【主治】益气壮阳（时珍）。

◆实用指南

【单方验方】

烦热口渴：鲜苦瓜 1 条。去瓤切碎，水煎服。

高血压：苦瓜 100 克，芹菜 500 克。水煎服。

眼红疼痛：苦瓜干 15 克，菊花 10 克。水煎服。

暑天感冒发热：苦瓜干 15 克，连须葱白 10 克，生姜 6 克。水煎服。

实火牙痛：苦瓜适量。捣烂，加白糖调匀，2 小时后滤取汁液冷服，连服 3 次。

中暑发热：鲜苦瓜 1 条。截断去瓤，纳入茶叶，再悬于通风处阴干，每次 5～10 克，水煎服。也可泡开水代茶饮。

痱子：鲜苦瓜适量。去子切片取汁，涂抹患处。痱重者 2 小时涂 1 次，不重者日涂 3 次。

丹毒、疔疮：苦瓜根适量。晒干研末，调蜂蜜外敷。

【食疗药膳】

⊙苦瓜粥

原料：苦瓜、冰糖各 50 克，粳米 200 克，盐 2 克。

制法：先将粳米浸泡洗净，再将苦瓜洗净、切开、去瓤，切成小丁，与粳米一同入锅，加入适量开水，并放入冰糖、盐少许，煮熬至米烂成粥时即可食用。

用法：早餐食用。

功效：泻火解毒，清暑止渴。

适用：夏季感受暑邪而见烦躁、口渴、乏力，甚至突然昏倒，不醒人事。

⊙苦瓜茶

原料：苦瓜 1 个，绿茶适量。

制法：将苦瓜上端切开，挖去瓤，

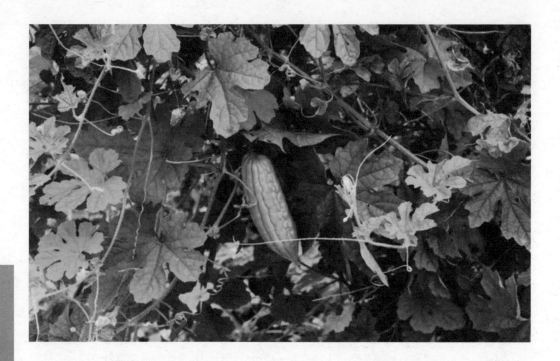

装入绿茶，把瓜挂于通风处阴干。将干苦瓜洗净，连同茶叶切碎，混匀。每次取 10 克放入杯中，沸水冲泡闷半小时。

用法：每日 1 ~ 2 次，代茶频饮。

功效：清热，解暑，除烦。

适用：中暑发热、口渴烦躁、小便不利等。

⊙清炒苦瓜

原料：苦瓜 250 克，生姜 1 片，葱 1 根。

制法：将苦瓜洗净，去子切丝；生姜洗净，切丝；葱去须，洗净，切段。用猪油起锅，放苦瓜、姜、葱略炒，下盐炒熟即可。

用法：随量食用或佐餐。

功效：清热解毒，调养脾肾。

适用：中暑发热、口渴烦躁、小便不利等。

芝（《本经上品》）

【释名】茵。

青芝，一名龙芝（《别录》）

【气味】酸，平，无毒。

【主治】明目，补肝气，安精魂，仁恕。久食，轻身不老，延年神仙（《本经》）。不忘强志（《唐本》）。

赤芝，一名丹芝（《本经》）

【气味】苦，平，无毒。

【主治】胸中结，益心气，补中，增智慧，不忘。久食，轻身不老，延年神仙（《本经》）。

黄芝，一名金芝（《本经》）

【气味】甘，平，无毒。

【主治】心腹五邪，益脾气，安神，忠信和乐。久食，轻身不老，延年神仙（《本经》）。

白芝，一名玉芝（《本经》）

【气味】辛，平，无毒。

【主治】咳逆上气，益肺气，通利口鼻，强志意，勇悍，安魄。久食，轻身不老，延年神仙（《本经》）。

黑芝，一名玄芝（《本经》）

【气味】咸，平，无毒。

【主治】癃，利水道，益肾气，通九窍，聪察。久食，轻身不老，延年神仙（《本经》）。

紫芝，一名木芝（《本经》）

【气味】甘，温，无毒。

【主治】耳聋，利关节，保神，益精气，坚筋骨，好颜色。久服，轻身不老延年（《本经》）。疗虚劳，治痔（时珍）。

【附方】

虚劳短气，胸胁苦伤，手足逆冷，

或时烦燥口干，目视眈眈，腹内时痛，不思饮食：紫芝一两半，山芋（焙）、天雄（炮去皮）、柏子仁（炒）、巴戟天（去心）、白茯苓（去皮）、枳实（去瓤麸炒）各三钱五分，生地黄（焙）、麦门冬（去心焙）、五味子（炒）、半夏（制炒）、附子（炒去皮）、牡丹皮、人参各七钱五分，远志（去心）、蓼实各二钱五分，瓜子仁（炒）、泽泻各五钱，为末，炼蜜丸梧子大。每服十五丸，渐至三十丸，温酒下，日三服。（《圣济总录》）

◆ 实用指南

【单方验方】

抗皮肤皱缩：灵芝、黄芪各10克。水煎取汁，外擦皮肤。

慢性支气管炎：野生灵芝300克。制成干膏30克，每日3克。

慢性肝炎、肾盂肾炎、支气管哮喘：灵芝适量。焙干研末，开水冲服。

支气管出血：灵芝孢子粉适量。开水送服，每日2次，每次1~2克。

神经衰弱，心悸头晕，夜寐不宁：灵芝1.5~3克。水煎服，每日2次。

过敏性哮喘：灵芝、紫苏叶各6克，半夏4.5克，厚朴3克，茯苓9克。水煎加冰糖服。

慢性粒细胞性白血病：菌灵芝30克。加水煎熬2小时，煎3次，口服。同时服蜂乳以增强疗效。

硬皮病：灵芝50克。切成薄片，浸于500毫升米酒中，每日2次，每次20~30毫升，常服。

老年斑：灵芝6克，茯苓10克，茶叶2克。共捣碎混合，装入纤维或纱布小袋，每袋6克，用开水冲泡，服茶，每日冲服2~3袋。

慢性气管炎：灵芝15克，南沙参、北沙参各10克，百合15克。水煎服，每日2次。

消炎止咳：灵芝10克，切片，桔梗、太子参、百部各20克，黄荆子、麻黄各10克，罂粟壳、南沙参、穿心莲各15克。水煎服，每日3次。

【食疗药膳】

⊙灵芝酒

原料：灵芝150克，白酒2500毫升。

制法：将灵芝放入酒坛，倒入白酒，密封坛口，每日摇晃1次，浸泡15日后即成。

用法：每日2次，每次10~20毫升。

功效：养血安神，益精悦颜。

适用：失眠、神经衰弱、消化不良等。

⊙灵芝米酒

原料：灵芝100克，好米酒1000毫升。

制法：灵芝切块，浸泡于酒内封盖，7日后饮用。

用法：每日早、晚各1次，每次饮服1~2小杯。

功效：助眠，益智。

适用：失眠、健忘等。

⊙灵芝牛肉干

原料：灵芝150克，牛肉1000克，八角茴香、桂皮、花椒、豆蔻、砂仁、精盐、

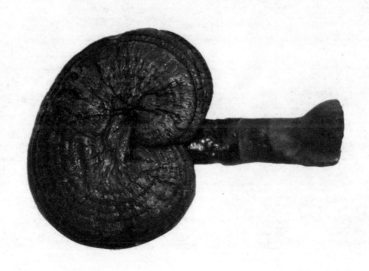

酱油、葱花、姜末、红糖、味精等少量。

制法：选纯正灵芝洗净，晒干或烘干，研成细末待用。将鲜嫩牛肉切成条状，放入灵芝末与上述佐料，加入适量净水煨煮牛肉至九成熟，待汤汁浓稠时，将牛肉捞出，晾干片刻，上炉烤干（最好用烤箱烤），即成灵芝牛肉干。

用法：不拘时随意食用。

功效：强心降压。

适用：阴阳两虚型的高血压病患者，对高血压和有心脏病患者疗效更佳。

⊙灵芝烤黄鸡

原料：灵芝、葱各20克，黄鸡肉500克，料酒、姜各10克，酱油、白糖各15克，盐、味精各5克。

制法：将灵芝洗净，喷水润透，切片烘干，研成细粉，备用。黄鸡宰杀后，去毛、内脏及爪，洗净，沥干水分，备用；姜切片，葱切段。灵芝粉、料酒、酱油、白糖、精盐、味精、姜、葱调匀，抹在黄鸡上，腌渍1小时，沥干水分，置烤箱中烤熟即成。

用法：佐餐食用。

功效：益精气，止咳喘，安神。

适用：老年慢性气管炎、支气管哮喘、各种癌症等。

⊙灵芝炖乌龟

原料：灵芝30克，乌龟1只，红枣10枚，盐、味精、麻油各适量。

制法：灵芝、乌龟削净切块、红枣共放于砂锅中，注入清水600毫升，烧开后，小火炖至渐烂，入盐、味精，淋麻油。

用法：分2次趁热食龟肉和枣，喝汤。

功效：降低胆固醇。

适用：高脂血症。

木耳（《本经中品》）

【释名】木檽，木菌，木枞，树鸡，木蛾。

【气味】甘，平。

【主治】益气不饥，轻身强志（《本经》）。断谷治痔（时珍）。

【附方】

眼流冷泪：木耳一两烧存性，木贼一两，为末，每服二钱，以清米泔煎服。（《惠济方》）

血注脚疮：桑耳、楮耳、牛屎菰各五钱，胎发灰三钱，研末，油和涂之，或干涂之。（《奇效良方》）

崩中漏下：木耳半斤，炒见烟，为末，每服二钱一分，头发灰三分，共二钱四

图解食用本草

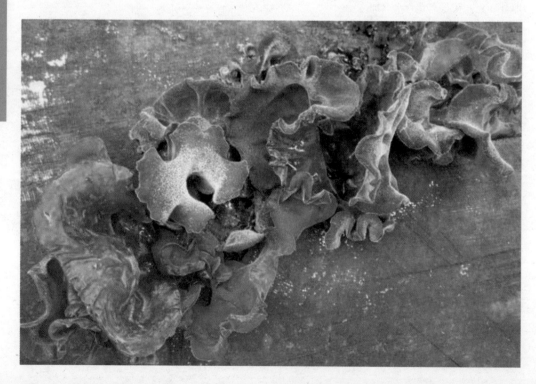

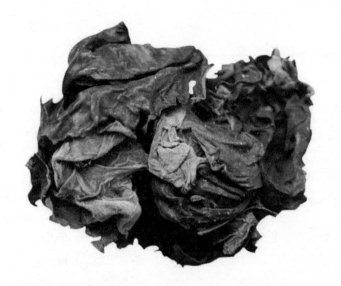

分，以应二十四气。好酒调服，出汗。（《孙氏集效方》）

新久泄痢：干木耳一两炒，鹿角胶二钱半炒，为末。每服三钱，温酒调下，日二。（《御药院方》）

血痢下血：木耳炒研五钱，酒服即可，亦用井花水服。或以水煮盐、醋食之，以汁送下。（《普济方》）

一切牙痛：木耳、荆芥各等份，煎汤频漱。（《普济方》）

桑耳

【释名】桑檽（《唐本》），桑蛾（《宋本》），桑鸡（《纲目》），桑黄（《药性》），桑臣（《药性》），桑上寄生。

【气味】甘，平，有毒。

【主治】黑者，主女人漏下赤白汁，血病癥瘕积聚，阴痛，阴阳寒热，无子（《本经》）。疗月水不调。其黄熟陈白者，止久泄，益气不饥。其金色者，治癖饮积聚，腹痛金疮（《别录》）。治女子崩中带下，月闭血凝，产后血凝，男子痃癖（甄权）。止血衄，肠风泻血，妇人心腹痛（大明）。利五脏，宣肠胃气，排毒气。压丹石人热发，和葱、豉作羹食（孟诜）。

【附方】

少小鼻衄，小劳辄出：桑耳熬焦捣末，每发时，以杏仁大塞鼻中，数度即时断。（《肘后方》）

五痔下血：桑耳作羹，空心饱食，三日一作，待孔卒痛如鸟啄状，取大、小豆各一升合捣，作两囊蒸之，及热，更互坐之即瘥。（《圣惠方》）

脱肛泻血不止：用桑黄、熟附子各一两，为末，炼蜜丸梧子大，每米饮下二十丸。（《圣惠方》）

血淋疼痛：桑黄、槲白皮各二钱，水煎服，日一次。（《圣惠方》）

崩中漏下：桑耳炒黑为末，酒服方寸匕，日三服取效。（《千金方》）

赤白带下：桑耳切碎，酒煎服。（《苏颂图经》）

遗尿且涩：桑耳为末，每酒下方寸匕，日三服。（《圣济总录》）

咽喉痹痛：五月五日，收桑上木耳，白如鱼鳞者，临时捣碎，绵包弹子大，蜜汤浸，含之立效。（《便民方》）

面上黑斑：桑耳焙研，每食后热汤服一钱，一月愈。（《摘玄方》）

槐耳

【释名】槐檽（《唐本》），槐菌（《唐本》），槐鸡（《蜀本》），赤鸡（《纲目》），槐蛾。

【气味】苦、辛，平，无毒。

【主治】五痔脱肛，下血心痛，妇人阴中疮痛（苏恭）。治风破血，益力（甄权）。

【附方】

肠痔下血：槐树上木耳，为末。饮服方寸匕，日三服。（《肘后方》）

崩中下血（不问年月远近）：用槐耳烧存性，为末。每服方寸匕，温酒下。（《产宝方》）

产后血疼（欲死者）：槐鸡半两为末，酒浓煎饮服，立愈。（《妇人良方》）

脏毒下血：槐耳烧二两，干漆烧一两，为末。每服一钱，温酒下。（《圣

济总录》）

榆耳（八月采之）

【主治】令人不饥（时珍）。

【附方】

服食方：淮南万毕术云，八月榆檽，以美酒渍曝，同青粱米、紫苋蒸熟为末。每服三指撮，酒下，令人辟谷不饥。

柳耳

【主治】补胃理气（时珍）。

【附方】

反胃吐痰：柳树蕈五七个，煎汤服即愈。（《活人心统》）

柘耳

【释名】柘黄。

【主治】肺痈咳唾脓血腥臭，不问脓成未成。用一两研末，同百齿霜二钱，糊丸梧子大。米饮下三十丸，效甚捷（时珍）。

杨栌耳

【气味】平，无毒。

【主治】老血结块，破血止血，煮服之（藏器）。

极菌（宋·《图经》）

【集解】颂曰：杉菌产自宜州。长在积年杉木上，状若菌。采无时。

【气味】甘、辛，微温，无毒。

【主治】心脾气疼，及暴心痛（苏颂）。

皂荚蕈《纲目》

【集解】时珍曰：生皂荚树上木耳也。不可食。采得焙干备用。

【气味】辛，有毒。

【主治】积垢作痛，泡汤饮之，微泄效。未已再服。又治肿毒初起，磨醋涂之，良（时珍）。

【附方】

肠风下血：皂角树上蕈，瓦焙为末，每服一钱，温酒下。（《许学士本事方》）

◆实用指南

【单方验方】

寒温腰痛：木耳 30 克，木瓜、苍术各 7 克，川牛

膝 10 克。水煎服。

手脚麻木：木耳 120 克，当归、川牛膝各 30 克，桂枝、没药、川芎各 15 克，木瓜、杜仲各 24 克。以上共研细末，每服 6 克，半酒水送服。

出血性痢疾：木耳 11 克，红砂糖 60 克。将木耳切成适当大小，与红砂糖一起搅拌后，放入 1 杯半的水煮熟，即可食用。

血小板减少久症：黑木耳 15 克，柿饼 4 只。水煎，当茶饮。

阴虚发热：银耳 10 克，冰糖少许。水煎服，每周 2 次。

【食疗药膳】

⊙木耳粥

原料：黑木耳 30 克，粳米 100 克，大枣 3 ~ 5 枚。

制法：先将木耳浸泡半天，用粳米、大枣煮粥，待煮沸后，加入木耳、冰糖适量，同煮为粥。

用法：早餐食用。

功能：润肺生津，滋阴养胃，益气止血，补脑强心。

适用：中老年人体质衰弱、虚劳咳嗽、痰中带血以及慢性便血、痔疮出血等。

⊙木耳猪肺汤

原料：黑木耳 30 克，花生仁连衣 100 克，猪肺 1 只，盐、黄酒各适量。

制法：将洗好切好的猪肺、花生倒入大砂锅内，加冷水浸没。用旺火烧开后，除去浮在汤上的一层泡沫，加黄酒 2 匙。改用小火慢炖 1 小时后，倒入黑木耳，加盐 1 匙，继续慢炖 1 小时，离火。

用法：每日 2 次，每次 500 毫升。

功效：补气养阴。

适用：气阴两虚型肺结核。

⊙醋浸木耳

原料：黑木耳 30 克，醋 50 克。

制法：将黑木耳用醋浸 2 小时，煮熟即成。

用法：1 剂分 2 次吃完。

功效：补气益血，润燥止痛。

适用：产后痉症。

香蕈（《日用》）

【释名】时珍曰：蕈从覃。覃，延也。蕈味隽永，有覃延之意。

【气味】甘，平，无毒。

【主治】益气不饥，治风破血（吴瑞）。松蕈：治溲浊不禁，食之有效（《菌谱》）。

◆ 实用指南

【单方验方】

偏头痛：干香菇5克。煮酒饮服，每日1次。

便秘：香菇、豌豆、金针、豆腐、番茄各适量。用花生油炒熟食用。

风湿病：香菇、萝卜、黑芝麻、香菜、金针各适量。用花生油炒熟食用。

新生儿鼻塞气阻流涕：香菇1枚，葱白1根，母乳30～50克。香菇泡发切碎，葱白劈成条，放入母乳内，隔水炖10分钟，去渣服。

肺结核：香菇、百合各30克，山药、知母各20克。水煎，早晚各1次。

晚期水肿，分量随症加减：香菇16克，鹿衔草、金樱子根各30克。水煎，每日2次。

肾阳不足，膀胱虚寒所致尿频：香菇20克，益智仁20个（和皮锉碎）。水煎服。

贫血，血小板减少性紫癜：香菇、仙鹤草各30克，红枣10枚。水煎服，每日1剂。

胃阴虚所致胃脘痛、食欲不振：香菇、西洋参、灵芝、石斛、银耳、淮山药各30克。上药焙干研末，每日2次，每次2～3克，温开水下。

胃脘痛：香菇15克，山茱萸9克。水煎，每日2次。

胃脘因寒作痛：香菇、白豆蔻、上肉桂各30克。研极细末，每日2次，每次3克，开水冲服。

【食疗药膳】

⊙芹菜炒香菇

原料：芹菜400克，水发香菇50克，油、盐、醋、味精各适量。

制法：芹菜去根、叶，洗净，剖开切成段；香菇洗净切片；先净芹菜在烧热的油锅内炒2～3分钟，再投入香菇片迅速炒匀，加适量盐、醋、味精，炒熟即可。

用法：佐餐食用。

功效：平肝清热，益气和血，降脂降压。

适用：高脂血症、高血压患者。

⊙香菇豆腐粥

原料：水发香菇50克，豆腐120克，大米100克，姜丝、蒜片、盐、味精、麻油各适量。

制法：香菇去蒂，切碎；豆腐切小块，大米入锅煮粥至五成熟，加进香菇、豆腐、姜蒜、盐同煮至粥烂熟，调入味精、麻油即成。

用法：每日早晚温热服食，以15日为1个疗程。

功效：益气补虚，降脂降压，健脾和胃。

适用：高血压、高脂血症、精尿病、肝炎等。

⊙香菇牛肉汤

原料：香菇10克，瘦牛肉30克，粉面、味精、盐、香油适量。

制法：将香菇泡好；瘦牛肉用粉面裹好。待汤沸后放入香菇，再拨进牛肉片，同时点入适量味精、盐、香油，煮沸即可。

用法：温热食用。

功效：益气养血。

适用：慢性胃炎。

⊙香菇小米粥

原料：水发香菇50克，小米100克，食用碱面3克。

制法：将香菇切成小丁，与小米一同放入锅中，加适量的清水将其煮开，然后放入碱面再煮30分钟即可。

用法：每日早、晚食用。

功效：降脂降压，健脾益胃。

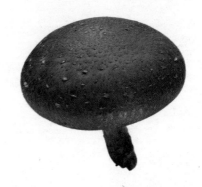

适用：脂肪肝、高血压患者食用。

⊙香菇炖豆腐

原料：水发香菇50克，豆腐250克，盐、味精各2克，酱油、料酒各5克，葱花、姜末各3克，植物油20克。

制法：将香菇洗净，豆腐切成块备用；锅内倒入植物油，油热后放葱、姜炝锅，后放豆腐、香菇及调味品、清水，加盖用小火稍炖片刻即可出锅。

用法：佐餐食用。

功效：清热解毒，补益肝肾。

适用：黄疸型肝炎患者食用。

⊙香菇牛奶汤

原料：牛乳100克，香菇2个，葱白1根，白糖少许。

制法：葱白和香菇一起洗净，切细，连同牛乳一起放入瓦盅内，隔水炖熟，去渣后放入容器中，饮用时可加少许白糖调味。

用法：温热饮用。

功效：益胃清肺，发表解毒，润肤增白。

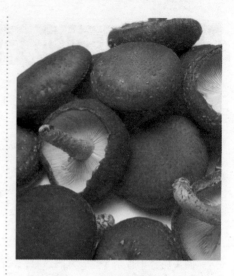

适用：女性常食能使面容洁白、皮肤细嫩。

图解食用本草

果部

食用本草第三巻

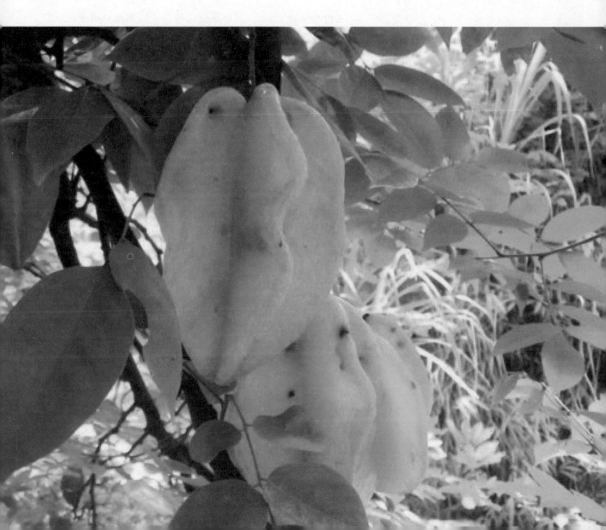

李（《别录下品》）

【释名】嘉庆子。

实

【气味】苦、酸，微温，无毒。

【主治】曝食，去痼热，调中（《别录》）。去骨节间劳热（孟诜）。肝病宜食之（思邈）。

核仁

【气味】苦，平，无毒。

【主治】僵仆踒折，瘀血骨痛（《别录》）。令人好颜色（吴普）。治女子少腹肿满。利小肠，下水气，除浮肿（甄权）。治面䵟黑子（苏颂）。

【附方】

女人面䵟：用李核仁去皮细研，以鸡子白和如稀饧涂之。至旦以浆水洗去，后涂胡粉。不过五六日效。忌见风。（《崔元亮海上方》）

蝎虿螫痛：苦李仁嚼涂之，良。（《古今录验》）

根白皮

【气味】大寒，无毒。

【主治】消渴，止心烦逆奔豚气（《别录》）。治疮（吴普）。煎水含漱，治齿痛（弘景）。煎汁饮，主赤白痢（大明）。炙黄煎汤，日再饮之，治女人卒赤白下，有验（孟诜）。治小儿暴热，解丹毒（时珍）。苦李根皮：味咸，治脚下气，主热毒烦躁。煮汁服，止消渴（甄权）。

【附方】

小儿丹毒（从两股走及阴头）：用李根烧为末，以田中流水和涂之。（《千金方》）

咽喉卒塞（无药处）：以皂角末吹鼻取嚏，仍以李树近根皮，磨水涂喉外，良验。（《菽园杂记》）

花

【气味】苦，香，无毒。

【主治】令人面泽，去粉滓䵟黵（时珍）。

【附方】

面黑粉滓：用李花、梨花、樱桃花、白葵花、白莲花、红莲花、旋覆花、秦椒各六两，桃花、木瓜花、丁香、沉香、青木香、钟乳粉各三两，珍珠、玉屑各二两，蜀水花一两，大豆末七合，为细末瓶收。每日盥靧，用洗手面，百日光洁如玉也。（《普济方》）

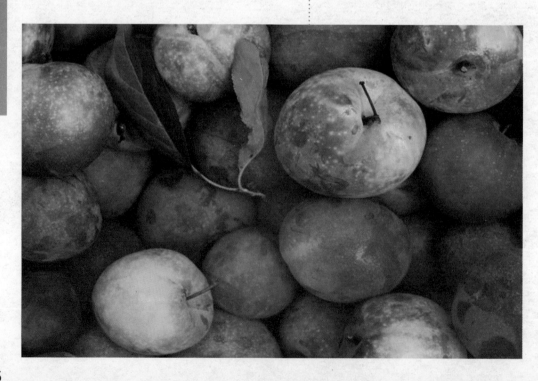

图解食用本草

叶

【气味】甘、酸，平，无毒。

【主治】小儿壮热，痁疾惊痫，煎汤浴之，良（大明）。

【附方】

恶刺疮痛：李叶、枣叶捣汁点之，效。（《千金方》）

树胶

【气味】苦，寒，无毒。

【主治】目翳，定痛消肿（时珍）。

◆实用指南

【单方验方】

肝硬化腹水：李子适量。洗净鲜吃，每次 4 ～ 6 个，每日 2 次。

胃阴虚、口渴咽干：李子适量。洗净鲜吃；或作果脯含咽。

肺经燥热、咳嗽无痰：李子适量。生食；或加蜂蜜煎膏服，每次 15 毫升，每日 2 次。

虚劳骨蒸、消渴：鲜李子（去核）适量。洗净捣烂绞汁冷服，每次 25 毫升，每日 3 次。

癌症虚劳骨蒸、消渴、腹水：李子适量。洗净鲜吃，食量每次不宜过多。

痢疾：李树皮 1 把。水煎服。

【食疗药膳】

⊙李子酒

原料：鲜李子 250 克，米酒 250 毫升。

制法：将李子洗净去核，捣烂取汁，和入米酒搅匀，入瓶密闭。

用法：每日 2 次，每次 10 ～ 20 毫升。

功效：美容驻颜。

适用：面色苍白者。

⊙李子米仁汤

配料：李子 6 个，米仁 30 克。

制法：将上 2 味加适量水煮成汤。

用法：每日内分 2 次饮完。

功效：养肝、破瘀利水。

适用：肝硬化腹水。

⊙李子蜜酒

配料：李子干 400 克，蜂蜜 100 毫升，酒 1800 毫升。

制法：把李子干、蜂蜜放入酒中，泡 3 个月，过滤备饮。

用法：每次 10 毫升，每日 2 次。

功效：润肠通便。

适用：肠燥便秘。

杏（《别录下品》）

【释名】甜梅。

实

【气味】酸，热，有小毒。

【主治】曝脯食，止渴，去冷热毒。心之果，心病宜食之（思邈）。

核仁

【气味】甘（苦），温（冷利），有小毒。两仁者杀人，可以毒狗。

【主治】咳逆上气雷鸣，喉痹，下气，产乳金疮，寒心奔豚（《本经》）。惊痫，心下烦热，风气往来，时行头痛，解肌，消心下急满痛，杀狗毒（《别录》）。解锡毒（之才）。治腹痹不通，发汗，主温病脚气，咳嗽上气喘促。入天门冬煎，润心肺。和酪作汤，润声气（甄权）。除肺热，治上焦风燥，利胸膈气逆，润大肠气秘（元素）。杀虫，治诸疮疥，消肿，去头面诸风气疱疮（时珍）。

【附方】

咳逆上气（不拘大人小儿）：以杏仁三升去皮尖，炒黄研膏，入蜜一升，杵熟，每食前含之，咽汁。（《千金方》）

喘促浮肿，小便淋沥：杏仁一两，去皮尖熬研，和米煮粥，空心吃二合妙。（《食医心镜》）

头面风肿：杏仁捣膏，鸡子黄和杵，涂帛上，厚裹之。干则又涂，不过七八次愈也。（《千金方》）

风虚头痛（欲破者）：杏仁去皮尖，晒干研末，水九升研滤汁，煎如麻腐状，取和羹粥食。七日后大汗出，诸风渐减。此法神妙，可深秘之。慎风、冷、猪、鸡、鱼、蒜、醋。（《千金方》）

偏风不遂，失音不语：生吞杏仁七枚，不去皮尖，逐日加至七七枚，周而

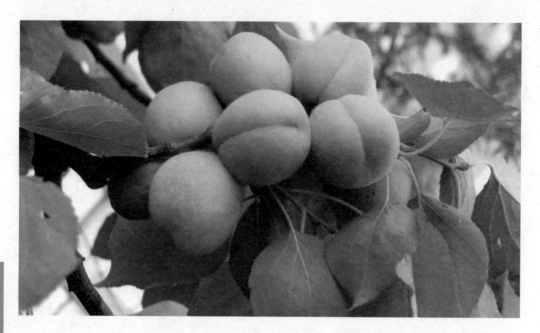

复始。食后仍饮竹沥，以瘥为度。（《外台秘要》）

破伤风肿：杏仁杵膏厚涂上，然烛遥炙之。（《千金方》）

金疮中风，角弓反张：用杏仁杵碎，蒸令气溜，绞脂服一小升，兼摩疮上良。（《必效方》）

心腹结气：杏仁、桂枝、橘皮、诃黎勒皮各等份，为丸，每服三十丸，白汤下。无忌。（《孟诜食疗》）

五痔下血：杏仁去皮尖及双仁者，水三升，研滤汁，煎减半，同米煮粥食之。（《食医心镜》）

阴疮烂痛：杏仁烧黑研成膏，时时敷之。（《钤方》）

身面疣目：杏仁烧黑研膏，擦破，日日涂之。（《千金方》）

耳出脓汁：杏仁炒黑，捣膏绵裹纳入，日三四易之妙。（《梅师方》）

鼻中生疮：杏仁研末，乳汁和敷。（《千金方》）

疳疮蚀鼻：杏仁烧，压取油敷之。（《千金方》）

风虫牙痛：杏仁针刺于灯上烧烟，乘热搭病牙上。又复烧搭七次。绝不疼，病牙逐时断落也。（《普济方》）

小儿脐烂、成风：杏仁去皮研敷。（《子母秘录》）

小儿咽肿：杏仁炒黑，研烂含咽。（《普济方》）

狗咬伤疮：烂嚼杏仁涂之。（《寇氏》）

解狼毒毒：杏仁捣乱，水和服之。（《千金方》）

一切食停、气满膨胀：用红杏仁三百粒，巴豆二十粒同炒，色变去豆不用，研杏为末，橘皮汤调下。（《杨氏家藏方》）

白癜风斑：杏仁连皮尖，每早嚼二七粒，揩令赤色。夜卧再用。（《圣济总录》）

诸疮肿痛：杏仁去皮，研滤取膏，入轻粉、麻油

调搽神效。不拘大人、小儿。（鲍氏）

小儿头疮：杏仁烧研敷之。（《事林广记》）

花

【气味】苦，温，无毒。

【主治】补不足，女子伤中，寒热痹厥逆（《别录》）。

【附方】

妇人无子：二月丁亥日，取杏花、桃花阴干为末。戊子日和井华水服方寸匕，日三服。（《卫生易简方》）

粉滓面黚：杏花、桃花各一升，东流水浸七日。洗面三七遍，极妙。（《圣济总录》）

叶

【主治】人卒肿满，身面洪大，煮浓汁热渍，亦少少服之（《肘后方》）。

枝

【主治】堕伤，取一握，水一升煮减半，入酒三合和匀，分服，大效（苏颂）。

【附方】

坠扑瘀血（在内，烦闷者）：用东引杏树枝三两，细剉微熬，好酒一升煎十余沸，分二服。（《塞上方》）

根

【主治】食杏仁多，致迷乱将死，切碎煎汤服，即解（时珍）。

◆实用指南

【单方验方】

老年慢性气管炎：杏仁、冰糖各适量。研碎混合，早、晚各服9克，连服10日。

风热感冒：杏仁、连翘各10克，竹叶12克，薄荷3克（后下）。水煎服，每日1剂。

肺结核：杏仁120克，百部100克，白及60克，研末3克。每日3次，温水冲服。

哮喘：杏仁5克，麻黄30克，豆腐120克。共煮，去药渣，每日早、晚2次分服。

胃痛：杏仁5个，白胡椒、红枣各7个。捣烂，蜜为丸，温水送服。

便秘：杏仁、麻仁、瓜蒌各等份，白蜜适量。研细末，蜜为丸如枣大，每日2～3丸。

肺心病：杏仁10克，百合50克。杏仁先煎取汁再与百合、粳米60克，煮粥食用。

肺气肿：杏仁、五味子、玉竹、麦冬、贝母各9克，沙参12克。水煎服，每日2次。

风寒咳嗽：杏仁6～10克，生姜3片，白萝卜100克。加水400毫升，小火煎至100毫升，每日1剂，分早晚服。

【食疗药膳】

⊙鲫鱼红糖甜杏汤

原料：鲫鱼1条（约500克），甜杏仁12克，红糖适量。

制法：先将鲫鱼去掉鳞、腮，剖除内脏洗干净，切成块。将鲫鱼与杏仁、红糖一并熬汤，鱼熟后即可。

用法：饮汤食鱼（可稍拌酱油）。

功效：益气健脾，滋阴理肺。

适用：慢性支气管炎（证属气阴亏虚型，症见形体消瘦、倦怠乏力、咳嗽痰多、气短声低喘促、咳剧或痰中夹有少量血丝者）。

⊙山药杏仁糊

原料：山药、杏仁（去皮尖）各500克，粟米250克，酥油适量。

制法：先将粟米炒熟，研成面；再将杏仁炒熟，研细末，与粟米面混合拌匀备用；另将出药煮熟，去皮捣作泥状备用。

用法：每日晨起用滚开水冲调杏仁粟米面6～10克成稀糊，加入山药泥适量及少许酥油调匀，亦可加糖少许调味，于空腹时食用。

功效：平补肺肾，益气健脾，养阴润燥，止咳平喘，固表敛汗。

适用：肺肾两虚之久咳虚喘，或自汗易感冒。

梅（《本经中品》）

实

【气味】酸，平，无毒。

乌梅

【气味】酸，温、平、涩，无毒。

【主治】下气，除热烦满，安心，止肢体痛，偏枯不仁，死肌，去青黑痣，蚀恶肉（《本经》）。去痹，利筋脉，止下痢，好唾口干（《别录》）。水渍汁饮，治伤寒烦热（弘景）。止渴调中，去痰治疟瘴，止呕逆霍乱，除冷热痢（藏器）。治虚劳骨蒸，消酒毒，令人得睡。和建茶、干姜为丸服，止休息痢，大验（大明）。敛肺涩肠，止久嗽泻痢，反胃噎膈，蛔厥吐利，消肿涌痰，杀虫，解鱼毒、马汗毒、硫黄毒（时珍）。

白梅

【释名】盐梅，霜梅。

【气味】酸，咸，平，无毒。

【主治】和药点痣，蚀恶肉（弘景）。刺在肉中者，嚼敷之即出（孟诜）。治刀箭伤，止血，研烂敷之（大明）。乳痈肿毒，杵烂贴之，佳（汪颖）。除痰（苏颂）。治中风惊痫，喉痹痰厥僵仆，牙关紧闭者，取梅肉擦牙龈，涎出即开。又治泻痢烦渴，霍乱吐下，下血血崩，功同乌梅（时珍）。

【附方】

消渴烦闷：乌梅肉二两，微炒为末，

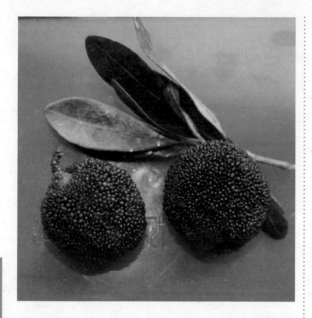

每服二钱，水二盏，煎一盏，去滓，入豉二百粒，煎至半盏，温服。（《简要济众方》）

久痢不止，肠垢已出：用乌梅肉二十个，水一盏，煎六分，食前分二服（《肘后方》）；用乌梅肉、白梅肉各七个捣烂，入乳香末少许，杵丸梧桐子大。每服二三十丸，茶汤下，日三（《袖珍》）。

大便下血及酒痢、久痢不止：用乌梅三两，烧存性为末，醋煮米糊和，丸梧子大，每空心米饮服二十丸，日三。（《济生方》）

小便尿血：乌梅烧存性研末，醋糊丸梧子大，每服四十丸，酒下。

血崩不止：乌梅肉七枚，烧存性研末，米饮服之，日二。

大便不通（气奔欲死者）：乌梅十颗，汤浸去核，丸枣大，纳入下部，少时即通。（《食方本草》）

霍乱吐利：盐梅煎汤，细细饮之。（《如宜方》）

折伤金疮：干梅烧存性敷之，一宿瘥。（《千金方》）

小儿头疮：乌梅烧末，生油调涂。（《圣济总录》）

香口去臭：曝干梅脯，常时含之。

核仁

【气味】酸，平，无毒。

【主治】明目，益气，不饥（吴普）。除烦热（孟诜）治代指忽然肿痛，捣烂，和醋浸之（时珍（《肘后方》）。

花

【气味】微酸，涩，无毒。

叶

【气味】酸，平，无毒。

【主治】休息痢及霍乱，煮浓汁饮之（大明）。藏器曰：嵩阳子言，清水揉梅叶，洗蕉葛衣，经夏不脆。有验。时珍曰：夏衣生霉点，梅叶煎汤洗之即去，甚妙。

【附方】

中水毒病（初起头痛恶寒，心烦拘急，旦醒暮剧）：梅叶捣汁三升饮之良。（《肘后方》）

下部虫蜃：梅叶、桃叶一斛，杵烂蒸极热，内小器中，隔布坐蒸之，虫尽死也。（《外台秘要》）

月水不止：梅叶焙，棕榈皮灰各等份为末，每服二钱，酒调下。（《圣济总录》）

根

【主治】风痹。（《别录》）："出土者杀人。"初生小儿，取根同桃、李根煮汤浴之，无疮热之患（《崔氏纂要》）。煎汤饮，治霍乱，止休息痢（大明）。

◆实用指南

【单方验方】

阴虚盗汗：乌梅15枚，浮小麦15克，大枣5枚。水煎服。

鸡眼：乌梅肉2个。捣烂，入醋少许，加盐水调匀，贴鸡眼跟处即消。

蛔虫病：乌梅若干。去核捣烂，每服6～9克，每日2次。

急、慢性腹泻：乌梅适量。去核捣烂绞汁，用火小火熬成膏状，每日10毫升，早、晚饭前各服1次，连服3～7日。

晕车、眩船：乌梅适量。放于肚脐上或含在口中。

饮食积滞：乌梅2枚，萝卜250克（切片）。加水1500毫升煮至700毫升，加少许盐调味，去渣饮用。

牛皮癣：乌梅2500克。水煎，去核浓缩成膏500克，每服半汤匙（约15克），每日3次。

暑热烦渴：乌梅、太子参各15克。白糖适量，煎水饮用。

便血：熟猪血500克，乌梅10个。将猪血切块，入乌梅同煎汤服。

感冒：乌梅5个，红糖50克。水煎分2次服。

菌痢：乌梅6个，鸡蛋1只。煎汤服。

疖肿：乌梅9克。烘干，与冰片3克共研末，外涂患处。

功能性子宫出血：乌梅7个。去核取肉烧存性，研细末，米汤送服，每日2次。

鸡眼：乌梅30克，盐9克。以水溶化，将乌梅浸入盐水中，一昼夜后取出去核，加醋捣烂，外涂患处。

【食疗药膳】

⊙大枣乌梅冰糖汤

原料：乌梅、大枣各20克，冰糖适量。

制法：将大枣、乌梅洗干净，入砂锅加水适量，小火煎取浓汁，兑入冰糖溶化即成。

用法：每日2次，温热服食。

功效：滋阴益气敛汗。

适用：阴津亏虚所致的烦热口渴、气短神疲、盗汗不止等。

⊙乌梅粥

原料：乌梅15～20克，粳米100克，冰糖适量。

制法：将乌梅煎取浓汁去渣，入粳米煮粥，粥熟后加冰糖适量，稍煮即可。

用法：每日2次，温热食用。

功效：生津止渴，敛肺止咳，涩肠止泻。

适用：久泻、久痢等。急性泻痢和感冒咳嗽者禁用。

桃（《本经下品》）

【释名】时珍曰：桃性早花，易植而子繁，故字从木、兆。十亿曰兆，言其多也。或云从兆谐声也。

实

【气味】辛、酸、甘，热，微毒。多食令人有热。

【主治】作脯食，益颜色（大明）。肺之果，肺病宜食之（思邈）。冬桃食之解劳热（时珍：出《尔雅注》）。

核仁

【气味】苦、甘，平，无毒。

【主治】瘀血血闭，癥瘕邪气，杀小虫（《本经》）。止咳逆上气，消心下坚硬，除卒暴击血，通月水，止心腹痛（《别录》）。治血结、血秘、血燥，通润大便，破畜血（《元素》）。杀三虫。又每夜嚼一枚和蜜，涂手、面良（孟诜）。主血滞风痹骨蒸，肝疟寒热，鬼注疼痛，产后血病（时珍）。

【附方】

延年去风，令人光润：用桃仁五合去皮，用粳米饭浆同研，绞汁令尽，温温洗面极妙。（《千金翼》）

偏风不遂及癖疾：用桃仁二千七百枚，去皮、尖、双仁，以好酒一斗三升，浸二十一日，取出晒干杵细，作丸如梧子大，每服二十丸，以原酒吞之。（《外台秘要》）

风劳毒肿、挛痛，或牵引小腹及腰痛：桃仁一升去皮尖，熬令黑烟出，热研如脂膏，以酒三升搅和服，暖卧取汗。不过三度瘥。（《食医心镜》）

上气咳嗽，胸满气喘：桃仁三两去皮尖，以水一大升研汁，和粳米二合煮粥食之。（《食医心镜》）

卒然心痛：桃仁七枚去皮尖研烂，水一合服之。（《肘后方》）

人好魇寐：桃仁熬去皮尖三七枚，以小便服之。（《千金方》）

崩中漏下不止者：桃核烧存性研细，酒服方寸匕，日三。（《千金方》）

妇人难产，数日不出：桃仁一个劈开，一片书可字，一片书出字，吞之即生。（《删繁方》）

产后身热如火（皮如粟粒者）：桃仁研泥，同腊猪油敷之，日日易之。（《千金方》）

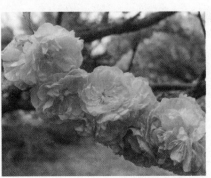

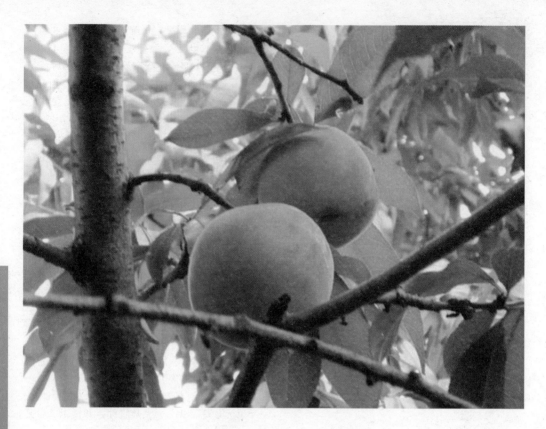

妇人阴痒：桃仁杵烂，绵裹塞之。（《肘后方》）

小儿烂疮，初起肿浆似火疮：桃仁炒研烂敷之。（《子母秘录》）

桃毛（毛桃实上毛也，刮取用之）

【气味】辛，平，微毒。

【主治】破血闭，下血瘕，寒热积聚，无子，带下诸疾（《别录》）。疗崩中，破癖气（大明）。

桃枭

【释名】桃奴（《别录》），桃景（《别录》），神桃。

【气味】苦，微温，有小毒。

【主治】杀百鬼精物（《本经》）。杀精魅五毒不祥，疗中恶腹痛（《别录》）。颂曰：胡洽治中恶毒气蛊疰有桃枭汤。治肺气腰痛，破血，疗心痛，酒磨暖服之（大明）。主吐血诸药不效，烧存性，研末，米汤调服，有验（汪颖）。治小儿虚汗，妇人妊娠下血，破伏梁结气，止邪疟。烧烟熏痔疮。烧黑油调，敷小儿头上肥疮软疖（时珍）。

【附方】

伏梁结气（在心下不散）：桃奴三两为末，空心温酒，每服二钱。（《圣惠方》）

妊娠下血不止：用桃枭烧存性研，水服取瘥。（《葛洪方》）

盗汗不止：树上干桃子一个，霜梅二个，葱根七个，灯心二茎，陈皮一钱，稻根、大麦芽各一撮，水二钟，煎服。（《经验方》）

白秃头疮：干桃一两，黑豆一合，为末，腊猪油调搽。（《圣惠方》）

小儿头疮：树上干桃烧研，入腻粉，麻油调搽。（《圣惠方》）

花

【气味】苦，平，无毒。

【主治】杀疰恶鬼，令人好颜色（《本经》）。悦泽人面，除水气，破石淋，利大小便，下三虫（《别录》）。消肿满，下恶气（苏恭）。治心腹痛及秃疮（孟诜）。利宿水痰饮积滞，治风狂。研末，敷头下肥疮，手足病疮（时珍）。

【附方】

大便艰难：桃花为末，水服方寸匕，

即通。（《千金方》）

产后秘塞（大小便不通）：用桃花、葵子、滑石、槟榔各等份，为末，每空心葱白汤服二钱，即利。（《集验方》）

心腹积痛：三月三日采桃花晒干杵末，以水服二钱匕，良。（《食疗本草》）

疟疾不已：桃花为末，酒服方寸匕良。（《梅师方》）

痰饮宿水：桃花散，收桃花阴干为末，温酒服一合，取利。觉虚，食少粥。不似转下药也。（《崔行功纂要方》）

脚气肿痛：桃花一升，阴干为末，每温酒细呷之，一宿即消。（《外台秘要》）

腰脊作痛：三月三日取桃花一斗一升，井华水三斗，曲六升，米六斗，炊熟，如常酿酒。每服一升，日三服，神良。（《千金方》）

脓瘘不止：桃花为末，猪油和敷之，日二。（《千金方》）

头上秃疮：三月三日收未开桃花阴干，与桑葚赤者等份作末，以猪油和。先取灰汁洗去痂，即涂之。（《食疗本草》）

头上肥疮、黄水面疮：一百五日寒食节，收桃花为末。食后以水半盏调服方寸匕，日三，甚良。（《崔元亮海上方》）

雀卵面疮：桃花、冬瓜仁研末各等份，蜜调敷之。（《圣惠方》）

叶

【气味】苦，平，无毒。

【主治】除尸虫，出疮中小虫（《别录》）。治恶气，小儿寒热客忤（大明）。疗伤寒、时气、风痹无汗，治头风，通大小便，止霍乱腹痛（时珍）。

【附方】

小儿伤寒时气：用桃叶三两，水五升，煮十沸取汁，日五六遍淋之，后烧雄鼠粪二枚服之，妙。（《伤寒类要》）

二便不通：桃叶杵汁半升服。冬用榆皮。（《孙真人方》）

霍乱腹痛：桃叶三升切，水五升，煮一升，分二服。（《外台秘要》）

肠痔出血：桃叶一斛，杵碎，蒸之，纳小口器中坐，有虫自出。（《肘后方》）

鼻内生疮：桃叶嫩心杵烂塞之。无叶用枝亦可。（《简便方》）

身面癣疮：日午捣桃叶，取汁搽之。（《千金方》）

茎及白皮

【气味】苦，平，无毒。

【主治】除邪鬼中恶腹痛，去胃中热（《别录》）。治痓忤心腹痛，解蛊毒，辟疫疠，疗黄疸身目如金，杀诸疮虫（时珍）。

【附方】

天行疫疠：常以东向桃枝煎熬汤浴

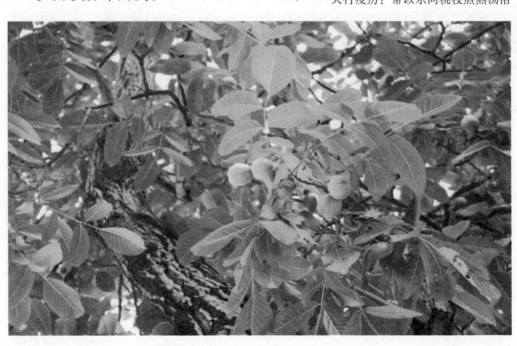

之，佳。（《类要》）

喉痹塞痛：桃皮煮汁三升服。（《千金翼》）

卒得心痛：东向桃枝一把，切，以酒一升，煎半升，顿服大效。（《肘后方》）

小儿湿癣：桃树青皮为末，和醋频敷之。（《子母秘录》）

狂狗咬伤：桃白皮一握，水三升，煎一升服。（《梅师方》）

水肿尿短：桃皮三斤去内外皮，秫米一斗，女曲一升，以水二斗煮桃皮，取汁一斗，以一半渍曲，一半渍秫饭，如常酿成酒。每服一合，日三次，以体中有热为候。小便多是病去。忌生冷、一切毒物。（《圣济总录》）

牙痛颊肿：桃白皮、柳白皮、槐白皮各等份，煎酒热漱。冷则吐之。（《圣惠方》）

小儿白秃：桃皮五两煎汁，入白面沐之，并服。（《圣惠方》）

桃胶

【气味】苦，平，无毒。

【主治】炼服，保中不饥，忍风寒（《别录》）。下石淋，破血，治中恶疰忤（苏恭）。主恶鬼邪气（孟诜）。和血益气，治下痢，止痛（时珍）。

【附方】

虚热作渴：桃胶如弹丸大，含之佳。（《外台秘要》）

石淋作痛：桃胶如枣大，夏以冷水三合，冬以汤三合，和服，日三服。当下石，石尽即止。（《古今录验》）

血淋作痛：桃胶（炒）、木通、石膏各一钱，水一盏，煎七分，食后服。（《杨氏家藏方》）

产后下痢、赤白、里急后重，疼痛：用桃胶（焙干）、沉香、蒲黄（炒）各等份，为末。每服二钱，食前米饮下。（《妇人良方》）

◆实用指南

【单方验方】

黄疸不退：桃根100克。将桃根切细汤，即可。

淬心痛：桃枝1把，黄酒适量。将桃枝切细片，用黄酒煮沸，然后去渣，即成。

淋巴腺炎：桃树叶适量。捣烂，加黄酒少许炖热，敷于患处。

间日疟：鲜桃叶3～5片，生大蒜半瓣。同捣烂，以纱包裹塞于鼻内，或左或右，于疟疾发作前

2～3小时塞入。

对口疮、搭背、痈：桃树嫩叶适量。捣烂，敷于患处。

【食疗药膳】

⊙桃皮酒

原料：桃皮1500克（削去黑，取黄皮），女曲、秫米各500克。

制法：以水7500毫升，煮桃皮得2500毫升，以1250毫升汁渍女曲，以1250毫升煮秫米成饭，酿如酒法，熟后滤去滓。

用法：每次10毫升，每日3次，耐酒者增之，以体中有热为候，小便多者即是病去。忌生、冷、酒、面、一切毒物。

功效：宣肺清热，利水。

适用：水肿。

栗（《别录上品》）

【释名】时珍曰："栗，说文作㮚，从卤，象花实下垂之状也。"板栗。

实

【气味】咸，温，无毒。

【主治】益气，厚肠胃，补肾气，令人耐饥（《别录》）。生食，治腰脚不遂（思邈）。疗筋骨断碎，肿痛瘀血，生嚼涂之，有效（苏恭）。

栗楔（时珍曰：一球三颗，其中扁者栗楔也）

【主治】筋骨风痛（士良）。活血尤效。颂曰："今衡山合活血丹用之。每日生食七枚，破冷痃癖。"又生嚼，罯恶刺，出箭头，敷瘰疬肿毒痛（大明）。

【附方】

小儿疳疮、苇刺入肉、马汗入肉，成疮者：生嚼栗子敷之。（《外台秘要》）

小儿口疮：大栗煮熟，日日与食之，甚效。（《普济方》）

图解食用本草

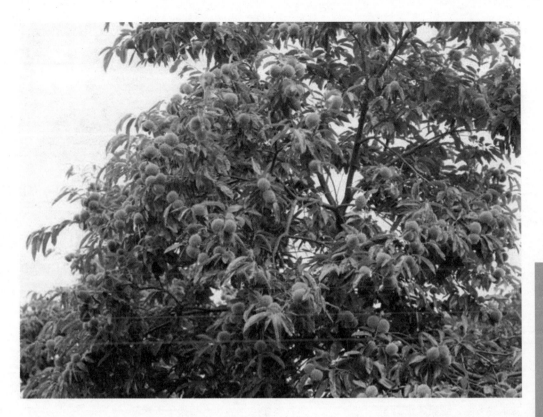

衄血不止：宣州大栗七枚刺破，连皮烧存性，出火毒，入麝香少许研匀，每服二钱，温水下。（《圣济总录》）

金刃斧伤：用独壳大栗研敷，或仓卒嚼敷亦可。（《集简方》）

栗莍（恭曰：栗内薄皮也）

【气味】甘，平，涩，无毒。

【主治】捣散，和蜜涂面，令光急去皱文（苏恭）。

【附方】

骨哽在咽：栗子内薄皮烧存性，研末，吹入咽中即下。（《圣济总录》）用栗子肉上皮半两为末，鲇鱼肝一个，乳香二钱半，同捣，丸梧子大。看哽远近，以线系绵裹一丸，水润吞之，提线钓出也。

栗壳（栗之黑壳也）

【气味】同莍。

【主治】反胃消渴，煮汁饮之（孟诜）。煮汁饮，止泻血（大明）。

【附方】

鼻衄不止，累医不效：栗壳烧存性，研末，粥饮服二钱。（《圣惠方》）

毛球（栗外刺包也）

【主治】煮汁，洗火丹毒肿（苏恭）。

花

【主治】瘰疬（吴瑞）。

树皮

【主治】煮汁，洗沙虱、溪毒（苏恭）。疗疮毒（苏颂）。治丹毒五色无常。剥皮有刺者，煎水洗之。（孟诜出（《肘后方》））

◆实用指南

【单方验方】

脾胃气虚型肺结核：山药、板栗各50克，猪瘦肉100克。炖汤服食，每日2次，连服15～20日。

身体虚弱、气血两虚：板栗肉100克，香菇60克。加调料炒食。

肾虚、腰腿酸软：生栗子7个。每

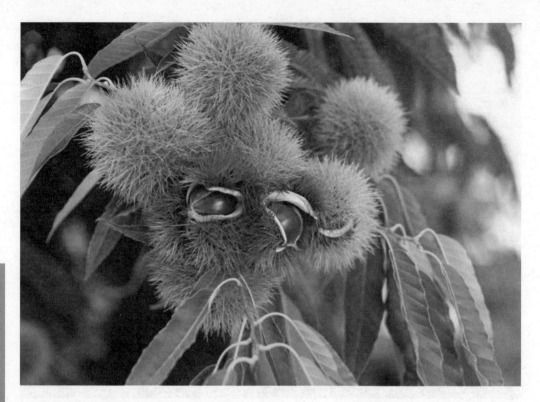

日早晚分吃，细嚼成浆咽下。

病后体弱、四肢无力、食欲不振：板栗(干品)30克。加水煮熟，放红糖适量，每晚睡前食1次。

老年人气虚喘咳：板栗10个，红枣10枚。猪瘦肉适量加水煮熟，加调料服食。

气管炎：板栗250克，猪瘦肉适量。调味炖食。

肾虚、脾胃不足：栗子、大米各适量。共煮粥，加白糖调味食用，每日1次。

肾炎小便频数、腰脚无力：板栗50克。每日早、晚用火煨熟食用。

小儿腹泻：栗子适量。磨粉煮成糊，加白糖适量喂食。又方，栗子肉15克，柿饼半个，同煮烂，磨成糊状食用。

筋骨肿痛：板栗适量。捣烂敷患处。

【食疗药膳】

⊙风栗健脾羹

原料：栗子肉250克，瘦肉200克，淮山药25克。

制法：栗子肉用沸水浸泡后去皮，再与洗净的瘦肉、山药同置砂锅内，加水，煮沸后用小火焖至熟烂。

用法：饮汤食肉。

功能：补益脾肾。

适用：久病或衰老、气虚体弱、少气懒言、疲倦乏力、食欲不振等。

⊙栗子玉米糕

原料：栗子粉、玉米粉各30克，芝麻仁、大麻仁、红糖各适量。

制法：将芝麻仁淘净，沥去水分，炒香；大麻仁研为末，两味放入盆内拌匀，再加入栗子粉、玉米粉、红糖，用水和匀，做成糕坯，上笼大火熏15～20分钟。

用法：每日1次，早晨食用。

功效：补肾润肠。

适用：气虚便秘。

⊙板栗猪肾粥

原料：生板栗(用布袋装，悬挂风干)1000克，猪肾1具，粳米100克。

制法：先将猪肾去脂膜，削开洗净，切碎块，与粳米同置砂锅中，煮至熟烂，调味后即得。

用法：每日早晨起时，先取风干板栗10枚，嚼细食用，继而将猪肾粥食完。

功效：补肾健脾，益气养阴，壮腰固精。

适用：肾气亏虚之腰膝酸软、腿脚无力等；也可用于中老年人的日常保健。

枣（《本经上品》）

【释名】时珍曰："按陆佃埤雅云，大曰枣，小曰棘。"

生枣

【气味】甘、辛，热，无毒。多食令人寒热。凡羸瘦者不可食。

大枣

【释名】干枣（《别录》），美枣（《别录》），良枣。

【气味】甘，平，无毒。

【主治】心腹邪气，安中，养脾气，平胃气，通九窍，助十二经，补少气、少津液、身中不足，大惊四肢重，和百药。久服轻身延年（《本经》）。宗奭曰：煮取肉，和脾胃药甚佳。补中益气，坚志强力，除烦闷，疗心下悬，除肠澼。久服不饥神仙（《别录》）。润心肺，止嗽，补五脏，治虚损，除肠胃癖气。和光粉烧，治疳痢（大明）。小儿患秋痢，与蛀枣食之良（孟诜）。杀乌头、附子、天雄毒（之才）。和阴阳，调荣卫，生津液（李珣）。

【附方】

调和胃气：以干枣去核，缓火逼燥为末，量多少入少生姜末，白汤点服，调和胃气甚良。（《衍义》）

小肠气痛：大枣一枚去核，用斑蝥一枚去头、翅，入枣内，纸包煨熟，去蝥食枣，以桂心、毕澄茄汤下。（《直指方》）

妊娠腹痛：大红枣十四枚，烧焦为末，以小便服之。（《梅师方》）

烦闷不眠：大枣十四枚，葱白七茎，水三升，煮一升，顿服。（《千金方》）

上气咳嗽（伤中筋脉急，上气咳嗽者）：用枣二十枚去核，以酥四两微火煎，入枣肉中泣尽酥，取收之，常含一枚，微微咽之取瘥。（《圣惠方》）

耳聋鼻塞，不闻音声、香臭者：取大枣十五枚去皮核，蓖麻子三百枚去皮，和捣，绵裹塞耳、鼻，日一度。三十余日，闻声及香臭也。先治耳，后治鼻，不可并塞。（《孟诜食疗》）

久服香身：用大枣肉和桂心、白瓜仁、松树皮为丸，久服之。（《食疗本草》）

诸疮久坏不愈者：枣膏三升，煎水频洗，取愈。（《千金方》）

痔疮疼痛：大肥枣一枚剥去皮，取水银掌中，以唾研令极熟，敷枣瓤上，纳入下部良。（《外台秘要》）

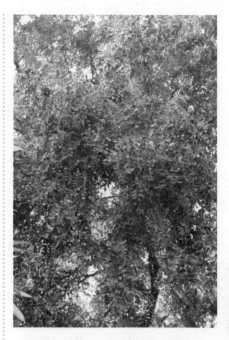

下部虫痒：蒸大枣取膏，以水银和捻，长三寸，以绵裹，夜纳下部中，明日虫皆出也。（《肘后方》）

三岁陈枣核中仁

【气味】燔之，苦，平，无毒。

【主治】腹痛邪气（《别录》）。恶气卒疰忤（孟诜）。核烧研，掺胫疮良（时珍）。

叶

【气味】甘，温，微毒。

【主治】覆麻黄，能令出汗（《本经》）。和葛粉，揩热痱疮，良（《别录》）。治小儿壮热，煎汤浴之（大明）。

【附方】

小儿伤寒（五日以后热不退）：用枣叶半握，麻黄半两，葱白、豆豉各一合，童子小便二钟，煎一钟，分二服，取汗。（《圣济总录》）

反胃呕哕：干枣叶一两，藿香半两，丁香二钱半，每服二钱，姜二片，水一盏前服。（《圣惠方》）

木心

【气味】甘，涩，温，有小毒。

【主治】中蛊腹痛，面目青黄，淋

露骨立。刬取一斛，水淹三寸，煮至二斗澄清，煎五升。旦服五合，取吐即愈。又煎红水服之，能通经脉（时珍出（《小品方》）。

根

【主治】小儿赤丹从脚跌起，煎汤频浴之（时珍出（《千金》）。

【附方】

令发易长：取东行枣根三尺，横安甑上蒸之，两头汗出，收取敷发，即易长。（《圣惠方》）

皮

【主治】同老桑树皮，并取北向者，等份，烧研。每用一合，井水煎，澄取清，洗目。一月三洗，昏者复明。忌荤、酒、房事（时珍）。

◆实用指南

【单方验方】

无痛尿血：红枣 60 ~ 120 克。水煎代茶饮。

小儿过敏性紫癜：每日煮大枣 500 克。分 5 次食完。

失眠：炒枣仁、麦冬各 10 克，远志 5 克。水煎，睡前服。

自汗、盗汗：红枣、乌梅各 10 个，或加桑叶 10 克，浮小麦 15 克。水煎服。

慢性疾病或大病后身体虚弱：大枣、花生各 30 克，羊肉 100 克，调料少许。水煎服。

神经衰弱，心悸健忘，疲倦无力，精神萎靡：大枣 20 枚，龙眼肉 10 克，莲子 50 克，白糖少许。水煎服。

肝炎及肺结核病后恢复期，身体虚弱，疲乏无力：大枣肉 500 克。洗净去核，用水煮烂成膏状，用容器贮存，早、中、晚各服用 1 汤匙。

腹泻：大枣 10 枚，薏苡仁 20 克，干姜 3 片，山药、糯米各 30 克，红糖 15 克。共煮粥服食。

贫血：大枣、绿豆各 50 克。同煮，加红糖适量服用，每日 1 次。

中老年人低血压症：大枣 20 枚，太子参、莲子各 10 克，山药 30 克，薏苡仁 20 克，大米 50 克。煮粥食用。

黄疸、肝炎、胆囊炎、胆结石：红枣 60 克（去核），鸡骨草 200 克。加水 8 碗煎至 2 碗，温服。

【食疗药膳】

⊙大枣粥

原料：大枣 10 ~ 15 个，粳米 100 克。

制法：将上两种原料加适量水，一起煮粥。

用法：早餐食用。

功能：补气血，健脾胃。

适用：胃虚食少、脾虚便溏、气血不足以及血小板减少、贫血、慢性肝炎、营养不良等。

⊙大枣汤

原料：大枣 15 个。

制法：大枣洗净，浸泡 1 小时，用小火炖烂。

用法：每服 1 剂，每日 3 次，7 日为 1 个疗程。

功能：健脾益气，止血。

适用：脾虚气弱、食欲不振等。

⊙红枣炖兔肉

原料：红枣 20 枚，兔肉 200 克。

制法：选色红、肉质厚实的大红枣，洗净备用。将兔肉洗净，切块，与红枣一起放砂锅内，隔水炖熟，即可服用；也可调味服用。

用法：每日 1 次，每次吃兔肉 100 克。

功效：健脾益气，补血壮体。

适用：脾虚气弱、病后体虚、过敏性紫癜等。

⊙红枣木耳汤

原料：红枣 30 枚，水发黑木耳 60 克，白糖适量。

制法：将水发黑木耳去杂洗净，撕成小片；将红枣洗净，去核。将红枣、黑木耳、红糖同放砂锅中，注入适量清水，煮至红枣、黑木耳熟，盛入碗中即成。

用法：每日 1 次，温热食用。

功效：活血润燥，凉血止血。

适用：贫血症。

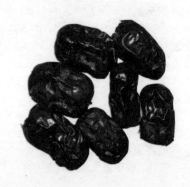

图解食用本草

梨（《别录下品》）

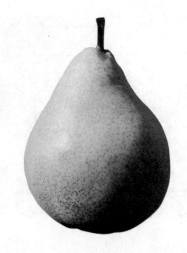

【释名】快果，果宗，玉乳。

实

【气味】甘、微酸，寒，无毒。多食令人寒中萎困。金疮、乳妇、血虚者，尤不可食。

【主治】热嗽，止渴。切片贴烫伤，止痛不烂（苏恭）。治客热，中风不语，治伤寒热发，解丹石热气、惊邪，利大小便（《开宝》）。除贼风，止心烦气喘热狂。作浆，吐风痰（大明）。卒暗风不语者，生捣汁频服。胸中痞塞热结者，宜多食之（孟诜）。润肺凉心，消痰降火，解疮毒、消毒（时珍）。

【附方】

消渴饮水：用香水梨、或鹅梨、或江南雪梨皆可，取汁以蜜汤熬成瓶收。无时以热水或冷水调服，愈乃止。（《普济方》）

卒得咳嗽：颂曰：崔元亮（《海上方》）用好梨去核，捣汁一碗，入椒四十粒，煎一沸去滓，纳黑饧一大两，消讫，细细含咽立定。诜曰：用梨一颗，刺五十孔，每孔纳椒一粒，面裹灰火煨熟，停冷去椒食之。又方：去核纳酥、蜜，面裹烧熟，冷食。又方：切片，酥煎食之。又方：捣汁一升，入酥、蜜各一两，地黄汁一升，煎成含咽。凡治嗽须喘急定时冷食之。若热食反伤肺，令嗽更剧，不可救也。若反，可作羊肉汤饼饱食之，即佳。

痰喘气急：梨剜空，纳小黑豆令满，留盖合住系定，糠火煨熟，捣作饼，每日食之，至效。（《摘玄方》）

暗风失音：生梨捣汁一盏饮之，日再服。（《食疗本草》）

赤目胬肉，日夜痛者：取好梨一颗捣绞汁，以绵裹黄连片一钱浸汁，仰卧点之。（《图经本草》）

反胃转食，药物不下：用大雪梨一个，以丁香十五粒刺入梨内，湿纸包四五重，煨熟食之。（《圣济总录》）

花

【主治】去面黑粉滓（时珍：方见李花下）。

叶

【主治】霍乱：吐利不止，煮汁服。作煎，治风（苏恭）。治小儿寒疝（苏颂）。捣汁服，解中菌毒（吴瑞）。

【附方】

小儿寒疝，腹痛大汗出：用梨叶浓煎七合，分作数服，饮之大良。此徐王经验方也。（《图经本草》）

中水毒病（初起头痛恶寒，拘急心烦）：用梨叶一把捣乱，以酒一盏搅饮。（《篋中方》）

蠷螋尿疮，出黄水：用梨叶一涂之。干即易。（《篋中方》）

食梨过伤：梨叶煎汁解之。（《黄记》）

木皮

【主治】解伤寒时气（时珍）。

【附方】

伤寒瘟疫，已发未发：用梨木皮、大甘草各一两，黄秫谷一合，为末，锅底煤一钱，每服三钱，白汤下，日二服，取愈。此蔡医博方也。（《黎居士简易方》）

霍乱吐利：梨枝煮汁饮。（《圣惠方》）

气积郁冒（人有气从脐左右起上冲，胸满气促，郁冒厥者）：用梨木灰、伏出鸡卵壳中白皮、紫苑、麻黄去节，等份为末，糊丸梧子大。每服十丸，酒下。亦可为末服方寸匕，或煮汤服。（《圣济总录》）

◆实用指南

【单方验方】

消渴：经霜打的大酸梨。每日3～5个，连续食用。

嗓音病：梨3～5个。洗净切碎，

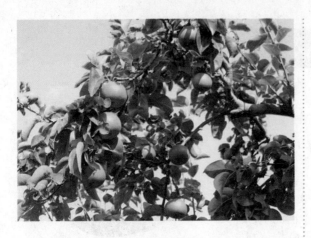

捣汁去渣，与粳米 50 克，冰糖适量同入砂锅内，加水 400 毫升，煮为稀粥，稍温服食，每日 2 ~ 3 次，1 日内服完。

百日咳：梨挖心，装麻黄 1 克或川贝 3 克，桔仁 6 克。盖好蒸熟吃。

呕吐、药食不下：梨 1 个，丁香 15 粒。将丁香刺入梨内，用湿纸包 4 ~ 5 层，煨熟食用。

感冒、咳嗽、急性支气管炎：生梨 1 个。洗净连皮切碎，加冰糖蒸熟吃；或将梨去顶挖核，放入川贝母 3 克，冰糖 10 克，置碗内小火烛之，待梨炖熟，喝汤吃梨，连服 2 ~ 3 日。

咽炎、红肿热痛、吞咽困难：沙梨适量。用米醋浸渍，捣烂、榨汁，慢慢咽服，早、晚各 1 次。

醉酒：梨适量。生食或梨榨汁服。

肠炎：鲜秋子梨 60 克。捣烂，加水煎服，每日 3 次。

【食疗药膳】

⊙梨水

用料：梨 1 个，冰糖适量，川贝粉 5 克。

制法：选好梨 1 个（须食之无渣、味鲜肉细者），削去外皮，挖去子，放川贝粉，再嵌入冰糖，放入大碗中，入锅隔水慢炖 1 小时左右，直到冰糖溶化，再取出食用。

用法：每日 1 次，月余即可收效。

功效：泻热养阴，生津解渴，养神安眠。

适用：失眠。

⊙秋梨鲜藕汤

用料：秋梨 20 个，红枣 1000 克，鲜藕 1500 克，鲜姜 300 克，冰糖 400 克，蜂蜜适量。

制用：先将梨、枣、藕、姜砸烂取汁，加热熬膏，下冰糖溶化后，再以蜜收之。

用法：可早晚随意服用。

功效：清肺降火，止咳化痰，润燥生津，除烦解渴，消散酒毒，祛病养身。

适用：虚劳咳嗽、口干津亏、虚烦口渴、酒精中毒等。

⊙雪梨酒

原料：雪梨 500 克，白酒 1000 毫升。

制法：将梨洗净去皮、核，切成 5 毫米见方的小块，放入酒坛内，加入白酒，加盖，密封，每隔 2 日搅拌 1 次，浸泡 7 日即成。

用法：随量饮用。

功效：生津润燥，清热化痰。

适用：烦渴、咳嗽、痰热惊狂、噎嗝、便秘等。

⊙梨粥

原料：鸭梨（或红肖梨）3 个，粳米 50 克。

制法：先将梨切开去核，切成小块或捣滤取汁均可，用水煮米粥如常法，八成熟后加梨块；或用梨汁待粥熟后加入调匀即可。

用法：每日 1 次。

功效：清心润肺，降火止渴。

适用：肺胃虚热的咳嗽气促、喉干音哑、烦躁不宁、食少、便燥等。脾虚便溏、寒嗽及产妇不宜食。

⊙鸭梨薏苡仁粥

原料：鸭梨 500 克，薏苡仁 100 克，冰糖 50 克。

制法：将薏苡仁洗净，加水浸泡后捞起沥干。皮、核，切成黄豆大的块。将薏苡仁、鸭梨块和冰糖放一起，加水 1000 毫升，熬煮至熟即成。

用法：早餐食用。

功效：清热除烦，清心润肺，生津解渴，止咳化痰。

适用：长期咳嗽者。

⊙雪梨炒牛肉片

原料：雪梨 200 克，牛肉 250 克，酱油、盐、猪油、花生油、淀粉各适量。

制法：将牛肉冲洗干净，切成薄片，放入碗中，加入酱油、猪油、淀粉，拌匀稍腌；雪梨洗净，去皮除核，切成片。炒锅上火，倒入花生油烧热，投入牛肉片、盐，翻炒至八成熟，加入梨片，颠翻炒匀，起锅装盘即成。

用法：佐餐食用。

功效：补气血，健脾胃。

适用：气血虚弱、病后体虚、脾胃虚弱、食欲不振、糖尿病等。

⊙山楂雪梨羹

原料：山楂 500 克，雪梨、藕、白糖各适量。

制法：首先把洗净的山楂去籽，放入锅中，加适量水，置于火上煮 15 分钟，用勺将其压成糊浆，然后加入白糖溶化后倒入碗中，分别把雪梨与藕洗净，然后切成薄片，放入碗中食用即可。

用法：当点心食用。

功效：清热平肝，消食和胃，降压降脂。

适用：热邪伤阴、津液亏少、胸中积热、食积不化、高血压病、脑动脉硬化等。

木瓜（《别录中品》）

【释名】楙。

实

【气味】酸，温，无毒。

【主治】湿痹脚气，霍乱大吐下，转筋不止（《别录》）。治脚气冲心，取嫩者一颗，去子煎服佳。强筋骨，下冷气，止呕逆，心膈痰唾，消食，止水利后渴不止，作饮服之（藏器）。止吐泻奔豚，及水肿冷热痢，心腹痛（大明）。去湿和胃，滋脾益肺，治腹胀善噫，心下烦痞（好古）。

【附方】

脚气肿急：用木瓜切片，囊盛踏之，广德顾安中，患脚气筋急腿肿。因附舟以足阁一袋上，渐觉不痛。乃问舟子：袋中何物？曰，宣州木瓜也。及归，制木瓜袋用之，顿愈。（《名医录》）

脚筋挛痛：用木瓜数枚，以酒、水各半，煮烂捣膏，乘热贴于痛处，以帛裹之。冷即换，日三五度。（《食疗本草》）

脐下绞痛：木瓜三片，桑叶七片，大枣三枚，水三升，煮半升，顿服即愈。（《食疗本草》）

小儿洞痢：木瓜捣汁服之。（《千金方》）

霍乱转筋：木瓜一两，酒一升，煎服。不饮酒者，煎汤服。仍煎汤浸青皮裹其足。（《圣惠方》）

霍乱腹痛：木瓜五钱，桑叶三片，枣肉一枚，水煎服。（《圣惠方》）四蒸木瓜圆，治肝、肾、脾三经气虚，为风寒暑湿相搏，流注经络。

反花痔疮：木瓜为末，以鳝鱼身上涎调，贴之，以纸护住。（《医林集要》）

木瓜核

【主治】霍乱烦躁气急，每嚼七粒，温水咽之（时珍出（《圣惠方》）。

枝、叶、皮、根

【气味】并酸，涩，温，无毒。

【主治】煮汁饮，并止霍乱吐下转筋，疗脚气（《别录》）。枝作杖，利筋脉。根、叶煮汤淋足，可以已蹶。木材作桶濯足，甚益人（苏颂）。枝、叶煮汁饮，热痢（时珍出（《千金》）。

花

【主治】面黑粉滓（方见李花）。

◆ 实用指南

【单方验方】

银屑病：木瓜片 100 克，蜂蜜 300 毫升，生姜 2 克。加水适量共煮沸，改小火再煮 10 分钟，吃瓜喝汤。

小腿抽筋、脚气水肿：木瓜 30 克，粳米 100 克。放入水中，熬至米烂粥熟，加红糖适量，稍煮溶化即食，每日早晚服，连服数日。

荨麻疹：木瓜 30 克。水煎分 2 次服，每日 1 剂。

干脚气：干木瓜 1 个，明矾 50 克。煎水，乘热熏洗。

【食疗药膳】

⊙木瓜牛奶

原料：木瓜 100 克（1/4 个），鸡蛋黄 1 个，白砂糖 35 克，牛奶 220 克，

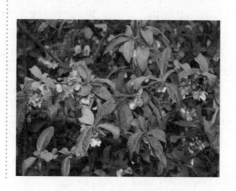

冰块 100 克。

制法：将木瓜去皮、去子后，切成小块。木瓜、鸡蛋黄、白砂糖、牛奶一起放入粉碎机中，一面粉碎，一面倒入冰块，约 1 分钟即成。

用法：上、下午分别服用。

功效：清热利湿，益气健脾。

适用：湿热下注型直肠脱垂，对伴体质虚弱者尤为适宜。

⊙菖蒲木瓜酒

原料：鲜石菖蒲、鲜木瓜、九月菊各 28 克，桑寄生 50 克，小茴香 10 克，白酒 2500 毫升。

制法：将上药研碎，放入酒坛中，倒入白酒，密封坛口，浸泡 7 日后滤出药渣即成。

用法：每日 1 次，每次饮服 15 ~ 20 毫升。

功效：清心补肾。

适用：耳鸣、眩晕、消化不良、行走无力等。

山楂（《唐本草》）

【释名】赤爪子（《唐本》），鼠楂（《唐本》），茅楂（《日用》），杬子，山里果（《食鉴》）。

实

【气味】酸，冷，无毒。

【主治】煮汁服，止水痢。沐头洗身，治疮痒（《唐本》）。煮汁洗漆疮，多瘥（弘景）。治腰痛有效（苏颂）。消食积，补脾，治小儿疝气，发小儿疮疹（吴瑞）。健胃，行结气。治妇人产后儿枕痛，恶露不尽，煎汁入砂糖服之，立效（震亨）。化饮食，消肉积癥瘕，痰饮痞满吞酸，滞血痛胀（时珍）。化血块气块，活血（宁原）。

【附方】

偏坠疝气：山棠梂肉、茴香（炒）各一两为末，糊丸梧子大。每服一百九，空心白汤下。（《卫生易简方》）

老人腰痛：用棠梂子、鹿茸（炙）各等份为末，蜜丸梧子大，每服百丸，日二服。

肠风下血（用寒药、热药及脾弱具不效者）：独用山里果（俗名酸枣，又名鼻涕团）干者为末，艾汤调下，应手即愈。（《百一选方》）

痘疹不快：干山楂为末，汤点服之，立出红活。又法：猴楂五个，酒煎入水，温服即出。（《危氏得效方》）

痘疮干黑危困者：用棠梂子为末，紫草煎酒调服一钱。（《全幼心鉴》）

食肉不消：山楂肉四两，水煮食之，并饮其汁。（《简

便方》）

核

【主治】吞之，化食磨积，治癀疝（时珍）。

【附方】

难产：山楂核七七粒，百草霜为衣，酒吞下。（《海上方》）

赤爪木

【气味】苦，寒，无毒。

【主治】水痢，头风身痒（《唐本》）。

根

【主治】消积，治反胃（时珍）。

茎、叶

【主治】煮汁，洗漆疮（时珍出（《肘后方》）。

◆ 实用指南

【单方验方】

头痛：山楂 20 克，陈皮 15 克，冬瓜皮 30 克。水煎服，每日 1 ~ 2 次。

寒凝血瘀之产后腹痛：焦山楂、红糖各 30 克，生姜 3 克。将以上 3 味加水适量，水煎取汁，每日 1 剂，分 2 次代茶饮。

肝炎：山楂适量。焙干研末，每次 3 克，温开水送服，每日 3 次口服，10 日为 1 个疗程。

咳嗽：山楂根适量。洗净去皮，切成薄片，放锅中加红糖炒。成人每次 50 克（儿童酌减），加水 100 毫升，生姜 5 ~ 10 克，煎煮 15 分钟即可服用。多数患者服药 1 次即可止咳。

高血压：生山楂适量。置于蒸气夹层锅，加热提制成糖浆，并加适量防腐剂，每日 3 次，每次 20 毫升，饭后服。

痛经：山楂（去核）50 克。烘干研末，当作 1 剂，经前每日开始服。每剂分 2 次早、晚用开水送服（服时加少许红糖）。

图解食用本草

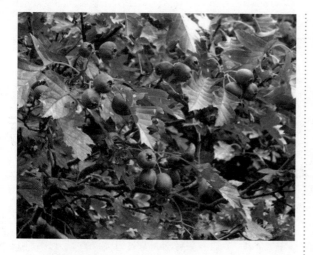

【食疗药膳】

⊙山楂粥

原料：山楂40克（或鲜山楂60克），粳米100克，砂糖10克。

制法：将山楂放入砂锅，煎取浓汁，去渣后加入粳米、砂糖一起煮粥。

用法：每日早、晚餐食用。

功效：健脾胃，消食积，散瘀血。

适用：食积停滞、内积不消、腹痛、便泌、妇女产后血瘀恶漏不尽、月经过期不通、痛经、小儿乳食不消以及高血压、冠心病、心绞痛、高脂血等。

⊙山楂香菇粥

原料：山楂15克，香菇10克，粳米50克，砂糖适量。

制法：将山楂、香菇加温水浸泡，水煎去渣，取浓汁，再加水适量与粳米、砂糖适量煮成粥。

用法：早餐食用。

功效：健脾消食，活血化瘀，降脂。

适用：脾胃虚弱或兼血瘀型脂肪肝。

⊙山楂炖兔肉

原料：净兔肉500克，山楂40克，糖色5克，料酒10克，姜、葱、盐、味精各适量。

做法：首先把洗净的兔肉切成块，然后放入砂锅内和山楂同煮至烂，再放入盐、料酒、葱、姜、味精、糖色烧至汁浓，盛于盘中即可。

用法：佐酒、佐餐食用。

功效：补益气血，开胃消食。

适用：老年体弱或久病恢复期。

⊙山楂粳米粥

原料：山楂50克，粳米100克，白糖20克。

制法：将山楂洗净，切成薄片备用；粳米洗净放入锅内，加适量水煮至将熟时，加入山楂、白糖，熬成稠粥后食用即可。

用法：每日1剂，分2～3次食用。

功效：开胃消食。

适用：消化不良。

⊙山楂蜂蜜酒

原料：山楂500克，蜂蜜250毫升，白酒1800毫升。

制法：将山楂切成片与蜂蜜一起放入酒坛中，倒入白酒，加盖密封坛口，每日摇晃2次，浸泡15日后即成。

用法：每日3次，每次饮服10～20毫升。

功效：软化血管，扩张冠状动脉，降低血脂。

适用：高脂血。

⊙山楂雪梨羹

原料：山楂500克，雪梨、藕、白糖各适量。

制法：将山楂洗净，去籽，入锅，加水适量，置火上煮15分钟，用勺将其压成糊浆，加入白糖溶化后倒入碗中，将雪梨与藕洗净，切成薄片，放入碗中即成。

用法：温热服食。

功效：清热平肝，消食和胃，降压降脂。

适用：热邪伤阴、津液亏少、胸中积热、食积不化、高血压病、脑动脉硬化等。

庵罗果（宋·《开宝》）

【释名】庵摩罗迦果（出佛书），香盖，芒果。

【气味】甘，温，无毒。

【主治】食之止渴（《开宝》）。主妇人经脉不通，丈夫营卫中血脉不行。久食，令人不饥（士良）。

叶

【主治】渴疾，煎汤饮（士良）。

【单方验方】

疝气：芒果核2～3个。煎汤服。

牙龈出血：鲜芒果2个。吃果皮及果肉，每日1枚。

皮炎、湿疹：芒果皮150克。水煎洗患处，每日3次。

多发性疣：芒果肉1～2枚。分1～2次服，并取果皮擦患处。

咳嗽、气喘、痰多：鲜芒果1个。吃果皮及果肉，每日3次。

慢性咽喉炎、声音嘶哑：芒果1～2个。洗净后水煎，代茶饮用。

小便不利：芒果若干。生食芒果，或是用水浸泡芒果后代茶饮用。

晕车、晕船、呕吐：芒果、蜂蜜各适量。直接生食芒果，或是用芒果煎汤后加少许的蜂蜜后适量饮用。

烦热口渴：芒果片、芦根、天花粉各30克，知母1克。将上述用料一同水煎后服用，每日2～3次。

闭经：芒果片20克，桃仁、红花、当归、赤芍各9克，熟地黄30克。将上述用料一同水煎后服用，每日1剂。

咳嗽痰多：芒果50克，白糖25克，绿茶1克。将芒果去核留皮肉，加水400毫升煮沸3分钟，加入绿茶与白糖即可。

【食疗药膳】

⊙芒果陈皮瘦肉汤

原料：未成熟的芒果2～3个，陈皮半个，猪瘦肉150克。

做法：将芒果洗净，切开晒干，与陈皮、猪瘦肉共置砂锅中，慢火煲汤，煲3小时后取食。

用法：分2～3次服完。

功效：清肺化痰，解毒散邪排脓。

适用：肺脓疡患者。

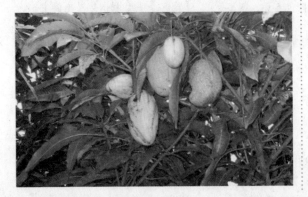

⊙芒果茶

原料：芒果2个，白糖适量。

制法：芒果洗净去皮、核，切成片放入锅内，加适量水，煮沸15分钟，加入白糖搅匀即成。

用法：代茶频饮。

功效：生津止渴。

适用：慢性咽喉炎、声音嘶哑患者。

⊙芒果芦荟汁

原料：芒果1个，芦荟2～3叶。

制法：芒果洗净，去皮去核；芦荟洗净，用刀从中间剖开，用汤匙挖取透明的芦荟肉，约取30克。与芒果一起放入果汁机，加冷开水100毫升，拌匀即可。

用法：趁鲜饮用。

功效：润肠通便。

适用：便秘。

柰（《别录下品》）

【释名】频婆，苹果。

实

【气味】苦，寒，有小毒。多食令人肺壅胪胀，有患者尤甚。

【主治】补中焦诸不足气，和脾。治卒食饱气壅不通者，捣汁服（孟诜）。益心气，耐饥。（《千金方》）。

◆实用指南

【单方验方】

咽干口渴：鲜苹果1000克。切碎捣烂，绞汁，熬成稠膏，加蜂蜜适量混匀，每次1匙，温开水送服。

消化不良（少食腹泻，或久泻而脾阴不足者）：苹果干50克，山药30克。共研为细末，每次15克，加白糖适量，用温开水送服。

小儿腹泻：苹果适量。用开水洗净，削皮，隔水蒸熟，捣烂成泥，每日4次，每次约100克，1岁以下婴儿每次约

50 克，每日 3 ~ 4 次。

【食疗药膳】

⊙胡萝卜苹果汁

原料：胡萝卜 4 个，苹果 2 个。

制法：将胡萝卜擦洗干净，保留其顶部的叶子，将苹果洗净；先将胡萝卜榨汁，然后再将苹果榨汁，混合、搅拌。

用法：立即饮用。

功效：生津润肺，除烦止渴。

适用：口干舌燥。

⊙苹果海蜇粥

原料：苹果 1 个，海蜇 60 克。

制法：将苹果洗净，去皮，切块；海蜇洗净，切块；将二者入锅，加适量水煎煮，即成。

用法：1 次吃完，每日 2 ~ 3 次。

功效：祛脂降压。

适用：高血压、高脂血者。

⊙苹果鲜枸杞汁

原料：苹果 200 克，鲜枸杞叶 100 克，蜂蜜 15 克，胡萝卜 150 克，冷开水 150 毫升。

制法：将苹果、枸杞叶、胡萝卜洗净，苹果去皮、去核，将枸杞叶切碎，苹果、胡萝卜切片，同放入绞汁机内，加冷开水制成汁，加入蜂蜜调匀即可。

用法：不拘时饮用。

功效：强身壮阳，美颜，抗疲劳。

适用：工作过于劳累及运动过量者。

⊙苹果粥

原料：苹果 1 个，大米 60 克，白糖适量。

制法：苹果去皮，切小片，大米淘净下锅煮粥，八成熟时入苹果、白糖熬煮成粥。

用法：温热服食。

功效：补心益气，生津止渴，健胃和脾。

适用：小儿消化不良。

柿（《别录中品》）

【释名】时珍曰：柿从（音涤），谐声也。俗作柿非矣。柿，削木片也。胡名镇头迦。

烘柿

【释名】时珍曰：烘柿，并非用火烘烤的。是青绿的柿，放在器皿中，自然变成红色成熟，像火烘出来的一样，涩味全部消失，甘甜如蜜。

【气味】甘，寒，涩，无毒。

【主治】通耳鼻气，治肠澼不足。解酒毒，压胃间热，止口干（《别录》）。续经脉气（诜）。

白柿、柿霜

【气味】甘，平，涩，无毒。

【主治】补虚劳不足，消腹中宿血，涩中厚肠，健脾胃气（诜）。开胃涩肠，消痰止渴，治吐血，润心肺，疗肺痿心热咳嗽，润声喉，杀虫（大明）。温补。多食，去面䵟（藏器）。治反胃咯血，血淋肠澼，痔漏下血（时珍）。霜：清上焦心肺热，生津止渴，化痰宁嗽，治咽喉口舌疮痛（时珍）。

【附方】

小便血淋：（叶氏）用干柿三枚烧存性，研末，陈米饮服。（《经验方》）用白柿、乌豆、盐花煎汤，入墨汁服之。

热淋涩痛：干柿、灯心草各等份，水煎日饮。（《朱氏方》）

小儿秋痢：以粳米煮粥，熟时入干柿末，再煮三两沸食之。奶母亦食之。（《食疗本草》）

产后咳逆，气乱心烦：用干柿切碎，水煮汁呷。（《产宝》）

鼻窒不通：干柿同粳米煮粥，日食。（《圣济总录》）

耳聋鼻塞：干柿三枚细切，以粳米三合，豆豉少许煮粥，日日空心食之。（《圣惠方》）

乌柿（火熏干者）

【气味】甘，温，无毒。

【主治】杀虫，疗金疮、火疮，生肉止痛（《别录》）。治狗啮疮，断下痢（弘景）。服药口苦及呕逆者，食少许即止（藏器）。

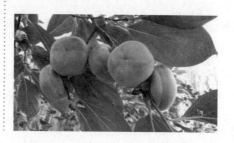

酥柿

【主治】涩下焦，健脾胃，消宿血（孟诜）。

柿糕

【主治】作饼及糕与小儿食，治秋痢（孟诜）。

柿蒂

【气味】涩，平，无毒。

【主治】咳逆哕气，煮汁服（孟诜）。

【附方】

咳逆不止：用柿蒂、丁香各二钱，生姜五片，水煎服。或为末，白汤点服。加人参一钱，治虚人咳逆（《洁古》）。加良姜、甘草等份（《三因》）。加青皮、陈皮（《卫生宝鉴》）。加半夏、生姜（《王氏易简》）。

木皮

【主治】下血。晒焙研末，米饮服二钱，两服可止（颂）。汤火疮，烧灰，油调敷（时珍）。

根

【主治】血崩，血痢，下血（时珍）。

◆实用指南

【单方验方】

便秘有痔疮出血：柿饼30克，黑木耳3～6克。同煮食用。

呃逆：柿蒂、茴香各3克，麦芽9克。米水煎服。

慢性支气管炎，干咳喉痛：柿霜12～18克。温水化服，每日2次。

呃忒，咳逆不止：柿蒂3～5个，刀豆子15～18克。水煎服。

【食疗药膳】

⊙柿蒂茶

原料：柿蒂3～5枚，冰糖适量。

制法：将柿蒂清洗干净，与冰糖一起放入茶杯中，沸水冲泡。

用法：代茶频饮。

功效：镇咳。

适用：慢性支气管炎咳嗽、气逆等。

⊙枣柿饼

原料：软红柿子肉100克，红枣30克，白面粉200克，油少许。

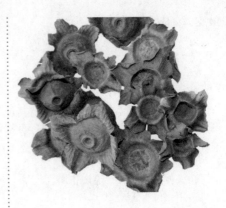

制法：红枣洗净去核，将柿肉、红枣碾烂，与面粉混匀，加清水适量，制成小饼。用油将小饼烙熟即可。

用法：可作早、晚餐食用，每周1～2次。

作用：清热解毒，生津止渴，润肺通便。

适用：肝阴不足导致的耳鸣、耳聋、口苦目眩、食少、倦怠、乏力等。

安石榴(《别录下品》)

【释名】若榴（《广雅》），丹若（《古今注》），金罂。

甘石榴

【气味】甘、酸，温，涩，无毒。多食损人肺（《别录》）。

【主治】咽喉燥渴（《别录》）。能理乳石毒（孟诜）。制三尸虫（时珍）。

酸石榴

【气味】酸，温，涩，无毒。

【主治】赤白痢腹痛，连子捣汁，顿服一枚（孟诜）。止泻痢崩中带下（时珍）。

【附方】

肠滑久痢：黑神散，用酸石榴一个煅烟尽，出火毒一夜，研末，仍以酸榴一块煎汤服，神效无比。（《普济方》）

痢血五色，或脓或水，冷热不调：酸石榴五枚，连子捣汁二升。每服五合，

图解食用本草

神妙。（《圣济总录》）

小便不禁：酸石榴烧存性（无则用枝烧灰代之），每服二钱，用柏白皮切焙四钱，煎汤一盏，入榴灰再煎至八分，空心温服，晚再服。（《圣惠方》）

捻须令黑：酸石榴结成时，就东南枝上拣大者一个，顶上开一孔，内水银半两于中，原皮封之，麻扎定，牛屎封护，待经霜摘下，倾出壳内水，以鱼鳔笼指蘸水捻须，久久自黑也。（《普济方》）

酸榴皮

【气味】酸，温，涩，无毒。

【主治】止下痢漏精（《别录》）。治筋骨风，腰脚不遂，行步挛急疼痛，涩肠。取汁点目，止泪下（权）。煎服，下蛔虫（藏器）。止泻痢，下血脱肛，崩中带下（时珍）。

【附方】

赤白痢下，腹痛，食下消化者：用醋榴皮炙黄为末，枣肉或栗米饭和，丸梧子大。每空腹米饮服三十丸，日三服，以知为度。如寒滑，加附子、赤石脂各一倍（《食疗本草》）。用皮烧存性，为末。每米饮服方寸匕，日三服，效乃止（《肘后方》）。粪前有血，令人面黄，用酢石榴皮炙，研末。每服二钱，用茄子枝煎汤服（《孙真人方》）。

肠滑久痢：用石榴一个劈破，炭火簇烧存性，出火毒，为末，每服一钱，别以酸石榴一瓣，水一盏，煎汤调服。（《经验方》）

久痢久泻：陈石榴皮酢者，焙火细末，每服二钱，米饮下。患二三年或二三月百方不效者，服之便止，不可轻忽之也。（《普济方》）

小儿风痫：大生石榴一枚，割去顶剜空，入全蝎五枚，黄泥固济，煅存性为末，每服半钱，乳汁调下。或防风汤下亦可。（《圣济录》）

脚肚生疮（初起如粟，搔之渐开，黄水浸淫，痒痛溃烂，遂致绕胫而成痼疾）：用酸榴皮煎汤冷定，日日扫之，取愈乃止。（《医学正宗》）

酸榴东行根

【气味】酸，温，涩，无毒。

【主治】蛔虫、寸白（《别录》）。青者，入染须用（权）。治口齿病（颂）。止涩泻痢、带下，功与皮同（时珍）。

【附方】

寸白蛔虫：酢石榴东引根一握洗锉，用水三升，煎取半碗，五更温服尽，至明取下虫一大团，永绝根本，食粥补之。用榴皮煎水，煮米作粥食之，亦良。女子经闭、不通（《崔元亮海上方》）。用醉榴根东生者一握炙干，

水二大盏，浓煎一盏，空心服之。未通再服。（《斗门》）

榴花

【主治】阴干为末，和铁丹服，一年变白发如漆（藏器）。铁丹，飞铁为丹也，亦铁粉之属。千叶者，治心热吐血。又研末吹鼻，止衄血立效。亦敷金疮出血（苏颂）。

【附方】

金疮出血：榴花半斤，石灰一升，捣和阴干。每用少许敷之，立止。（《崔元亮方》）

鼻出衄血：酢榴花二钱半，黄蜀葵花一钱，为末。每服一钱，煎服，效乃止。（《圣济录》）

九窍出血：石榴花（揉）塞之取效。用叶也可。

◆实用指南

【单方验方】

胃寒痞结噎膈，食不下：石榴250克，肉桂150克，砂仁180克，荜茇、干姜各100克。共研细，红糖水冲服，每日3次，每次3~5克。

久泻：石榴皮10克，红糖30克。水煎服。

鼻衄：石榴花15克，茶叶5克。二药混合，以开水浸泡1小时后，代茶频饮。

胃火牙痛、牙龈红肿：石榴花30克。开水浸泡1小时后，代茶时呷服。

带下清稀：白石榴花、白鸡冠花各25克。水煎服，每日3次，每日1剂。

肾结石：石榴根15克，金钱草30克。水煎服，每日3次，每日1剂。

【食疗药膳】

⊙石榴汁

用料：酸石榴3克。

制用：将石榴子取出，捣碎，绞取其汁液。

用法：每晚睡前服下，或口嚼石榴子咽液亦可。因其有小毒，不可过量饮用。

功效：清热敛肺。

适用：肺结核喘咳、夜不能寐，以及老年慢性支气管炎。

⊙石榴皮蜜汁

配料：石榴皮90克，蜂蜜适量。

制法：石榴皮洗净，放入砂锅，加水煮沸30分钟，加蜂蜜，煮沸滤汁。

用法：随意饮用。

功效：润燥，止血，涩肠。

适用：崩漏带下、虚劳咳嗽、消渴、久泻、久痢、便血、脱肛、滑精等。

⊙鲜石榴水

配料：鲜石榴2个。

制法：将石榴剥取其肉，捶碎放在杯中，用开水浸泡。

用法：任意饮用。

功效：杀菌止痛，消炎消肿，促进溃疡愈合。

适用：扁桃体炎、喉痛、口腔炎黏膜溃疡等。

⊙石榴西米粥

原料：西谷米50克，石榴150克，蜂蜜15克，糖桂花3克。

制法：将鲜甜石榴去皮，取子瓣散；西谷米洗净，入开水锅内略氽后捞出，再用冷水反复漂洗，沥干水分备用；取锅加入冷水、石榴子，煮沸约15分钟后，滤去渣，加入西谷米，待再沸后，调入蜂蜜待滚，调入糖桂花，即可盛起食用。

用法：每日1次，早餐食用。

功效：收敛固涩，止泻止血。

适用：滑精、久泻、久痢等。

橘（《本经上品》）

【释名】时珍曰：橘从矞（音鹬），谐声也。又云，五色为庆，二色为矞。矞云外赤内黄，非烟非雾，郁郁纷纷之象。橘实外赤内黄，剖之香雾纷郁，有似乎矞云。橘之从矞，又取此意也。

橘实

【气味】甘、酸，温，无毒。

【主治】甘者润肺，酸者聚痰（藏器）。止消渴，开胃，除胸中膈气（大明）。

黄橘皮

【释名】红皮（《汤液》），陈皮（《食疗》）。

【气味】苦、辛，温，无毒。

【主治】胸中瘕热逆气，利水谷，久服去臭，下气通神（《本经》）。下气，止呕咳，治气冲胸中，吐逆霍乱，疗脾不能消谷，止泄，除膀胱留热停水，五淋，利小便，去寸白虫（《别录》）。清痰涎，治上气咳嗽，开胃，主气痢，破癥瘕痃癖（甄权）。疗呕哕反胃嘈杂，时吐清水，痰痞阂疟，妇人乳痈。入食料，解鱼腥毒（时珍）。

【附方】

湿痰（因火泛上，停滞胸膈，咳唾稠粘）：陈橘皮半斤，入砂锅内，下盐五钱，化水淹过煮干，粉甘草二两，去皮蜜炙，各取净末，蒸饼和丸梧桐子大。每服百丸，白汤下。（《丹溪方》）

男女伤寒并一切杂病呕哕，手足逆冷者：用橘皮四两，生姜一两，水二升，煎一升，徐徐呷之即止。（《仲景方》）

霍乱吐泻（不拘男女，但有一点胃气存者，服之再生）：广陈皮去白五钱，真藿香五钱，水二盏，煎一盏，时时温服（《百一选方》）。（《圣惠方》）用陈橘皮末二钱，汤点服。不省者灌之。仍烧砖沃醋，布裹砖，安心下熨之，便活。

反胃吐食：真橘皮，以日照西壁土炒香为末。每服二钱，生姜三片，枣肉一枚，水二钟，煎一钟，温服。（《直指方》）

卒然食噎：真橘皮一两，汤浸去瓤，焙为末。以水一大盏，煎半盏，热服。（《食医心镜》）

卒然失声：橘皮半两，水煎徐呷。（《肘后方》）

化食消痰、胸中热气：用橘皮半两微熬，为末。水煎代茶，细呷。（《食医心镜》）

下焦冷气：干陈橘皮一斤为末，蜜丸梧子大，每食前温酒下三十丸。（《食疗本草》）

途中心痛：橘皮去白，煎汤饮之，甚良。（《谈野翁方》）

风痰麻木（凡手及十指麻木，大风麻木，皆是湿痰死血）：用橘红一斤，逆流水五碗，煮烂去渣，再煮至一碗，顿服取吐，乃吐痰圣药也。不吐，加瓜蒂末。（《摘玄方》）

脾塞诸疟（不拘老少孕妇，只两服便止）：真橘皮去白切，生姜自然汁浸过一指，银器内重汤煮，焙干研末。每服三钱，用隔年青州枣十个，水一盏，煎半盏，发前服，以枣下之。（《适用方》）

鱼骨鲠咽：橘皮常含，咽汁即下。（《圣惠方》）

青橘皮

【气味】苦、辛，温，无毒。

【主治】气滞，下食，破积结及膈气（颂）。破坚癖，散滞气，去下焦诸湿，治左胁肝经积气（元素）。治胸膈气逆，胁痛，小腹疝痛，消乳肿，疏肝胆，泻肺气（时珍）。

【附方】

冷膈气及酒食后饱满：用青橘皮一斤作四分，四两用盐汤浸，四两用白沸汤浸，四两用醋浸，四两用酒浸。各三日取出，去白切丝，以盐一两炒微焦，研末。每用二钱，以茶末五分，水煎温服。亦可点服。

疟疾寒热：青皮一两烧存性，研末，发前温酒服一钱，临时再服。（《圣惠方》）

伤寒呃逆，声闻四邻：四花青皮全者，研末，每服二钱，白汤下。（《医林集要》）

唇燥生疮：青皮烧研，猪油调涂。

橘瓤上筋膜

【主治】口渴、吐酒，炒熟煎汤饮，甚效（大明）。

橘核

【气味】苦，平，无毒。

【主治】肾虚腰痛，膀胱气痛，肾冷。炒研，每温酒服一钱，或酒煎服之（大明）。治酒齄风鼻赤。炒研，每服一钱，胡桃肉一个，擂酒服，以知为度（宗奭）。小肠疝气及阴核肿痛。炒研五钱，老酒煎服，或酒糊丸服，其效（时珍）。

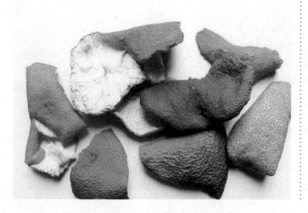

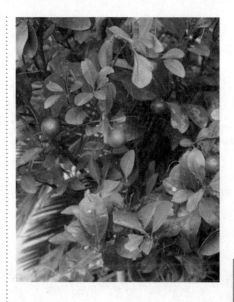

【附方】

腰痛：橘核、杜仲各二两炒，研末，每服二钱，盐酒下。（《简便方》）

叶

【气味】苦，平，无毒。

【主治】导胸膈逆气，入厥阴，行肝气，消肿散毒，乳痈胁痛，用之行经（《震亨》）。

【附方】

肺痈：绿橘叶洗，捣绞汁一盏服之，吐出脓血即愈。（《经验良方》）

◆实用指南

【单方验方】

痢疾：橘饼30克，龙眼肉、冰糖各15克。水煎温服，每日1～2次。

胸闷、呕逆：鲜橘子适量。去皮、核，生食，每次1～2个，每日3次。

胃阴不足、口渴或饮酒过度：鲜橘子3个。绞汁，用温开水稀释后饮，每日2次。

肺热咳嗽、痰多：橘子2个。连皮煎水，和蜜调服，每日2次。

伤食、泄泻：橘饼2个。切成薄片，水煎服，每日2次。

【食疗药膳】

⊙糖渍橘皮

用料：橘皮、白糖各适量。

制法：把鲜橘皮或泡软的干橘皮洗净，切成丝，放入锅内，加大约橘皮重量一半的白糖，加适量水（以没过橘皮为度），煮沸后，再改用小火煮至余液将干时，将橘皮盛出放在盘内，待冷，再撒入大约橘皮重量一半的白糖，拌匀即可食用。

用法：任意食用。

功效：润肺燥湿，化痰生津。

适用：咳嗽、多痰等。

⊙橘花茶

原料：橘花、红茶末各3克。

制法：四月底收集橘花，晒干。

用法：每日1剂，白开水冲泡，代茶频饮。

功效：理气和胃，消食，悦脾。

适用：肝气犯胃、胁胀、脘痛、嗳气、纳少等。

橙（宋·《开宝》）

【释名】金球，鹄壳。

【气味】酸，寒，无毒。

【主治】洗去酸汁，切和盐、蜜，煎成贮食，止恶心，能去胃中浮风恶气（《开宝》）。行风气，疗瘿气，发瘰疬，杀鱼、蟹毒（士良）。

皮

【气味】苦、辛，温，无毒。

【主治】作酱、醋香美，散肠胃恶气，消食下气，去胃中浮风气（《开宝》）。和盐贮食，止恶心，解酒病（孟诜）。糖作橙丁，甘美，消痰下气，利膈宽中，解酒（时珍）。

【附方】

宽中快气，消酒：用橙皮二斤切片，生姜五两切焙擂烂，入炙甘草末一两，檀香末半两，和作小饼。每嚼一饼，沸汤入盐送下。（《奇效良方》）

痔疮肿痛：隔年风干橙子，桶内烧烟熏之，神效。（《医方摘要》）

核

【主治】面皯粉刺，湿研，夜夜涂之（时珍）。

【附方】

闪挫腰痛：橙子核炒研，酒服三钱即愈。（《摄生方》）

◆**实用指南**

【单方验方】

胃脘气滞：橙皮、生姜各10克。用水煎服。

闪挫腰痛：橙子核适量。炒干研细末，每次10克，以白酒送下。

长期发热：橙子适量。榨汁，每日不拘时饮用。

呕吐、胸闷：干或鲜橙皮适量。泡茶，或煮汤饮用。

消化不良：橙子皮0.5～1个，猪胰1～2条。将橙子皮切碎，猪胰切块，加水共炖2～3小时后饮用。

便秘：干橙皮适量。煮软，加少许白酒调味食用。

【食疗药膳】

⊙甜橙米酒汁

原料：新鲜甜橙2只，米酒1～2汤匙。

做法：将橙子洗净，用刀划破挤去核，连皮放入果汁机中榨汁，再调入米酒饮用。

用法：每日1～2次服完。

功效：理气消肿，通乳止痛。

适用：急性乳腺炎早期、乳房肿痛、乳汁不通者。

柚（《日华》）

【释名】条（《尔雅》），壶柑（《唐本》），臭橙（《食性》），朱栾。

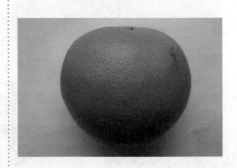

【气味】酸，寒，无毒。

【主治】消食，解酒毒，治饮酒人口气，去肠胃中恶气，疗妊妇不思食口淡（大明）。

皮

【气味】甘、辛，平，无毒。

【主治】下气。宜食，不入药（弘景）。消食快膈，散愤懑之气，化痰（时珍）。

【附方】

痰气咳嗽：用香栾去核切，砂瓶内浸酒，封固一夜，煮烂，蜜拌匀，时时含咽。

叶

【主治】头风痛，同葱白捣，贴太阳穴（时珍）。

花

【主治】蒸麻油作香泽面脂，长发润燥（时珍）。

◆ **实用指南**

【单方验方】

病毒性肝炎：柚皮 2 个。烧炭研末，饭后用米汤送服，每次 5 ~ 10 克，每日 3 次。

脱发：柚子核 25 克。开水浸泡后取水涂患处，每日 2 ~ 3 次，如配合生姜涂抹效果更好。

腹水：柚子皮适量。煅灰存性，研末，开水冲服。

老人腹泻：柚子树叶适量。晒干后研成细末，每日 2 次，每次 5 ~ 10 克。

产后腹痛：柚子皮 30 ~ 60 克。切碎，水煎服。

【食疗药膳】

⊙柚子炖鸡

原料：柚子 1 个，雄鸡 1 只。

制法：柚子去皮，鸡去皮、毛及内脏。将柚肉装入鸡腹内，放入瓦锅中，再加葱、姜、盐、水适量，隔水蒸熟。

用法：分次食用。

功效：消炎，止咳平喘。

适用：慢性支气管炎、支气管哮喘等。

枸橼（宋·《图经》）

【释名】香橼，佛手柑。

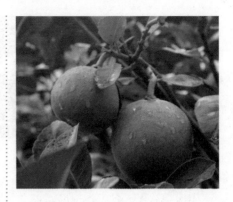

皮瓤

【气味】辛、酸，无毒。

【主治】下气，除心头痰水（藏器）。煮酒饮，治痰气咳嗽。煎汤，治心下气痛（时珍）。

根、叶

【主治】辛、酸，无毒（《橘谱》）。

◆ **实用指南**

【单方验方】

食滞胃胀痛：香橼适量。切片，于通风处晾干，用适量盐腌渍放入玻璃瓶或瓷罐中备用，每次 10 ~ 20 克，用开水冲至咸淡适宜为度时服用。

痰湿咳嗽、哮喘：鲜香橼 1 ~ 2 个。切碎放在有盖的碗中，加入等量的麦芽糖，隔水蒸数小时，以香橼稀烂为度，每服 1 匙，早、晚各 1 次。

肝胃不和、脘胁胀痛、呕吐噫气：香橼、陈皮、香附各 10 克。水煎服，每日 2 ~ 3 次。

痰饮咳嗽、胸膈不利：香橼、法半夏各 10 克，茯苓 15 克，生姜 3 片。水煎服，每日 2 ~ 3 次。

【食疗药膳】

⊙香橼酒

原料：鲜香橼 100 克，蜂蜜 50 克，60 度白酒 200 毫升。

制法：将香橼洗净，切碎，炒，加

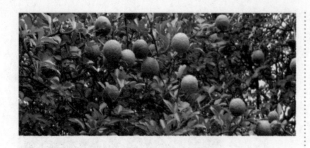

水 500 毫升放锅内煮烂后，加蜂蜜、白酒煮沸后停火，同入细口瓶中，密闭贮存，1 个月后取用。

用法：每日 2 次，每次 10 毫升。

功效：止咳。

适用：久咳。

⊙佛手柑粥

原料：佛手柑 30 克，粳米 60 克，冰糖 15 克。

制法：水煎佛手柑半小时，去渣，入粳米、冰糖，再酌加水，煮作稀粥。

用法：每日 2 次，温热服食。

功效：行气，止痛，化痰，和胃。

适用：胁肋胀痛、痞满脘胀、胸痞咳嗽等。

⊙香橼核桃砂糖

原料：陈香橼 1 枚，大核桃肉 2 枚，砂仁 6 克，红砂糖 30 克。

制法：将上 3 味各煅存性为散，砂糖拌调。

用法：空腹顿服。

功效：补肾，理气舒郁，通经利水，利膈。

适用：鼓胀。

金橘（《纲目》）

【释名】金柑（《橘谱》），卢橘（《汉书》），夏橘（《广州志》），山橘（《北户录》），给客橙（《魏王花木志》）。

【气味】酸、甘，温，无毒。

【主治】下气快膈，止渴解醒，辟臭。皮尤佳（时珍）。

◆实用指南

【单方验方】

感冒：金橘 5 枚。烤焦用开水冲服；也可用金橘 5 枚拍破，同生姜用沸水浸泡饮服；还可取鲜金橘皮

30 克，加水及白糖适量，水煎口服。

肺寒咳嗽：金橘 5 枚。拍破，同生姜用沸水浸泡饮服。

呕吐：金橘皮 9 克，生姜 6 克。水煎服。

痢疾：金橘 50 克，龙眼肉、冰糖各 15 克。水煎服。

乳腺炎：金橘皮 30 克，连翘、柴胡各 10 克，银花、甘草各 5 克。水煎服。

胃溃疡：金橘 5 个。水煎服。

疝气、睾丸肿痛：金橘核 15 克。微炒，黄酒煎服，并用橘核适量，研末，酒调，敷患处。

肋间神经痛：橘络、当归、红花各 3 克。加黄酒与水合煎服。

咽炎：金橘适量。水煎代茶饮；或用橘叶泡茶饮。

【食疗药膳】

⊙金橘冰糖汁

原料：金橘 3 枚，冰糖适量。

制法：用刀将金橘果皮刺破，挤出核，放入水中加适量冰糖，以小火煮熟。

用法：吃金橘饮汤，每日 3 次。

功效：理气化痰。

适用：咳嗽、气喘、痰多等。

⊙金橘饼

原料：鲜金橘 250 克，白糖 200 克，盐 10.6 克，明矾 5 克。

制法：金橘洗净后，用小刀逐个划破几道口，浸于用盐、明矾配制的水溶液中过夜，次日捞出沥干，用水浸泡片刻，挤出核捏扁，再用清水浸泡 2 次，每次 2 小时，使盐辣味尽去；选一合适容器，放一层金橘撒一层白糖，用糖量

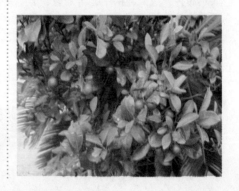

约 50 克；放置 5 日后倒入锅中，再加白糖 50 克，熬煮沸后改用小火，待金橘吸足糖汁便成，装入瓷罐备用。

用法：每次取 5～6 个嚼服。

功效：理气宽中，消食祛腐。

适用：胸中郁闷、消化不良及口臭等。

⊙疗疝酒

原料：金橘根 60 克，枳壳 15 克，小茴根 30 克，酒适量。

制法：将前三味药洗净与酒共炖。

用法：每日 2 次，每次 15～30 毫升。

功效：行气，散结。

适用：疝气。

枇杷（《别录中品》）

【释名】宗奭曰：其叶形似琵琶，故名。

实

【气味】甘、酸，平，无毒。

【主治】止渴下气，利肺气，止吐逆，主上焦热，润五脏（大明）。

叶

【气味】苦，平，无毒。

【主治】卒呃不止，下气，煮汁服（《别录》）。弘景曰：若不暇煮，但嚼汁咽，亦瘥。治呕哕不止，妇人产后口干（大明）。煮汁饮，主渴疾，治肺气热嗽，及肺风疮，胸面上疮（诜）。和胃降气，清热解暑毒，疗脚气（时珍）。

【附方】

温病发哕（因饮水多者）：枇杷叶（去毛炙香）、茅根各半斤，水四升，煎二升，稍稍饮之。（《庞安常方》）

反胃呕哕：枇杷叶（去毛炙）、丁香各一两，人参二两，每服三钱，水一盏，姜三片，煎服。（《圣惠方》）

衄血不止：枇杷叶去毛，焙研末，茶服一二钱，日二。

痔疮肿痛：枇杷叶蜜炙，乌梅肉焙，为末，先以乌梅汤洗，贴之。（《集要》）

痘疮溃烂：枇杷叶煎汤洗之。（《摘玄方》）

花

【主治】头风，鼻流清涕。辛夷等份，研末，酒服二钱，日二服（时珍）。

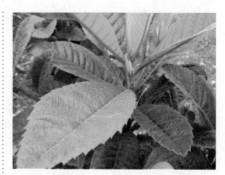

木白皮

【主治】生嚼咽汁，止吐逆不下食，煮汁冷服尤佳（思邈）。

◆ 实用指南

【单方验方】

头痛：枇杷叶、黄瓜藤各 15 克，百合 10 克。水煎服，每日 2 次。

胃热呕吐：枇杷根和叶（去毛）15 克，鲜芦根 10 克。煎水当茶饮。

肺结核：新鲜枇杷 150 克，银耳 10 克，白糖 30 克。银耳用温水泡发，洗净，入碗内加水蒸熟；枇杷去皮、核，切成小片，锅内放清水烧开，下银耳，待沸放入枇杷片和白糖，糖溶化后烧沸，装入汤碗，温热饮用，每日 2 次。

病后虚烦、口渴：鲜枇杷、鲜百合、鲜藕各 50 克。百合分瓣洗净，枇杷洗净去皮、核，藕洗净刮去表皮切片；将百合、枇杷、藕片放锅内，加水煮熟，用湿淀粉调成羹，稍煮即成，盛入有糖、桂花的碗内食用即可，每日 1 次。

营养不良性水肿：鲜枇杷 200 克，赤豆沙 100 克，松子仁 50 克。先将枇杷去皮、核和肉膜，口朝上放入盘中，赤豆沙分别放入半个枇杷内，枇杷切口，周围插松子仁 5 粒，整齐排在盘内，上笼蒸 5 分钟取出，锅内盛适量清水，加入白糖、糖桂花并烧沸，用湿淀粉勾稀芡，浇在枇杷上即可服用，每日 1 次。

阴虚肺燥所致的咳嗽、咽干、口渴，痰粘：枇杷叶、麦芽糖各 60 克，川贝 10 克，蜂蜜适量。

把枇杷叶放入砂锅内，加清水煎

2次，去渣浓缩后，加川贝末、麦芽糖、蜂蜜15克收膏，取适量，开水冲服，每日2~3次。

【食疗药膳】

⊙枇杷叶粥

原料：枇杷叶10~15克，粳米50克，冰糖适量。

制法：先将枇杷叶布包水煎，去渣取浓汁，再加入粳米和水煮粥，粥将成时加入冰糖稍煮即可。

用法：每日早晚佐餐食用。

功效：清热化痰。

适用：痰热型慢性支气管炎。

⊙枇杷海蜇头

原料：新鲜枇杷500克，净海蜇头100克，火腿末10克，鲜菜叶250克。

制法：将枇杷剥皮、去核，切成两半；锅中放猪油烧至五成热时，放入枇杷浸熟，捞出，沥干油，排在盘中；烧热锅，烹入料酒，注入适量清水、味精、麻油、胡椒粉，放入海蜇，烧沸后用湿淀粉勾稀芡，加入鸡油推匀，盛在枇杷上，撒上火腿末；将菜下于沸水锅中，焯透后捞出，用味精、盐、麻油拌匀，围在枇杷四周即成。

用法：佐餐食用。

功效：止咳祛痰。

适用：咳嗽痰多。

杨梅（宋·《开宝》）

【释名】朹子。

实

【气味】酸、甘，温，无毒。

【主治】盐藏食，去痰止呕哕，消食下酒。干作屑，临饮酒时服方寸匕，止吐酒（《开宝》）。止渴，和五脏，能涤肠胃，除烦愦恶气。烧灰服，断下痢甚验。盐者常含一枚，咽汁，利五脏下气（诜）。

【附方】

下痢不止：杨梅烧研，每米饮服二钱，日二服。（《普济方》）

头痛不止：杨梅为末，以少许嗜鼻取嚏妙。

头风作痛：杨梅为末，每食后薄荷茶服二钱。或以消风散同煎服。或同捣末，以白梅肉和，丸弹子大，每食后葱茶嚼下一丸。（《朱氏集验》）

一切损伤（止血生肌，令无瘢痕）：用盐藏杨梅和核捣如泥，做成挺子，以竹筒收之。凡遇破伤，研

末敷之，神圣绝妙。（《经验方》）

核仁

【主治】脚气。时珍曰：案（《王性之挥麈录》）云，会稽杨梅为天下冠。童贯苦脚气，或云杨梅仁可治之。郡守王嶷馈五十石，惯用之而愈。取仁法：以柿漆拌核暴之，则自裂出也。

树皮及根

【主治】煎汤，洗恶疮疥癣（大明）。煎水，漱牙痛。服之，解砒毒。烧灰油调，涂汤火伤（时珍）。

【附方】

风虫牙痛：（《普济方》）用杨梅根皮厚者焙一两，川芎五钱，麝香少许，研末。每用半钱，鼻搐内之，口中含水，涎出痛止。（《摘要方》）用杨梅根皮、韭菜根、厨案上泥，等份捣匀，贴于两腮上，半时辰，其虫从眼角出也。屡用有效之方。

◆实用指南

【单方验方】

腹痛、泄泻：鲜杨梅500克。洗净浸泡于米酒中，3日后便可食和，每日2次，每次4枚。

痢疾：杨梅用陈酒浸（酒越陈越好），每次2~4枚，每日3次。

腰骨挫伤疼痛：杨梅树皮6克。水煎服。

腹泻及牙床溃疡：杨梅树皮适量。

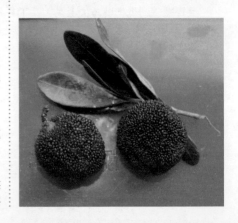

研末，每次 3 克，开水冲服。

瘰疬：杨梅树皮 15 ~ 30 克。水煎服。

【食疗药膳】

⊙杨梅甜酒

原料：新鲜杨梅 500 克，白糖 50 克。

制法：杨梅洗净后加入白糖，共同捣烂放入瓷罐中，自然发酵 1 周后成酒，用纱布滤汁（若甜度不够可加适量白糖），再置锅中煮沸，停火冷却后，装瓶密封保存，越陈久者越好。

用法：随量饮用。

功效：清解暑热，去泻止泄。

适用：预防中暑及暑热泄泻。

⊙腌杨梅

原料：杨梅数颗，盐适量。

制法：用杨梅腌盐，越久越佳，备用。

用法：取数颗杨梅泡开水服。

功效：下气，益肝，消胀。

适用：胃肠胀满。

⊙杨梅根炖鸡

原料：杨梅根（要白种的）30 克，鸡 1 只（约重 500 克）。

制法：将杨梅根洗净切碎，鸡去头、脚、内脏，加水适量，共炖 2 小时。

用法：吃肉喝汤。

功效：理气，化瘀，补虚。

适用：胃气痛。

⊙杨梅酱

原料：杨梅（熟透者）2500 克，蜂蜜 1000 克。

制法：将杨梅用蜂蜜腌藏 1 年后备用。

用法：每食适量，常服。

功效：收敛，消炎，补虚。

适用：久泻久痢。

⊙杨梅根皮炖肉

原料：杨梅根皮 120 克，猪瘦肉 250 克。

制法：用砂锅加水适量，共炖杨梅根皮与猪瘦肉 2 小时。

用法：吃肉喝汤。

功效：理气，散瘀，补虚。

适用：吐血、血崩等。

樱桃（《别录上品》）

【释名】莺桃（《礼注》），含桃（《月令》），

荆桃。

【气味】甘，热，涩，无毒。

【主治】调中，益脾气，令人好颜色，美志（《别录》）。止泄精、水谷痢（孟诜）。

叶

【气味】甘，平，无毒。

【主治】蛇咬，捣汁饮，并敷之（颂）。

东行根

【主治】煮汁服，立下寸白蛔虫（大明）

枝

【主治】雀卵斑䵟，同紫萍、牙皂、白梅肉研和，日用洗面（时珍）。

花

【主治】面黑粉滓。

◆**实用指南**

【单方验方】

缺铁性贫血：新鲜樱桃、豌豆苗各 50 克，水发香菇 25 克。先将香菇放入油锅煸炒，加入适量盐、五香粉等调味品。再放入豌豆苗，用湿淀粉勾芡，再放入樱桃，加少量味精，淋上麻油食用。也可用樱桃 100 克，加水煮后，加白糖适量拌匀，每日坚持服食。

风湿性关节炎：樱桃 1000 克，独活、威灵仙各 30 克。共浸泡于 50 度以上的白酒中，1 个月后食用，每次食樱桃 10 个，每日 2 次。

病后体虚，食欲不振：新鲜樱桃 1000 克。绞汁，用小火炖，加入蜂蜜 100 克，拌匀晾凉装入密封瓶备用，每日 2 次，每次 10 毫升，连续服用。

肝肾不足，腰膝酸痛：樱桃 50 克，山茱萸、五味子各 9 克。水煎服，此为每日量，分 3 次服完。

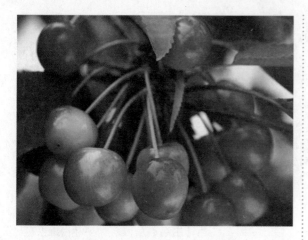

【食疗药膳】

⊙樱桃蜜酒

原料：樱桃1000克，蜂蜜100毫升，白酒1800毫升。

制法：将樱桃、蜂蜜一同放入酒坛，倒入白酒，密封坛口，浸泡10日后即成。

用法：每日3次，每次15～30毫升。

功效：滋润皮肤，益气，祛风湿。

适用：面色无华、软弱无力、关节麻木等。

⊙樱桃羹

原料：樱桃、白糖各20克，土豆粉25克。

制法：将樱桃洗净，去核（留用），放入盆内，撒上白糖，腌渍30分钟（连续搅拌几次，以增加果汁），再将果汁（留樱桃）倒入碗内。将樱桃果核捣碎，放入锅内，加温水煮沸，去渣，冲入装有樱桃汁的盆内，再倒回锅内煮沸，然后加入用凉开水调制的土豆粉，再次煮沸后离火，兑入樱桃汁，搅匀即成。

用法：每日2次。

功效：补脾健胃，益气养血。

适用：面色苍白。

银杏（《日用》）

【释名】白果（《日用》），鸭脚子。

核仁

【气味】甘、苦，平，涩，无毒。

【主治】生食引疳解酒，熟食益人（李鹏飞）。熟食温肺益气，定喘嗽，缩小便，止白浊。生食降痰，消毒杀虫。嚼浆涂鼻面手足，去鼾疱皯黯皴皱，及疥癣疳蜃阴虱（时珍）。

【附方】

寒嗽痰喘：白果七个煨熟，以熟艾作七丸，每果入艾一丸，纸包再煨香，去艾吃。（《秘韫方》）

咳嗽失声：白果仁四两，白茯苓、桑白皮二两，乌豆半升炒，蜜半斤，煮熟日干为末，以乳汁半碗拌湿，九蒸九晒，丸如绿豆大，每服三五十丸，白汤下，神效。（《余居士方》）

小便频数：白果十四枚，七生七煨，食之，取效止。

小便白浊：生白果仁十枚，擂水饮，日一服，取效止。

赤白带下，下元虚惫：白果、莲肉、江米各五钱，胡椒一钱半，为末，用乌骨鸡一只，去肠盛药，瓦器煮烂，空心食之。（《集简方》）

手足皲裂：生白果嚼烂，夜夜涂之。

头面癣疮：生白果仁切断，频擦取效。（《邵氏经验方》）

下部疳疮：生白果杵，涂之。（赵原阳）

狗咬成疮：白果仁嚼细涂之。

乳痈溃烂：银杏半斤，以四两研酒服之，以四两研敷之。（《救急易方》）

◆实用指南

【单方验方】

灰指甲：银杏叶适量。煎水洗。

小便白浊：生白果仁10枚。擂水饮，每日1剂。

小便频数遗尿：陈白果5粒，蜗牛3个（焙干）。研末冲服。

漆疮肿痒：银杏叶、忍冬藤各等量，煎水洗，或单用银杏叶煎洗。

老年痴呆症：银杏叶15～20克。开水冲泡当茶饮用，30日为1个疗程。

鸡眼：鲜银杏叶10片。捣烂，包帖患处，两日后呈白腐状，用小刀将硬丁剔出。

慢性淋浊妇女带下及晕眩：白果仁（炒熟去壳）、淮山药各等份。焙燥研细粉混合，每日40克，分3～4回米汤或温开水调服。

冠心病心绞痛：银杏叶、丹参、瓜蒌各 15 克，薤白 12 克，郁金 9 克，生甘草 5 克。水煎服。

【食疗药膳】

⊙四仁鸡子粥

原料：白果仁、甜杏仁各 100 克，胡桃仁、花生仁各 200 克，鸡蛋 30 个。

制法：将前面四仁共捣碎，每次 20 克，加水 300 毫升，煮沸一小会儿后打入鸡蛋 1 个，调入冰糖适量。

用法：晨起服用。

功能：扶正固本，补肾润肺，纳气平喘。

适用：肺肾气虚、咳嗽时作、面白少华、声低气促等。

⊙银杏炖银耳

原料：银杏仁 20 克，银耳 30 克，冰糖 15 克。

制法：将银杏仁捶破，去壳及心；银耳用温水泡发 2 小时，撕成瓣状，去蒂头，洗净；冰糖打碎成屑。将银杏、银耳放入炖杯内，加水适量，置中火烧沸，再用小火炖煮 1 小时，加入冰糖屑即成。

用法：每日 1 次，每次 1 杯。

功效：滋阴润肺，定喘止咳。

适用：阴虚咳嗽、白带、白浊、遗精、小便频数等。

⊙白果排骨汤

原料：白果 30 克，猪排骨 500 克、盐、味精、黄酒、姜、葱、高汤各适量。

制法：剥去白果的壳，去掉其红衣；将猪排骨洗净，用刀宰成小块，投入沸水锅中焯去血水，捞出沥干水待用；姜切成片，葱切末。砂锅置火上，加入高汤，放进排骨块用大火烧开，撇去浮沫，加进姜片、黄酒、白果，改用小火炖至排骨肉烂，加盐、味精再炖片刻，撒上葱末即可。

用法：佐餐食用。

功效：止咳平喘。

适用：阴虚久咳。

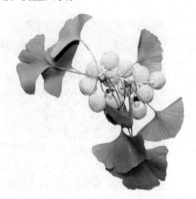

胡桃（宋·《开宝》）

【释名】羌桃（《名物志》），核桃。

核仁

【气味】甘，平、温，无毒。

【主治】食之令人肥健，润肌，黑须发。多食利小便，去五痔。捣和胡粉，拔白须发，内孔中，则生黑毛。烧存性，和松脂研，敷瘰疬疮（《开宝》）。食之令人能食，通润血脉，骨肉细腻（诜）。治损伤、石淋。同破故纸蜜丸服，补下焦（颂）。补气养血，润燥化痰，益命门，利三焦，温肺润肠，治虚寒喘嗽，腰脚重痛，心腹疝痛，血痢肠风，散肿毒，发痘疮，制铜毒（时珍）。

油胡桃

【气味】辛，热，有毒。

【主治】杀虫攻毒，治痈肿、疠风、疥癣、杨梅、白秃诸疮，润须发（时珍）。

【附方】

消肾溢精（胡桃丸，治消肾病，因房欲无节，及服丹石，或失志伤肾，遂致水弱火强、口舌干，精自溢出，或小便赤黄，大便燥实，或小便大利而不甚渴）：用胡桃肉、白茯苓各四两，附子一枚去皮切，姜汁、蛤粉同焙为末，蜜丸梧子大。每服三十丸，米饮下。（《普济方》）

痰喘咳嗽（老人喘嗽、气促，睡卧不得，服此立定）：胡桃肉去皮、杏仁去皮尖、生姜各一两，研膏，入炼蜜少许和，丸弹子大。每卧时嚼一丸，姜汤下。（《普济方》）

眼目暗昏：四月内取风落小胡桃，每日午时食饱，以无根水吞下，偃卧，觉鼻孔中有泥腥气为度。（《卫生易简方》）

赤痢不止：胡桃仁、枳壳各七个，皂角不蛀者一挺，新瓦上烧存性，研为细末，分作八服。每临卧时一服，二更一服，五更一服，荆芥茶下。（《圣济总录》）

血崩不止：胡桃肉五十枚，灯上烧存性，研作一服，空心温酒调下，神效。

急心气痛：核桃一个，枣子一枚，去核夹桃，纸裹煨熟，以生姜汤一钟，细嚼送下。永久不发，名盏落汤。（《赵氏经验》）

小肠气痛：胡桃一枚，烧炭研末，热酒服之。（《奇效良方》）

便毒初起：（《儒门事亲》）用胡桃七个，烧研酒服，不过三服，见效。（《杨氏经验》）用胡榉三枚，夹铜钱一个，食之即愈。

鱼口毒疮：端午日午时，取树上青胡桃筐内阴干，临时全烧为末，黄酒服。少行一二次，有脓自大便出，无脓即消，二三服平。（《杨氏经验》）

一切痈肿、背痈、附骨疽，未成脓者：胡桃十个煨熟去壳，槐花一两研末，杵匀，热酒调服。（《古今录验》）

疗疮恶肿：胡桃一个平破，取仁嚼烂，安壳内，合在疮上，频换甚效。（《普济方》）

痘疮倒陷：胡桃肉一枚烧存性，干胭脂半钱，研匀，胡荽煎酒调服。（《儒门事亲》）

疥疮瘙痒：油核桃一个，雄黄一钱，艾叶杵熟一钱，捣匀绵包，夜卧裹阴囊，历效。勿洗。（《集简方》）

胡桃青皮

【气味】苦，涩，无毒。

【主治】染髭及帛，皆黑。志曰：（《仙方》）取青皮压油，和詹糖香，涂毛发，色如漆也。

【附方】

嵌甲：胡桃皮烧灰贴。

乌髭发：胡桃皮、蝌蚪各等份，捣泥涂之，一染即黑。（《圣济总录》）用青胡桃三枚和皮捣细，入乳汁三盏，于银石器内调匀，搽须发三五次，每日用胡桃油润之，良。

疬疡风：青胡桃皮捣泥，入酱清少许、硇砂少许合匀。先以泔洗，后敷之。（《外台秘要》）

白癜风：青胡桃皮一个，硫磺一皂子大，研匀。日日掺之，取效。

皮

【主治】止水痢。春月研皮汁，沐头至黑。煎水，可染褐（《开宝》）。

【附方】

染须发：胡桃根皮一秤，莲子草十斤，切，以瓮盛之，入水五斗，浸一月去滓，熬至五斤，入芸薹子油一斗，慢火煎取五升收之。凡用，先以炭灰汁洗，用油涂之，

外以牛蒡叶包住，绢裹一夜洗去，用七日即黑也。（《圣济总录》）

壳

【主治】烧存性，入下血、崩中药（时珍）。

◆实用指南

【单方验方】

虚喘：核桃肉1000克，蜂蜜1000毫升。将核桃肉捣烂与蜂蜜和匀，用瓶装好，每次1匙，每日2次，开水送下。

乳汁不通：核桃肉5个。捣烂，用黄酒冲服。

乳疮：核桃肉3个，山慈菇3克。核桃肉捣烂，山慈菇研细末，同调匀，黄酒送服。

神经衰弱、健忘、失眠，梦多，食欲不振：核桃肉、黑芝麻、桑叶各30克。捣如泥状，作丸，每服10克，每日2次。

虚寒症的恶心吞酸：核桃肉适量。捣烂，用姜汤送服。

脑萎缩症：核桃10克，黑芝麻25克。炒研细，冲服，每日1剂。

啼燥、肾虚咳嗽：核桃仁10克，冰糖3克。核桃仁捣烂，入冰糖，开水冲服，每日2～3次。

【食疗药膳】

⊙胡桃酒

原料：青核桃3000克，黄酒5000毫升，红糖1000克。

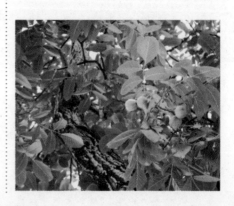

制法：将以上三味药同置于干净容器中浸泡，7日后取酒服。

用法：每日2次，每次50毫升。

功效：温经止痛。

适用：虚寒痛经。

⊙胡桃粥

原料：胡桃仁120克，粳米100克。

制法：将上两味加水，煮成稀粥。

用法：加糖食用，每日1~2次。

功效：补脾益肾。

适用：肺肾两虚引起的咳喘、大便干结者，或体虚乏力者。

⊙酱汁桃仁

原料：胡桃仁300克，甜面酱100克，白糖150克，蜜桂花1克，油700克。

制法：将胡桃仁入沸水中烫泡几分钟，捞出，撕去皮，洗净沥干水分。净锅置旺火上，下菜油烧至六成热，投入桃仁，炸至黄色，用漏勺捞出，晾凉后酥脆。炒锅置中火上，加清水约130毫升，加白糖130克与甜面酱熬稠时，撒入桂花、桃仁，翻炒均匀，起锅入盘，再撒些白糖即成。

用法：每食适量。

功效：补肾固精，温肺定喘，润肠通便。

适用：肾虚所致之咳喘、腰痛脚软、阳痿遗精、尿频及老人等。

⊙健脑核桃粥

原料：粳米100克，核桃仁25克，干百合、黑芝麻各10克。

制法：将粳米用水淘洗干净，与核桃仁、干百合、黑芝麻同放砂锅中，加入适量水，上火烧沸，再用小火煮至成粥即成。

用法：每日1次，早餐食用。

功效：补虚滋阴，健脑益智。

适用：思维迟钝、记忆力减退。

⊙核桃仁粥

原料：核桃仁100克，大米、白糖适量。

制法：将核桃仁捣碎，大米淘洗净加适量水一同煮粥。

用法：加糖适量服食。

功效：补气养血，温肺润肠，化痰定喘，补肾。

适用：病后体虚、老年性便秘、虚寒咳嗽、腰部肿痛等。

荔枝（宋·《开宝》）

【释名】离枝（《纲目》），丹荔。

实

【气味】甘，平，无毒。

【主治】止渴，益人颜色（《开宝》）。食之止烦渴，头重心躁，背膊劳闷（李珣）。通神，益智，健气（孟诜）。治瘰疬瘤赘，赤肿疔肿，发小儿痘疮（时珍）。

【附方】

痘疮不发：荔枝肉浸酒饮，并食之。忌生冷。（《闻人规痘疹论》）

疔疮恶肿：用荔枝五个或三个，不用双数，以狗粪中米淘净为末，与糯米粥同研成膏，摊纸上贴之。留一孔出毒气（《普济方》）。用荔枝肉、白梅各三个，捣作饼子。贴于疮上，根即出也（《济生秘览》）。

风牙疼痛：用荔枝连壳烧存性，研末，擦牙即止，乃治诸药不效仙方也（《普济方》）。用大荔枝一个，剔开填盐满壳，煅研，搽之即愈（《孙氏集效方》）。

呃逆不止：荔枝七个，连皮核烧存性，为末，白汤调下，立止。（《医方摘要》）

核

【气味】甘，温，涩，无毒。

【主治】心痛、小肠气痛，以一枚煨存性，研末，新酒调服（宗奭）。治癫疝气痛，妇人血气刺痛（时珍）。

【附方】

脾痛不止：荔枝核为末，醋服二钱，数服即愈。（《卫生易简方》）

妇人血气（刺痛）：用荔枝核烧存性半两，香附子炒一两，为末，每服二钱，盐汤、米饮任下，名蠲痛散。（《妇人良方》）

疝气癫肿：孙氏：用荔枝核（炒黑色）、大茴香（炒）等份，为末，每服一钱，温酒下。

阴肾肿痛：荔枝核烧研，酒服二钱。

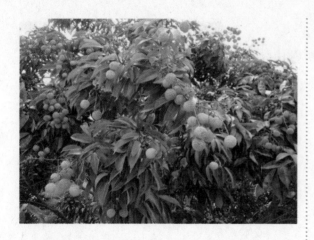

每日1次。

妇女贫血、虚弱：荔枝干果、大枣各7枚。水煎服，每日1剂。

白带过多：荔枝干20个，莲子60克。加水250毫升，上笼蒸熟，每日1次。

【食疗药膳】

⊙荔枝香附酒

原料：荔枝核、香附各30克，黄酒30毫升。

制法：将荔枝核、香附研成细末，混合后以瓷瓶密封保存。

用法：每次服用6克，以黄酒适量调服，每日3次。

功效：行气活血，散结止痛。

适用：气滞血瘀型子宫肌瘤。

⊙荔枝莲子山药粥

原料：荔枝肉50克，莲子、山药各10克，粳米100克，白糖适量。

制法：先将山药去皮切丁，莲子去皮心，荔枝肉切丁，米洗净。将米与莲子加水煮至将熟后入山药和荔枝丁，继续煮沸即成。

用法：早餐食用。

功效：补脾补血。

适用：贫血、老年人晨间腹泻（五更泻）等。

⊙荔枝枣泥羹

原料：干荔枝、干红枣各10个。

制法：将干红枣煮熟，去皮、核后制成枣泥，干荔枝剥皮、去核取肉，入枣泥，加水以小火略煮。

用法：温热食用。

功效：补脾生血，止遗尿。

适用：小儿遗尿。

⊙荔枝杏仁茶

原料：干荔枝50克，茶叶3克，杏仁10克，白糖适量。

制法：将荔枝、杏仁、茶叶同放入砂锅中，加适量水，煎煮20分钟，去渣取汁，加入白糖，搅匀即成。

用法：不拘时饮用。

功效：理气化痰，以清痰结。

适用：甲状腺肿大、甲状腺瘤等。

肾肿如斗：荔枝核、青橘皮、茴香各等份，各炒研，酒服二钱，日三。

壳

【主治】痘疮出不爽快，煎汤饮之。又解荔枝热，浸水饮（时珍）。

【附方】

赤白痢：荔枝壳、象斗壳（炒）、石榴皮（炒）、甘草（炙）各等份，每以半两，水一盏半，煎七分，温服，日二服。（《普济方》）

花及皮根

【主治】喉痹肿痛，用水煮汁，细细含咽，取瘥止（《海上方》）。

◆实用指南

【单方验方】

疝气：荔枝核、大茴香各等份。炒研，黄酒送服，每服5克。

胃脘胀痛：鲜荔枝根50～100克，或荔枝核10克，木香6克。每日1剂，水煎服。

遗精：鲜荔枝根100克，猪膀胱1个。将前2味洗净，加水适量炖至肉熟后，去渣食肉饮汤。

急性咽炎肿痛：荔枝根、荔枝花各10克。水煎服，慢慢咽之。

胃溃疡：荔枝核100克，广木香50克。焙干，研细末调匀即成，每日早、晚各1次，每次3～6克，用温开水送服。

淋巴结核及疔毒：荔枝数个。捣烂似泥，外敷患处，

图解食用本草

龙眼（《别录中品》）

【释名】龙目（《吴普》），圆眼（俗名），益智（《别录》），亚荔枝（《开宝》）。

实

【气味】甘，平，无毒。

【主治】五脏邪气，安志厌食。除蛊毒，去三虫。久服强魂聪明，轻身不老，通神明（《别录》）。开胃益脾，补虚长智（时珍）。

【附方】

思虑过度，劳伤心脾，健忘怔忡，虚烦不眠，自汗惊悸：归脾汤，用龙眼肉、酸枣仁（炒）、黄芪（炙）、白术（焙）、茯神各一两，木香半两，炙甘草二钱半，㕮咀。每服五钱，姜三片，枣一枚，水二钟，煎一钟，温服。（《济生方》）

核

【主治】胡臭。六枚，同胡椒二七枚研，遇汗即擦之（时珍）。

◆实用指南

【单方验方】

脾虚泄泻：龙眼干14粒，生姜3片。煎汤服。

心气虚失眠：桂圆、枣仁各9克，黄芪15克。炖汤，睡前服。

妊娠水肿：龙眼干30克，生姜5片，大枣15枚。水煎服，每日1～2次。

巨幼红细胞性贫血：龙眼肉15克，桑椹子30克。加蜂蜜适量炖服，每日1剂。

贫血、心悸怔忡、自汗盗汗、神经衰弱：龙眼肉

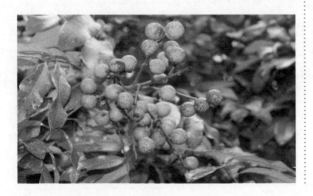

15克，莲子、芡实各20克。同煮汤食用，每日1～2次。

思虑过度、劳伤心脾、虚烦不眠：龙眼干、芡实各15克，粳米60克，莲子10克。加水煮粥，并加白糖少许煮食。

心脾两虚、食欲不振、心悸怔忡、自汗：龙眼肉15克，莲子30克，大枣10个。加水适量，煎汤服。

【食疗药膳】

⊙桂圆莲子粥

原料：桂圆肉、莲子各15～30克，红枣5～10克，糯米30～60克，白糖适量。

制法：先将桂圆肉用清水略冲洗，莲子去皮心，大枣去核，与糯米同煮，烧开后，改用中火熬煮30～40分钟即可，食时加糖适量。

用法：早餐食用。

功效：益心安神，养心扶中。

适用：心脾两虚、贫血体弱、心悸怔忡、健忘、少气、面黄肌瘦、大便溏软等。

⊙龙眼饭

原料：龙眼肉10克，大枣7枚，粳米（大米也可）260克，白糖20克。

制法：将龙眼肉、大枣、粳米一起洗净入锅，加白糖，再加适量水，煮熟即可。

用法：每日中、晚餐做主食食用。

功效：补气血，有益心脾。

适用：心血不足、心悸、健忘，梦少甚至不做梦及脾虚泄泻，或产后气血亏虚等。

⊙栗子龙眼粥

原料：栗子10个，龙眼肉15克，粳米50克。

制法：栗子去外壳、内皮、切碎，粳米洗净，与栗子、龙眼肉加水适量同熬粥，粥成加白糖拌匀食用即可。

用法：每日1次。

功效：补心益肾，宁心安神。

适用：心肾不交之失眠症。

⊙龙眼肉粥

原料：龙眼肉、粳米各100克。

制法：将上两味清洗干净，加适量

水一同煮粥。

　　用法：任意食用。

　　功效：益心脾，安心神。

　　适用：心悸、失眠、健忘、贫血等。

　　⊙龙眼童子鸡

　　原料：童子鸡1只，干龙眼肉100克，料酒100毫升，葱、姜、盐各适量。

　　制法：将童子鸡宰杀，去内脏、鸡爪、腿放在鸡翅下，在沸水中略烫，捞出置入瓦盅。再加入干龙眼肉、料酒、葱、姜、盐，加水隔水蒸炖1小时，去葱、姜服食。

　　用法：佐餐食用。

　　功效：养心安神，益精髓。

　　适用：更年期综合证（表现形式为心悸健忘、失眠多梦、注意力不集中，疲倦耳鸣）。

　　⊙龙眼枸杞茶

　　原料：龙眼肉、枸杞子各10克。

　　制法：首先分别把龙眼肉和枸杞子清洗干净，然后放入杯中，用沸水冲泡10分钟后饮用即可。

　　用法：代茶饮用，可反复冲泡2～3次，最后将龙眼、枸杞嚼食。

　　功效：补血益肝，宁心安神。

　　适用：血虚心悸、目眩、失眠等。

橄榄（宋·《开宝》）

　　【释名】青果（《梅圣俞集》），忠果（《记事珠》），谏果（《农书》）。

实

　　【气味】酸，甘，温，无毒。

　　【主治】生食、煮饮，并消酒毒，解鲵鲐鱼毒（《开宝》）。嚼汁咽之，治鱼鲠（宗奭）。生啖、煮汁，能解诸毒（苏颂）。开胃下气，止泻（大明）。生津液，止烦渴，治咽喉痛。咀嚼咽汁，能解一切鱼、鳖毒（时珍）。

　　【附方】

　　初生胎毒（小儿落地时）：用橄榄一个烧研，朱砂末五分和匀，嚼生脂麻一口，吐唾和药，绢包如枣核大，安儿口中，待咂一个时顷，方可与乳。此药取下肠胃秽毒，令儿少疾，及出痘稀少也。（《孙氏集效方》）

　　唇裂生疮：橄榄炒研，猪油和涂之。

　　牙齿风疳：脓血有虫，用橄榄烧研，入麝香少许，贴之。（《圣惠方》）

　　下部疳疮：橄榄烧存性，研末，油调敷之。或加孩儿茶等份。（《乾坤生意》）

榄仁

　　【气味】甘，平，无毒。

　　【主治】唇吻燥痛，研烂敷之（《开宝》）。

核

　　【气味】甘，涩，温，无毒。

　　【主治】磨汁服，治诸鱼骨鲠，及食鲙成积，又治小儿痘疮倒靥。烧研服之，治下血（时珍）。

　　【附方】

　　肠风下血：橄榄核，灯上烧存性，研末，每服二钱，陈米饮调下。（《仁斋直指方》）

　　阴肾癞肿：橄榄核、荔枝核、山楂核各等份，烧存性，研末，每服二钱，空心茴香汤调下。

　　耳足冻疮：橄榄核烧研，油调涂之。（《乾坤生意》）

◆实用指南

【单方验方】

　　酒醉：新鲜橄榄6～10枚，白糖适量，将橄榄捣碎，放白糖，加水煎，饮服汤液。

　　痢疾：化皮橄榄或甘草橄榄加等份乌梅，将上两味一齐烧灰成末，每次9克，米汤送服。

　　肺胃热毒壅盛，咽喉肿痛：鲜橄榄15克，鲜萝卜250克。切碎或切片，加水煎汤服。

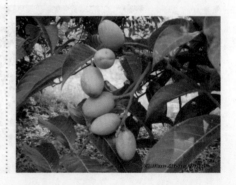

癫痫：橄榄 500 克，郁金 25 克。加水煎取浓汁，放入白矾（研末）25 克，混匀再煎，约得 500 毫升，每次 20 毫升，早、晚分服，温开水送下。

咽炎：新鲜青果 1 只洗净，含咬出青果汁，含汁停嚼，与唾液混合后，慢慢咽下，几分钟后再咬出汁，一只青果口含慢嚼约 20 分钟，嚼完、吞渣，弃青果核。连续含嚼 3 ~ 4 只为 1 次。上、下午各 1 次，宜饭后食用。

【食疗药膳】

⊙橄榄粥

原料：橄榄肉 10 个，白萝卜 1 个，粳米 100 克，白糖适量。

制法：先将橄榄肉、白萝卜（洗净）分别切成米粒状。再把粳米洗净，然后把洗净的米放进开水锅内煮沸，再加入橄榄肉、白萝卜和白糖，转小火熬成粥即成。

用法：每日 2 次，温热服食。

功效：生津止渴，清肺利咽。

适用：咳嗽气喘、痰涎壅盛、百日咳、咽喉肿痛、酒后昏闷、肠风下血、痢疾等。

⊙橄榄酸梅汤

原料：鲜橄榄（带核）60 克，酸梅 10 克。

制法：将上两味稍加捣烂，加清水 3 碗煎成 1 碗，去渣加白砂糖适量，调味饮用。

用法：任意饮用。

功效：清热解毒，生津止渴。

适用：急性咽炎、急性扁桃腺炎、咳嗽痰稠、酒毒烦渴等。

⊙橄榄生姜茶

原料：橄榄 7 枚，生姜 5 片，红糖 15 克。

制法：将橄榄洗净捣碎，加入红糖、生姜，水 200 毫升，小火煎 10 分钟，然后滤出汤汁待温饮用。

用法：每日 2 次。

功效：止痢消炎。

适用：肠炎、痢疾、腹泻等。

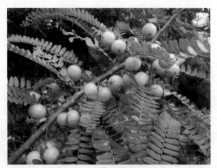

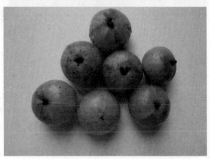

气咳嗽。久服，轻身延年长生。服乳石人，宜常食之（李珣）。为末点汤服，解金石毒（宗奭）。解硫黄毒（时珍）。出（《益部方物图》）。

◆ 实用指南

【单方验方】

感冒发热、咳嗽、咽喉痛、口干烦渴、维生素 C 缺乏症：鲜余甘子果 10 ~ 20 个。水煎服。

扁桃体炎：余甘子 15 克，桔梗 10 克，玄参 12 克，甘草 6 克。水煎服。

【食疗药膳】

⊙蜜饯余甘子

原料：余甘子、蜂蜜各适量。

制法：新鲜余甘子洗净晾干，放入蜂蜜中浸渍 7 日后即可用。

用法：每次食 10 ~ 15 枚。

功效：生津利咽，消痰止咳。

适用：肺燥咳嗽、咽喉炎等。

⊙庵摩勒煮心肺

原料：庵摩勒 21 个，猪心肺 500 克，橄榄 2 枚。

庵摩勒（《唐本》）

【释名】余甘子（《唐本》），庵摩落迦果。

实

【气味】甘，寒，无毒。

【主治】风虚热气（《唐本》）。补益强气。合铁粉一斤用，变白不老。取子压汁，和油涂头，生发去风痒，令发生如漆黑也（藏器）。主丹石伤肺，上

制法：庵摩勒煮猪心肺，去浮沫，再加橄榄煮熟即可。

用法：适量连汤吃。

功效：化痰止咳、生津，解毒。

适用：哮喘。

五敛子（《纲目》）

【释名】五棱子（《桂海志》），阳桃。

实

【气味】酸，甘，涩，平，无毒。

【主治】风热，生津止渴（时珍）。

【功效】杨桃解内脏积热，清燥润肠通大便，是肺、胃热者食用的、最适宜的清热果品。食杨桃对于疟虫有抗生作用。

◆实用指南

【单方验方】

咽喉痛：杨桃2个。生食，每日2次。

脾脏肿大：杨桃5个。捣烂绞汁，用温开水冲服，每日2次。

石淋、砂淋：杨桃5个（切碎），蜂蜜30毫升。加适量清水，煎汤服用，每日2次。

小便热涩、痔疮出血：鲜杨桃3个。切碎捣烂，用凉开水冲服，每日2次。

疟疾、脾脏肿大：杨桃1000克。捣烂绞汁，小火煎至膏状，停火冷却后拌入白糖粉500克，装瓶备用，每次10克，用开水冲服，每日3次。

【食疗药膳】

⊙糖渍杨桃

配料：鲜杨桃100克，白糖50克。

制法：将杨桃切开，摆入盘内；把白糖撒在杨桃上，腌30分钟即可。

用法：随意食用。

功效：消暑利水。

适用：伤暑伤湿所引起的腹泻。

⊙杨桃糯米粥

配料：杨桃、粳米各100克，糯米、白糖各50克。

制法：将杨桃切成果丁，粳米淘净，把杨桃丁、糯米、粳米放入大瓦罐中，加水750毫升，用小火炖60分钟，

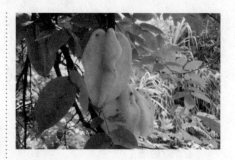

放入白糖。

用法：温热食用，每日1次。

功效：健脾益胃。

适用：大病初愈者。

⊙杨桃叶茶

原料：杨桃鲜叶30克。

制法：将杨桃鲜叶小火煎汤。

用法：代茶频服。

功效：散热毒，利小便。

适用：热渴、小便短涩。

⊙窈窕杨桃汁

原料：杨桃、苹果各1颗，哈密瓜100克，柠檬1/4颗。

制法：将所有材料洗净，杨桃切小块；苹果削皮去籽，切小块，哈密瓜去皮，切小块；柠檬榨汁，备用。将所有材料放入果汁机中榨成汁即可。

用法：随意饮用。

功效：美颜瘦身。

适用：面色苍白、身体肥胖者。

海松子（宋·《开宝》）

【释名】新罗松子，松仁。

仁

【气味】甘，小温，无毒。

【主治】骨节风，头眩，去死肌，变白，散水气，润五脏，不饥（《开宝》）。逐风痹寒气，虚羸少气，补不足，润皮肤，肥五脏（《别录》）。主诸风，温肠胃。久服，轻身延年不老（李珣）。润肺，治燥结咳嗽（时珍）。同柏子仁，治虚秘（宗奭）。

图解食用本草

【附方】

肺燥咳嗽：用松子仁一两，胡桃仁二两研膏，和熟蜜半两收之，每服二钱，食后沸汤点服。(《外台秘要》)

小儿寒嗽(或作壅喘)：用松子仁五个，百部(炒)、麻黄各三分，杏仁四十个（去皮尖，以少水略煮三五沸），化白糖丸芡子大，每食后含化十丸，大妙。(《钱乙小儿方》)

大便虚秘：松子仁、柏子仁、麻子仁各等份，研泥，溶白蜡和，丸梧子大，每服五十丸，黄芪汤下。(宗奭)

◆实用指南

【单方验方】

老年人体虚便秘：松子仁15克。每日早、晚各服1次。

风湿性关节炎：松子仁10～15克，当归、桂枝、羌活各6克。加黄酒和水等量合煎，每日1剂，分2次服。

老年慢性支气管炎、咳嗽气喘：松子仁90克。水煎去渣，每日2～3次温服。

肺肾亏虚、久咳不止、腰膝酸软、头晕目眩：松子仁、蜂蜜各200克，黑芝麻、核桃仁各100克，黄酒500毫升。将松子仁、黑芝麻、核桃仁同捣成膏状，入砂锅中，加入黄酒，小火煮沸约10分钟，倒入蜂蜜，搅拌均匀，继续熬煮收膏，冷却装瓶备用，每日2次，每次服食1汤匙，温开水送服。

【食疗药膳】

⊙松子仁粥

原料：松子仁20克，粳米100克。

制法：先将松子仁研碎，粳米淘洗干净，共置锅内，加入适时清水，熬煮成粥，加入白糖调匀即可食用。

用法：作早餐或点心服食。

功效：润肠通便，润肺止咳，祛风泽肤。

适用：老年气血不足、产妇或热病伤津引起的大便秘结等。

⊙松子粳米粥

原料：松子仁、粳米各50克，蜂蜜10克。

制法：将松子碾碎，与粳米一同放入锅中熬煮成粥，出锅前调入蜂蜜，搅拌均匀即可。

用法：每日早、晚餐食用。

功效：滋阴润燥，增强体质。

适用：中老年人早衰、头晕目眩、咳嗽及便秘等。

⊙松仁玉米

原料：松子仁100克，玉米粒200克，盐、味精各1克，白糖3克，油15克。

制法：锅内倒入油，油热后放入松子仁、玉米迅速地翻炒，然后调入白糖、盐、味精搅拌均匀即可。

用法：佐餐食用。

功效：开胃健脾，滋阴润燥。

适用：便秘、咳嗽、失眠、遗精、早泄等。

⊙五仁汤

原料：松子仁、柏子仁各15克，郁李仁3克，杏仁、桃仁各30克。

制法：将以上五味清洗干净后一同放入锅中，加水煎煮30分钟，取汁即可。

用法：每日1剂，分2次温服。

功效：润肠通便。

功效：大便秘结、老年及产妇血瘀便秘等。

槟榔（《别录中品》）

【释名】宾门（《李当之药对》），仁频，洗瘴丹。

槟榔子

【气味】苦，辛，温，涩，无毒。

【主治】消谷逐水，除痰癖，杀三虫、伏尸，寸白（《别录》）。治腹胀，生捣末服，利水谷道。敷疮，生肌肉止痛。烧灰，敷口吻白疮（苏恭）。宣利五脏六腑壅滞，破胸中气，下水肿，治心痛积聚（甄权），除一切风，下一切

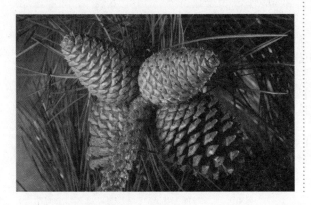

气，通关节，利九窍，补五劳七伤，健脾调中，除烦，破癥结（大明）。主贲豚膀胱诸气，五膈气，风冷气，脚气，宿食不消（李珣）。治冲脉为病，气逆里急（好古）。治泻痢后重，心腹诸痛，大小便气秘，痰气喘急，疗诸疟，御瘴疠（时珍）。

【附方】

呕吐痰水：白槟榔一颗烘热，橘皮二钱半炙，为末，水一盏，煎半盏，温服。（《千金方》）

醋心吐水：槟榔四两，橘皮一两，为末，每服方寸匕，空心生蜜汤调下。（《梅师方》）

心脾作痛：鸡心槟榔、高良姜各一钱半，陈米百粒，同以水煎，服之。（《直指方》）

腰重作痛：槟榔，为末，酒服一钱。（《斗门方》）

脚气壅痛：以沙牛尿一盏，磨槟榔一枚，空心暖服。（《梅师脚气论》）

脚气胀满（非冷非热，或老人、弱人病此）：用槟榔仁为末，以槟榔壳煎汁或茶饮、苏汤或豉汁调服二钱，甚利。（《外台秘要》）

小便淋痛：面煨槟榔、赤芍药各半两，为末，每服三钱，入灯心，水煎，空心服，日二服。（《十便良方》）

血淋作痛：槟榔一枚，以麦门冬煎汤，细磨浓汁一盏，顿热，空心服，日二服。

小儿头疮：水磨槟榔，晒取粉，和生油涂之。（《圣惠方》）

口吻生疮：槟榔烧研，入轻粉末，敷之良。

◆实用指南

【单方验方】

气滞之便秘：槟榔、茯神、半夏、杏仁各10克，大黄6克，沉香（研末冲服）、枳实、木香各7克，乌药、陈皮各9克。水煎服，每日1剂，分2次服。

绦虫、蛔虫、鞭虫、姜片虫及幽门螺杆菌感染等：新鲜槟榔120克。先将槟榔洗净切碎，放入瓦罐中，加开水500毫升，浸泡120分钟，后以中火煎至200毫升，滤出汁液，清晨空腹顿服。

小儿营养不良：槟榔炭、白术、贯众、荷叶各10克，鸡内金、水红花子各15克，党参25克山药20克，木香、芜荑各7.5克。水煎服，每日1剂，每日3次。

流行性感冒：槟榔、黄芩各15克。水煎服。

【食疗药膳】

⊙槟榔粥

原料：槟榔10克，粳米50克。

制法：先将槟榔片煎汁去渣后，加入粳米一同煮成粥。

用法：每日空腹顿食，3日为1个疗程。

功效：消积化食，下气驱虫。

适用：食积气滞、，脘腹胀痛、大便不畅以及多种寄生虫病。

⊙槟榔苦瓜汤

原料：新鲜槟榔3枚，苦瓜300克，豆豉少许。

制法：将槟榔洗净，切成片备用；苦瓜剖开去内瓤，洗净，切献；二者共入瓦罐中，放入豆豉、盐适量，加清水300毫升，以中火煎10分钟，调入味精即可食用。

用法：每日1次。

功效：清热解毒，凉血止痢。

适用：下痢脓血、里急后重等。

⊙乌药槟榔饮茶

原料：乌药9克，槟榔1个。

制法：将二味药加水碾磨为浆。

用法：温开水冲饮。

功效：杀虫镇痛。

适用：虫积腹痛、腹痛难忍等。

⊙槟榔肉片汤

原料：槟榔15克，猪瘦肉片50克。

制法：将槟榔加适量水煎20分钟，去渣取汁，入猪瘦肉片煮熟食。

用法：佐餐食用，每日1次。

功效：利水消肿，降低眼压。

适用：老年性青光眼。

⊙槟榔橘皮茶

原料：白槟榔1枚，橘皮1克。

制法：先把槟榔煨熟，橘皮用蜂蜜焯过；再将2味干燥后，研为细末，同置于小锅中，加入水150毫升，煎煮至

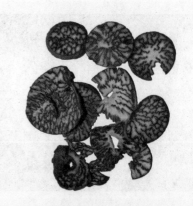

水去 75 毫升，滤渣取汁备用。

用法：每日 1 剂，1 次顿饮，连服 3 日。

功效：顺气消积，降逆和胃。

适用：湿阻气逆、食积不化之脘腹胀满、恶心呕吐、嗳腐吞酸，食欲不振等。

⊙五香槟榔

原料：槟榔 200 克，陈皮 20 克，丁香、砂仁、豆蔻各 10 克，盐 100 克。

制法：将诸药放锅内，加盐，再加水适量，先用旺火烧沸，后用小火煎煮，使药液干涸，停火待冷，将槟榔用刀剁成黄豆大小碎块即成。

用法：饭后含槟榔少许，然后吃下。

功效：健脾消滞，顺气宽胸。

适用：消化不良、胃肠停食出现腹痛呕酸、膨闷胀饱等。

大腹子（宋·《开宝》）

【释名】大腹槟榔（《图经》），猪槟榔。

大腹子

【气味】辛，涩，温，无毒。

【主治】与槟榔同功（时珍）。

大腹皮

【气味】辛，微温，无毒。

【主治】冷热气攻心腹，大肠蛊毒，痰膈醋心。并以姜、盐同煎，入疏气药用之，良（《开宝》）。下一切气，止霍乱，通大小肠，健脾开胃调下（大明）。降逆气，消肌肤中水气浮肿，脚气壅逆，瘴疟痞满，胎气恶阻胀闷（时珍）。

【附方】

漏疮恶秽：大腹皮煎汤洗之。（《直指方》）

乌癞风疮：大腹子生者或干者，连全皮勿伤动，以酒一升浸之，慢火熬干为末，腊猪油和敷。（《圣济总录》）

◆ **实用指南**

【单方验方】

理气活血，化瘀催产：大腹皮、当归、川芎、枳壳、

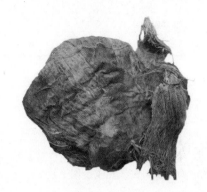

白芷、益母草各 10 克，小米 50 克，红糖适量。将上六味药煎汁去渣，加入小米、红糖同煮成粥，顿服或分次服。

【食疗药膳】

⊙五皮茶

原料：大腹皮、陈皮、生姜皮各 3 ~ 6 克，茯苓皮 10 ~ 12 克，桑白皮 6 ~ 8 克。

制法：将上五味药清洗干净，加水煎服。

用法：每日 1 剂。

功效：宣肺祛寒湿，利水。

适用：慢性肾炎急性发作，急性肾炎出现畏寒、发热、水肿、腰痛、体痛。

⊙瓜蒌大腹皮猪肚汤

原料：瓜蒌 20 克，大腹皮 25 克，猪肚 1 个，姜、葱、盐各 5 克，大蒜 10 克。

制法：先将大腹皮、瓜蒌清洗干净；猪肚洗净，放沸水内焯透，捞起待用。姜切片、葱切段，大蒜去皮切段。把猪肚放炖锅内，大腹皮、瓜蒌放在猪肚内，加水 1500 毫升，放入盐、姜、葱。把炖锅置大火上烧沸，再用小火炖煮 1 小时即成。

用法：每日 1 次，每次吃猪肚 50 克，随意喝汤。

功效：宽胸散结，利水疏肝。

适用：肝硬化兼糖尿病患者。

椰子（宋·《开宝》）

【释名】越王头（《纲目》），胥余。

椰子瓤

【气味】甘，平，无毒。

【主治】益气（《开宝》）。治风（汪颖）。食之不饥，令人面泽（时珍出《异物志》）。

椰子浆

【气味】甘，温，无毒。

【主治】止消渴。涂头，益发令黑（《开宝》）。治吐血水肿，去风热（李珣）。

椰子皮

【气味】苦，平，无毒。

【主治】止血，疗鼻衄，吐逆霍乱，煮汁饮之（《开宝》）。治卒心痛，烧存性，研，以新汲水服一钱，极验（时珍出《龚氏方》）。

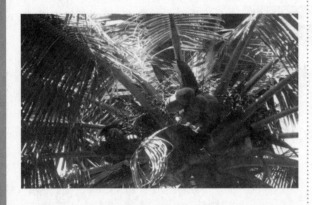

壳

【主治】杨梅疮筋骨痛。烧存性，临时炒热，以滚酒泡服二三钱，暖覆取汗，其痛即止，神验（时珍）。

◆ **实用指南**

【单方验方】

充血性心力衰竭，周围水肿：鲜椰子适量。捣汁饮服。

驱姜片虫、绦虫：椰子半至一个。先饮椰汁，后吃椰肉，每日早晨空腹1次食完，3小时方可进食。

【食疗药膳】

⊙椰子粥

原料：椰子肉（切碎）、糯米、鸡肉各适量。

制法：将上几味同煮粥，用油盐调味食用。

用法：每日1次，温热服食。

功效：补脾益胃，强身健体。

功效：脾虚倦怠、食欲不振、手足无力、体弱头昏等。

波罗蜜（《纲目》）

【释名】曩伽结。

瓤

【气味】甘、香、微酸，平，无毒。

【主治】止渴解烦，醒酒益气，令人悦泽（时珍）。

核中仁

【气味】同瓤。

【主治】补中益气，令人不饥轻健（时珍）。

◆ **实用指南**

【单方验方】

外伤溃疡：菠萝蜜树叶适量。磨粉外敷创伤。

慢性肠炎：菠萝蜜核仁适量。炒干研末，每次15克，米汤调服，每日2～3次，饮前服。

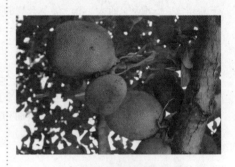

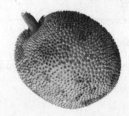

图解食用本草

下肢溃疡：割菠萝蜜树皮适量。取流出的液汁涂之，每日 2 次。

产后乳汁不足：菠萝蜜核仁适量，猪瘦肉 250 克。猪肉切成小块，与菠萝蜜同煮汤食用，以淡食为宜。

【食疗药膳】

⊙菠萝蜜炒牛肉

原料：牛柳肉 6 两（约 240 克），菠萝蜜适量，葱 1 条，青椒、红椒各 1/2 个，姜 1 片，油 1 汤匙，生抽 1 茶匙，鱼露 1 汤匙，黑胡椒粉少许，蒜蓉 1 茶匙，糖、盐各适量。

制法：牛肉洗净，切粗条，用腌料拌匀，备用，菠萝蜜、青椒和红椒切片；葱切段。烧热油适量，放入牛肉泡嫩油，取出，沥去油。烧热油 1 汤匙，爆香姜片，牛肉回镬，放下青椒、菠萝蜜炒拌均匀，调味料炒合上碟。

用法：佐餐食用。

功效：补中益气，令人悦泽。

适用：身体瘦弱、面色苍白者。

无花果（《食物》）

【释名】映日果（《便民图纂》），优昙钵（《广州志》），阿驵。

实

【气味】甘，平，无毒。

【主治】开胃，止泄痢（汪颖）。治五痔，咽喉痛（时珍）。

叶

【气味】甘、微辛，平，有小毒。

【主治】五痔肿痛，煎汤频熏洗之，取效（震亨）。

◆实用指南

【单方验方】

脚气：无花果叶数片。加水煮 10 分钟左右，待水温合适时泡洗患足 10 分钟，每日 2 次。

咽喉痛：无花果适量。晒干研末，吹喉部。

肺热声嘶：无花果 15 克。水煎调冰糖服。

痔疮、脱肛：无花果适量。生食或水煎服。或干

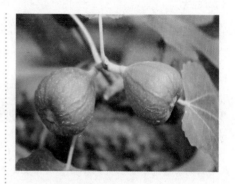

果 10 个同猪大肠 1 节，水煎服。

白癜风：无花果叶、烧酒各适量。同浸泡 7 日，涂抹患处，每日 3 次。

筋骨疼痛，风湿麻木：无花果或根适量。炖猪瘦肉或煮鸡蛋吃。

喉痹：无花果根适量。去粗皮，打碎，开水泡服。

颈淋巴结核：鲜无花果根 30 克。水煎服。

哮喘：无花果适量。捣汁一杯，开水冲服，每日 3 次。

疣子：用折断无花果枝叶的白乳汁液适量。涂抹疣子上。

神经痛和风湿痛：无花果 10 个，大蒜 1 头。水煎后用布蘸敷和浸泡患处。

【食疗药膳】

⊙无花果粥

原料：无花果 30 克，大米 50 克。

制法：先用大米熬粥，至粥沸后再放入无花果，食用时加适量蜂蜜即可。

用法：温热服食。

功效：清肠润燥，善疗痔疮。

适用：老人便秘而兼痔疮者。

⊙无花果牛肉汤

原料：牛肉 250 克，无花果 8 个，陈皮适量。

制法：先将牛肉洗净，切件；无花果、陈皮分别用清水洗净，备用。将全部用料一齐放入砂煲内，加清水适量，大火煮沸后，改用小火煲 1～2 小时，调味食用。

用法：每日 1 次，佐餐食用。

功效：安中益气，除疾祛斑。

适用：便秘、干咳、脾胃虚弱或面部褐斑、面疱、雀斑、抽烟引起的口臭等。

枳椇（《唐本草》）

【释名】蜜屈律（《广记》），木蜜（《拾遗》），木珊瑚（《广志》），鸡爪子（《俗名》）。

实

【气味】甘，平，无毒。

【主治】头风，小腹拘急（《唐本》）。止渴除烦，去膈上热，润五脏，利大小便，功用同蜂蜜。枝、叶煎膏亦同（藏器）。止呕逆，解酒毒，辟虫毒（时珍）。

木汁

【气味】同枳椇。

木皮

【气味】甘，温，无毒。

【主治】五痔，和五脏（《唐本》）。

◆实用指南

【单方验方】

酒醉呕吐：枳椇子9克。煎水顿服。

手足抽搐：枳椇果实、四匹瓦、蛇莓各9克。水煎服。

小儿黄瘦：枳椇果实50克。水煎服。

【食疗药膳】

⊙枳椇粥

原料：枳椇子10～15克，粳米50～100克。

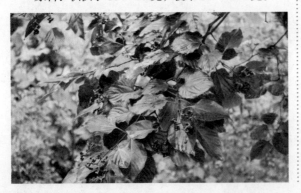

制法：先用枳椇子煎取浓汁，去渣，入粳米，煮稀粥。

用法：饮酒过量，可空腹顿服。对于长期饮酒之人，随时间断服用，可解酒毒。

功效：除烦渴，解酒毒。

适用：醉酒、烦热、口渴。

⊙枳椇子甘蔗煲猪心肺

原料：枳椇子30克，甘蔗500克，猪心150克，猪肺100克。

制法：先将上几种材料清洗干净，甘蔗切成小段，劈开，猪心、猪肺洗净切成小块，加清水适量煮熟即可。

用法：喝汤食肺。

功效：补中益气，生津润燥，补肺养血。

适用：肺结核咳嗽痰中带血、小儿疳疮黄瘦、秋冬肺燥咳嗽等。

蜀椒（《本经下品》）

【释名】巴椒（《别录》），汉椒（《日草》），川椒（《纲目》），南椒（《炮炙论》）。

椒红

【气味】辛，温，有毒。

【主治】邪气咳逆，温中，逐骨节皮肤死肌，寒热痹痛，下气。久服头不白，轻身增年（《本经》）。除六腑寒冷，伤寒温疟大风汗不出，心腹留饮宿食，肠澼下痢，泄精，女子字乳余疾，散风邪瘕结，水肿黄疸，鬼疰蛊毒，杀虫鱼毒。久服开腠理，通血脉，坚齿发，明目，调关节，耐寒暑，可作膏药（《别录》）。治头风下泪，腰脚不遂，虚损留结，破血，下诸石水，治咳嗽，腹内冷痛，除齿痛（甄权）。破癥结开胸，治天行时气，产后宿血，壮阳，疗阴汗，暖腰膝，缩小便，止呕逆（大明）。通神去老，益血，利五脏，下乳汁，灭瘢，生毛发（孟诜）。散寒除湿，解郁结，消宿食，通三焦，温脾胃，补右肾命门，杀蛔虫，止泄泻（时珍）。

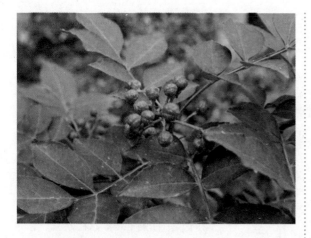

【附方】

阴冷入腹：以布裹椒包囊下，热气大通，日再易之，以消为度。（《千金方》）

呃噫不止：川椒四两炒研，面糊丸梧子大。每服十丸，醋汤下，神效。（《经验方》）

疮肿作痛：生椒末、釜下土、荞麦粉等份研，醋和敷之。（《外台秘要》）

手足皲裂：椒四合，以水煮之，去渣渍之，半食顷，出令燥，须臾再浸，候干，涂猪羊脑髓，极炒。（《胜金方》）

老小泄泻（小儿水泻，及人年五十以上患泻）：用椒二两，醋二升，煮醋尽，慢火焙干碾末，瓷器贮之。每服二钱匕，酒及米饮下。（谭氏）

伤寒齿衄（伤寒呕血，继而齿缝出血不止）：用开口川椒四十九粒，入醋一盏，同煎熟，入白矾少许服之。（《直指方》）

头上白秃：花椒末，猪油调敷，三五度便愈。（《普济方》）

妇人秃鬓：汉椒四两，酒浸，密室内日日搽之，自然长也。（《圣惠方》）

百虫入耳：川椒碾细，浸醋灌之，自出。（《危氏方》）

毒蛇咬螫：以闭口椒及叶捣，封之良。（《肘后方》）

椒目

【气味】苦，寒，无毒。

【主治】水腹胀满，利小便（苏恭）。治十二种水气，及肾虚耳卒鸣聋，膀胱急（甄权）。止气喘（震亨）。

【附方】

水气肿满：椒目炒，捣如膏，每酒服方寸匕。（《千金方》）

留饮腹痛：椒目二两，巴豆一两去皮心，熬捣，以枣膏和，丸麻子大。每服二丸，吞下其痛即止。又方：

椒目十四枚，巴豆一枚，豉十六枚，合捣为二丸。服之，取吐利。（《肘后方》）

痔漏肿痛：椒目一撮，碾细。空心水服三钱，如神。（《海上方》）

崩中带下：椒目炒碾细，每温酒服一匕。（《金匮钩玄》）

眼生黑花（年久不可治者）：椒目炒一两，苍术炒一两，为末，醋糊丸梧子大。每服二十丸，醋汤下。（《本事方》）

叶

【气味】辛，热，无毒。

【主治】奔豚、伏梁气，及内外肾钓，并霍乱转筋，和艾及葱碾，以醋拌罨之（大明）。杀虫，洗脚气及漆疮（时珍）。

根

【气味】辛，热，微毒。

【主治】肾与膀胱虚冷，血淋色瘀者，煎汤细饮。色鲜者勿服（时珍出（《证治要诀》）。

◆ 实用指南

【单方验方】

寒性痛经：川椒60克，姜24克，大枣30克。水煎服。

寒湿脚气：川椒50克，生姜30克，葱5棵。水煎熏洗。

痛经：川椒10克，胡椒3克。共研细粉，用白酒调成糊状，敷于脐眼，外用伤湿止痛膏封闭，每日1次。

秃顶：川椒适量。浸泡在酒精度数较高的白酒中，1周后使用时，用干净的软布蘸此浸液搽抹头皮，每日数次，若再配以姜汁洗头，效果更好。

痔疮：川椒1把。装入小布袋中，扎口，用开水沏于盆中，患者先是用热气熏洗患处，待水温降到不烫，再行坐浴。全过程约20分钟，每日早晚各1次。

膝盖痛：川椒（压碎）50克，鲜姜10片，葱白（切碎）6棵。三种混在一起，装在包布内，将药袋上放一热水袋，热敷30～40分钟，每日2次。

【食疗药膳】

⊙川椒粥

原料：川椒粉 3 克，粳米 100 克，葱末、姜末、盐、味精各适量。

制法：先将粳米熬煮成粥，再放入葱末、姜末、盐、味精，调匀稍煮，乘热撒入川椒粉，即可食用。

用法：早餐食用，阴虚火旺者忌服，孕妇慎用。

功效：温中散寒，除湿止痛，杀虫。

适用：脘腹冷痛、呕吐、泄泻或蛔虫引起的腹痛、呕吐或吐蛔等。

⊙川椒酒

原料：川椒 120 克，米酒 1000 毫升。

制法：将川椒浸泡于盛酒坛中，封存 10 日，开封去渣取酒备用。

用法：用时以棉签蘸酒，涂擦患处，每日数次，连续用至新发生长。

功效：温通经脉，活血生发，杀虫止痒。

适用：寒滞血瘀，经络阻滞，发失所养之秃顶、脱发等。

⊙椒面羹

原料：川椒粉 9 克，白面粉 120 克。

制法：将面粉和匀，做成面条，放入锅内，加适量开水煮，待熟时，放入少许盐。味精、香油、姜汁搅匀即成。

用法：空腹 1 次食用。

功效：健脾，温中止痛。

适用：脾胃虚弱，脘腹冷痛。

⊙椒目粥

原料：蜀椒 5 克，白面 120 克。

制法：将蜀椒炒香，去黑子，捣为末，白面加水和花椒末拌匀。锅内加水适量，水沸，下面糊待面快熟时，放盐即成。

用法：每食适量。

功效：暖胃散寒，除湿止痛。

适用：脾胃虚弱、胸腹胀满、冷痢刺痛等。

胡椒（《唐本草》）

实

【气味】 辛，大温，无毒。

【主治】 下气温中去痰，除脏腑中风冷（《唐本》）。去胃口虚冷气，宿食不消，霍乱气逆，心腹卒痛，冷

气上冲（李珣）。调五脏，壮肾气，治冷痢，杀一切鱼、肉、鳖、蕈毒（大明）。去胃寒吐水，大肠寒滑（宗奭）。暖肠胃，除寒湿，反胃虚胀，冷积阴毒，牙齿浮热作痛（时珍）。

【附方】

霍乱吐泻：用胡椒三十粒，以饮吞之（孙真人）。用胡椒四十九粒，绿豆一百四十九粒，研匀，木瓜汤服一钱（《直指方》）。

反胃吐食：用胡椒醋浸，日干，如此七次，为末，酒糊丸梧子大。每服三四十丸，醋汤下（戴原礼方）。用胡椒七钱半，煨姜一两，水煎，分二服（《圣惠方》）。

赤白下痢：胡椒、绿豆各一岁一粒，为末，糊丸梧子大。红用生姜、白用米汤下。（《集简方》）

大小便闭，关格不通：胡椒二十一粒，打碎，水一盏，煎六分，去滓，入芒消半两，煎化服。（《圣济总录》）

虚寒积癖（在背膜之外，流于两胁，气逆喘急，久则营卫凝滞，溃为痈疽，多致不救）：用胡椒二百五十粒，蝎尾四个，生木香二钱半，为末，粟米饭丸绿豆大。每服二十丸，橘皮汤下。名磨积丸。（《济生方》）

惊风内钓：胡椒、木鳖子仁各等份，为末，醋调黑豆末，和杵，丸绿豆大，每服三四十丸，荆芥汤下。（《圣惠方》）

发散寒邪：胡椒、丁香各七粒，碾碎，以葱白捣膏和，涂两手心，合掌握定，夹于大腿内侧，温覆取汗则愈。（《伤寒蕴要》）

伤寒咳逆（日夜不止，寒气攻胃

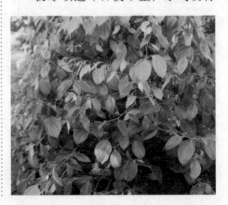

也）：胡椒三十粒打碎，麝香半钱，酒一钟，煎半钟，热服。（《圣惠方》）

风虫牙痛：胡椒、荜茇各等份，为末，蜡丸麻子大，每用一丸，塞蛀孔中。（《卫生易简方》）

沙石淋痛：胡椒、朴消各等份，为末，每服用二钱，白汤下，日二，名二拗散。（《普济方》）

◆ **实用指南**

【单方验方】

寒泻：白胡椒4～6粒，陈皮、石榴皮各10克。水煎服。

咳嗽、痰多泡沫：白胡椒5粒，白萝卜1个，生姜3片，陈皮1片。煎熟饮汤。

寒冷腹痛，或因食生冷、感风寒、腹中发冷：白胡椒10粒。研成细末，用酒冲服。

胸膈胀满及受凉引起的腹痛泄泻、食欲不振：胡椒0.6～1.5克。研末，伴水加红糖吞服；也可用胡椒泡酒抹到胸口外。

胃寒引起的胃痛：胡椒粒砸碎后。用开水冲，然后与红糖水一起泡2～3日，口服。

胃寒呕吐哕逆：胡椒1克，生姜30克。微煨，研末，加水煎汤服。

胃寒腹痛：大枣（去核）7个，胡椒49粒。每个大枣内放入胡椒7粒，以线扎好，蒸至极熟，共捣为丸，每次0.5克，温开水送下。

【食疗药膳】

⊙胡椒大枣茶

原料：胡椒7粒，大枣3枚。

制法：将二味药放入砂锅内，加水500毫升，煎沸15分钟，取汁代茶饮用。

用法：每日1剂，分2次服。

功效：祛寒，养血，健胃。

适用：虚寒性胃痛。

吴茱萸（《本经中品》）

【释名】时珍曰：茱萸二字义未详。萸有俞、由二音。

【气味】辛，温，有小毒。

【主治】温中下气，止痛，除湿血痹，逐风邪，开腠理，咳逆寒热（《本经》）。利五脏，去痰冷逆气，

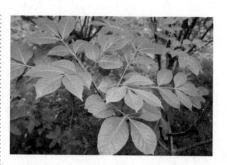

饮食不消，心腹诸冷绞痛，中恶心腹痛（《别录》）。霍乱转筋，胃冷吐泻腹痛，产后心痛，治遍身瘭痹刺痛，腰脚软弱，利大肠壅气，肠风痔疾，杀三虫（甄权）。杀恶虫毒，牙齿虫䘌，鬼魅疰气（藏器）。下产后余血，治肾气、脚气水肿，通关节，起阳健脾（大明）。主痢，止泻，厚肠胃，肥健人（孟诜）。治痞满塞胸，咽膈不通，润肝燥脾（好古）。开郁化滞，治吞酸，厥阴痰涎头痛，阴毒腹痛，疝气血痢，喉舌口疮（时珍）。

【附方】

头风作痛：茱萸煎浓汤，以绵染，频拭发根良。（《千金翼方》）

呕涎头痛、呕而胸满：吴茱萸汤，用茱萸一升，枣二十枚，生姜一大两，人参一两，以水五升，煎取三升。每服七合，日三服。（《仲景方》）

阴毒伤寒（四肢逆冷）：用茱萸一升，酒拌湿，绢袋二个，包蒸极热，更互熨足心。候气透，痛亦即止，累有效。（《圣惠方》）

寒疝往来：吴茱萸一两，生姜半两，清酒一升，煎温分服。（《肘后方》）

小儿肾缩（乃初生受寒所致）：用吴茱萸、硫黄各半两，同大蒜研，涂其腹。仍以蛇床子烟熏之。（《圣惠方》）

转筋入腹：吴茱萸炒二两，酒二盏，煎一盏，分二服。得下即安。（《圣济录》）

脏寒泄泻、滑痢不止（倦怠减食）：吴茱萸汤泡过，炒，猪脏半条，去脂洗净，装满扎定，小火煮熟，捣丸梧子大。每服五十丸，米饮下，日二服。（《普济方》）

下痢水泄：吴茱萸（泡炒）、黄连（炒）各二钱，水煎服。未止再服。（《圣惠方》）

赤白下痢：吴茱萸、黄连、白芍药各一两，同炒为末，蒸饼丸梧子大。每

服二三十丸，米饮下。（《和剂局方》）

产后盗汗：吴茱萸一鸡子大，酒三升，渍半日，煮服。（《千金翼》）

小儿头疮：吴茱萸炒焦为末，入汞粉少许，猪油、醋调涂之。（《圣惠方》）

痈疽发背及发乳诸毒：用吴茱萸一升，捣为末，用苦酒调涂帛上，贴之。（《外台秘要》）

蛇咬毒疮：吴茱萸一两为末，冷水和，作三服，立安。（《胜金方》）

寒热怪病（寒热不止，数日四肢坚如石，出之似钟磬声，口渐瘦恶）：吴茱萸、木香各等份，煎汤饮之愈。（《夏子益方》）

叶

【气味】辛、苦，热，无毒。

【主治】霍乱下气，止心腹痛冷气。内外肾钓痛，盐碾罨之，神验，干即易。转筋者同艾捣，以醋和罨之（大明）。治大寒犯脑，头痛，以酒拌叶，袋盛蒸熟，更互枕熨之，痛止为度（时珍）。

枝

【主治】大小便卒关格不通，取南行枝，如手第二指中节，含之立下。（苏颂出《姚僧坦集验方》）。

根及白皮

【气味】辛、苦，热，无毒。

【主治】杀三虫（《本经》）。蛲虫。治喉痹咳逆，止泄注，食不消，女子经产余血，疗白癣（《别录》）。杀牙齿虫，止痛（藏器）。治中恶腹中刺痛，下痢不禁，疗漆疮（甄权）。

【附方】

寸白虫：吴茱萸东北阴细根（大如指者勿）洗去土，四寸，切，以水、酒各一升渍一宿，平旦分再服，

当取虫下。（《千金方》）

肝劳生虫、眼中赤脉：吴茱萸根为末一两半，粳米半合，鸡子白三个，化蜡一两半和，丸小豆大。每米汤下三十丸，当取虫下。

肾热肢肿（拘急）：吴茱萸根一合半，桑白皮三合，酒二升，煮一升，日二服。（《普济方》）

◆实用指南

【单方验方】

头痛（以下午及夜间剧烈）：吴茱萸16克，生姜31克。将吴茱萸研末，生姜捣烂，共炒热，喷白酒一口在药上，包足心涌泉。

高血压：吴茱萸适量。研末，每次取18～30克，用醋调敷两足心（最好睡前敷，用布包裹）。

消化不良：吴茱萸粉2.5～3克，食醋5～6毫升。装将前2味调成糊状，加温至40℃左右，摊于2层方纱布上（约0.5厘米厚），将4周折起；贴于脐部，用胶布固定。12小时更换1次。

黄水疮：吴茱萸适量。研粉，用凡士林调制成10%软膏，局部涂擦，每日1～2次。擦药前先用温水洗净患处。

【食疗药膳】

⊙吴茱萸粥

原料：吴茱萸2克，粳米50克，生姜2片，葱白2茎。

制法：将吴茱萸研为细末，用粳米先煮粥，待米熟后下吴茱萸末及生姜、葱白，同煮为粥。

用法：每日2次，早晚温热服。

功效：补脾暖胃，温中散寒，止痛止吐。

适用：虚寒型痛经及脘腹冷痛、呕逆吐酸等。

⊙吴萸肠

原料：猪大肠1条，吴茱萸末适量。

制法：将猪大肠去脂膜洗净，填吴茱萸适量，缚定蒸熟，捣丸梧子大。

用法：每服50丸，食前米饮下，

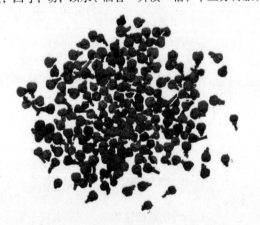

连服数日。

功效：温中健脾，祛寒止泄。

适用：脏寒泄泻、倦怠食减等。

茗（《唐本草》）

【释名】苦楼（《唐本》），槚（《尔雅》），莈，荈，茶叶。

叶

【气味】苦、甘、微寒，无毒。

【主治】瘘疮，利小便，去痰热，止渴，令人少睡，有力悦志（《神农食经》）。下气消食。作饮，加茱萸、葱、姜良（苏恭）。破热气，除瘴气，利大小肠（藏器）。清头目，治中风昏愦，多睡不醒（好古）。治伤暑。合醋，治泄痢，甚效（陈承）。炒煎饮，治热毒赤白痢。同川芎、葱白煎饮，止头痛（吴瑞）。浓煎，吐风热痰涎（时珍）。

【附方】

气虚头痛：用上春茶末调成膏，置瓦盏内覆转，以巴豆四十粒，作二次烧烟熏之，晒干研细。每服一字，另入好茶末，食后煎服，立效。（《医方大成》）

赤白下痢：以好茶一斤，炙捣末，浓煎一二盏服。久患痢者，亦宜服之。（《直指方》）用蜡茶，赤痢以蜜水煎服，白痢以连皮自然姜汁同水煎服。二三服即愈。（《经验良方》）用蜡茶二钱，汤点七分，入麻油一蚬壳和服。须臾腹痛大下即止。一少年用之有效。一方：蜡茶末，以白梅肉和丸。赤痢甘草汤下，白痢乌梅汤下，各百丸。一方：建茶合醋煎，热服，即止。

大便下血：用细茶半斤碾末，川百药煎五个烧存性。每服二钱，米饮下，日二服。（《普济方》）

产后秘塞：以葱涎调蜡茶末，丸百丸，茶服自通。不可用大黄利药，利者百无一生。（《郭稽中妇人方》）

久年心痛（十年、五年者）：煎湖茶，以头醋和匀，服之良。（《兵部手集》）

腰痛难转：煎茶五合，投醋二合，顿服。（《孟诜食疗》）

解诸中毒：芽茶、白矾各等份，碾末，冷水调下。（《简便方》）

阴囊生疮：用蜡面茶为末，先以甘草汤洗，后贴之妙。（《经验方》）

脚丫湿烂：茶叶嚼烂敷之，有效。（《摄生方》）

风痰颠疾：茶芽、栀子各一两，煎浓汁一碗服。良久探吐。（《摘玄方》）

霍乱烦闷：茶末一钱煎水，调干姜末一钱，服之即安。（《圣济总录》）

月水不通：茶清一瓶，入砂糖少许，露一夜服。虽三个月胎亦通，不可轻视。（《鲍氏》）

痰喘咳嗽（不能睡卧）：好末茶一两，白僵蚕一两，为末，放碗内盖定，倾沸汤一小盏。临卧，再添汤点服。（《瑞竹堂方》）

茶子

【气味】苦，寒，有毒。

【主治】喘急咳嗽，去痰垢，捣仁洗衣，除油腻（时珍）。

【附方】

上气喘急（时有咳嗽）：茶子、百合各等份，为末，蜜丸梧子大，每服七丸，新汲水下。（《圣惠方》）

头脑鸣响（状如虫蛀，名大白蚁）：以茶子为末，吹入鼻中，取效。（《杨拱医方摘要》）

◆实用指南

【单方验方】

细菌性痢疾：绿茶适量。研成细末，水泛为丸，每次6克，每日3次，连服7日为1个疗程，即可痊愈，如果肠黏膜大片糜烂，或有溃疡存在的患者，须加服3日。

咳嗽痰喘：好红茶15克，蚯蚓3～4条。先将蚯蚓洗净，然后用红茶煎水两茶杯，煎至半茶杯。过滤取清汁，分早晚2次空腹服。

腹泻不止：茶叶30克，红糖50克。

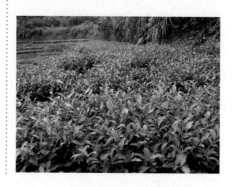

浓煎服。

（《圣惠方》）

【食疗药膳】

⊙芒果绿茶

原料：绿茶1克，芒果（去核）皮肉50克，白糖25克。

制法：鲜芒果洗净去核用皮肉加水400毫升，煮沸3分钟，加入绿茶和白糖即可。

用法：每日1剂，分2次温服。

功效：理气化痰。

适用：咳嗽、痰多、气促等。

⊙茶叶粥

组成：茶叶10克，粳米50克，白糖适量。

制法：先煮茶叶，煎取浓汁，然后去茶叶，加入粳米、白糖煮成稀粥。

用法：早餐食用。

功效：化痰消食，生津止渴，利尿消肿。

适用：心烦口渴、食积停滞、小便不利、泻痢及高血压和冠心病。

甜瓜（宋·《嘉祐》）

【释名】甘瓜（《唐本》），果瓜。

瓜瓤

【气味】甘，寒，滑，有小毒。

【主治】止渴，除烦热，利小便，通三焦间壅塞气，治口鼻疮（《嘉祐》）。暑月食之，永不中暑（宗奭）。

瓜子仁

【气味】甘，寒，无毒。

【主治】腹内结聚，破溃脓血，最为肠胃脾内壅要药（《别录》）。止月经太过，研末去油，水调服（藏器）。（《炮炙论序》）曰：血泛经过，饮调瓜子。炒食，补中宜人（孟诜）。清肺润肠，和中止渴（时珍）。

【附方】

口臭：用甜瓜子杵末，蜜和为丸。每旦漱口后含一丸。亦可贴齿。（《千金方》）

腰腿疼痛：甜瓜子三两，酒浸十日，为末。每服三钱，空心酒下，日三。（《寿域神方》）

肠痈已成：小腹肿痛，小便似淋，或大便难涩下脓。用甜瓜子一合，当归炒一两，蛇蜕皮一条，㕮咀。每服四钱，水一盏半，煎一盏，食前服，利下恶物为妙。

瓜蒂《本经上品》

【释名】瓜丁（《千金》），苦丁香（《象形》）。

【气味】苦，寒，有毒。

【主治】大水，身面四肢浮肿，下水杀蛊毒，咳逆上气，及食诸果，病在胸腹中，皆吐下之（《本经》）。去鼻中瘜肉，疗黄疸（《别录》）。治脑寒热齆，眼昏吐痰（大明）。吐风热痰涎，治风眩头痛，癫痫喉痹，头目有湿气（时珍）。得麝香、细辛，治鼻不闻香臭（好古）。

【附方】

风涎暴作，气塞倒仆：用瓜蒂为末，每用一二钱，腻粉一钱匕，以水半合调灌。良久涎自出。不出，含砂糖一块，下咽即涎出也。（《寇氏衍义》）

诸风诸痫、诸风膈痰、诸痫涎涌：用瓜蒂炒黄为末，量人以酸齑水一盏，调下取吐。风痫，加蝎梢半钱。湿气肿满，加赤小豆末一钱。有虫，加狗油五七点，雄黄一钱；甚则加芫花半钱，立吐虫出。（东垣（《活法机要》）

风痫喉风（咳嗽，及遍身风疹，急中涎潮等证，不拘大人、小儿）：瓜蒂为末，壮年服一字，老少半字，早晨井华水下。一食顷，含砂糖一块。良久涎如水出，年深者出墨涎，有块布水上也。涎尽食粥一两日。如吐多，人困甚，即以麝香泡汤一盏饮之，即止。（《经验后方》）

急黄喘息（以上坚硬，欲得水吃者）：瓜蒂二小合，赤小豆一合，研末。暖浆水五合，服方寸匕。一炊久当吐，不吐

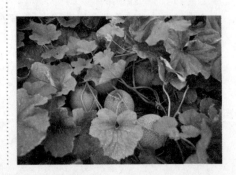

图解食用本草

再服。吹鼻取水亦可。（《伤寒类要》）

遍身如金：瓜蒂四十九枚，丁香四十九枚，甘锅内烧存性，为末。每用一字，吹鼻取出黄水。亦可揩牙追涎。（《经验方》）

热病发黄：瓜蒂为末，以大豆许吹鼻中。轻则半日，重则一日，流取黄水乃愈。（《千金翼》）

十种盅气：苦丁香为末，枣肉和，丸梧子大。每服三十丸，枣汤下，甚效。（《瑞竹堂方》）

疟疾寒热：瓜蒂二枚，水半盏，浸一宿，顿服，取吐愈。（《千金方》）

大便不通：瓜蒂七枚，研末，绵裹，塞入下部即通。（《必效方》）

风热牙痛：瓜蒂七枚炒研，麝香少许和之，绵裹咬定，流涎。（《圣济总录》）

蔓（阴干）

【主治】女人月经继绝，同使君子各半两，甘草六钱，为末，每酒服二钱。

花

【主治】心痛咳逆（《别录》）。

叶

【主治】人无发，捣汁涂之即生（《嘉祐》）。补中，治小儿疳，及打伤损折，为末酒服，去瘀血（孟诜）。

【附方】

面上靥子：七月七日午时，取瓜叶七枚，直入北堂中，向南立，逐枚拭靥，即灭去也。（《淮南万毕术》）

◆实用指南

【单方验方】

暑热伤阴，小便不利：甜瓜、蜂蜜各适量。将甜瓜去皮籽、用洁净纱布绞取汁液，加蜂蜜适量饮服，不拘时随意饮用。

中暑烦热胸闷，食欲不振：甜瓜、西红柿各适量。将二者洗净，去皮，用洁净纱布绞取汁液，加等量冷开水调匀，不拘时随意饮用。

肠痈（小腹肿痛、小便似淋、大便困难、下脓）：甜瓜子10克，当归（炒）30克，蛇蜕皮1条（揉碎）。混合后每取13克，加水适量煎至1碗，饭前服，泻下恶物即见效。

口臭：甜瓜子适量。捣成末，加蜜调为丸，每日早晨漱口后含1丸。亦可贴齿。

腰疼腿痛：甜瓜子90克。酒浸10克，研为末，每服9克，空腹酒下，每日3次。

月经过多：甜瓜适量。研为末，去油质，加水调服。

【食疗药膳】

⊙甜瓜芹菜汁

原料：甜瓜200克，西洋芹100克，蕃茄50克，蜂蜜适量。

制法：将西洋芹洗净，甜瓜切片后，顺序放入榨汁机内榨汁，完成后加入蜂蜜调味即可。

用法：不拘时温热饮用。

功效：预防血管硬化，除烦安神，帮助入眠，防癌症，强精，健胃。

适用：过敏、失眠患者。

⊙藕实甜瓜羹

原料：鲜嫩藕100克，甜瓜皮、莼菜各120克。

制法：将上三物切碎，以豆豉水相合作羹。

用法：调匀食用，每日1剂。

功效：补中，生津，养神。

适用：烦热口渴。

西瓜（《日用》）

【释名】寒瓜。

瓜瓤

【气味】甘、淡，寒，无毒。

【主治】消烦止渴，解暑热（吴瑞）。疗喉痹（汪颖）。宽中下气，利小水，治血痢，解酒毒（宁原）。含汁，治口疮（震亨）。

皮

【气味】甘，凉，无毒。

【主治】口、舌、唇内生疮，烧研噙之（震亨）。

【附方】

闪挫腰痛：西瓜青皮，阴干为末，盐酒调服三钱。（《摄生众妙方》）

食瓜过伤：西瓜皮煎汤解之。诸瓜皆同。（《事林广记》）

瓜子仁

【气味】甘，寒，无毒。

【主治】与甜瓜仁同（时珍）。

◆实用指南

【单方验方】

肾炎水肿：西瓜皮、冬瓜皮各30克。水煎服，每日2次。

慢肾炎水肿：西瓜皮若干。切碎，煮膏，每服2匙。

月经先期量多：西瓜子仁9克。研末，水调服，每日2次。

高血压：西瓜皮、钩藤各30克。水煎代茶饮。

中暑：西瓜皮500克。煎汤，分2次服用。

咽干喉痛：西瓜皮适量。加开水2碗，冲泡当茶频饮。

【食疗药膳】

⊙西瓜决明茶

原料：干西瓜翠衣、草决明各9克。

制法：将上2味清洗干净，制成粗末，沸水冲泡。夏季西瓜翠衣可用新鲜的30克。

用法：代茶频饮。

功效：清凉，平肝，降压。

适用：肝火旺盛、高血压等。

⊙盐渍三皮

原料：西瓜皮200克，冬瓜皮300克，黄瓜皮400克，盐、味精适量。

制法：将西瓜皮刮去外皮，洗净；冬瓜皮刮去绒毛、外皮，洗净；黄瓜皮洗净。将三皮分别用不同火候略煮一下，待冷切成条块，置容器中，用盐、味精腌渍12小时，即可食用。

用法：佐餐食用，每日1次。

功效：清热利湿，畅通三焦。

适用：小便不利、四肢肿者及肥胖患者。

⊙西瓜蕃茄汁

原料：西瓜1个，番茄1000克。

制法：西瓜去子，取瓤；番茄用沸水冲烫去皮及种子，用洁净纱布绞取汁液。

用法：尽量饮用。

功效：清热生津，开胃。

适用：暑热及温病发热、口渴、心烦、食欲不振、消化不良，以及小便热赤等。

⊙贝母冰西瓜

原料：西瓜1个，贝母粉10克，冰糖30克。

制法：先将西瓜切一小口，放入贝母粉、冰糖，盖上，置笼上蒸1小时许。

用法：吃瓜饮汁，每日顿服或分2次服完，连服数日。

功效：清肺去暑，止咳，生津。

适用：肺热阴虚所致的咳嗽、胸闷、少痰、口渴等。

葡萄（《本经上品》）

【释名】蒲桃，草龙珠。

实

【气味】甘，平，涩，无毒。

【主治】筋骨湿痹，益气倍力强志，令人肥健，耐饥忍风寒。久食，轻身不老延年。可作酒（《本经》）。逐水，利小便（《别录》）。除肠间水，调中治淋（甄权）。时气痘疮不出，食之，或研酒饮，甚效（苏颂）。

【附方】

除烦止渴：生葡萄捣滤取汁，以瓦器熬稠，入熟蜜少许同收。点汤饮甚良。居家必用。

热淋涩痛：葡萄捣取自然汁、生藕捣取自然汁、生地黄捣取自然汁、白沙蜜各五合。每服一盏，石器温服。（《圣惠方》）

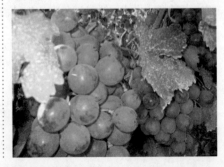

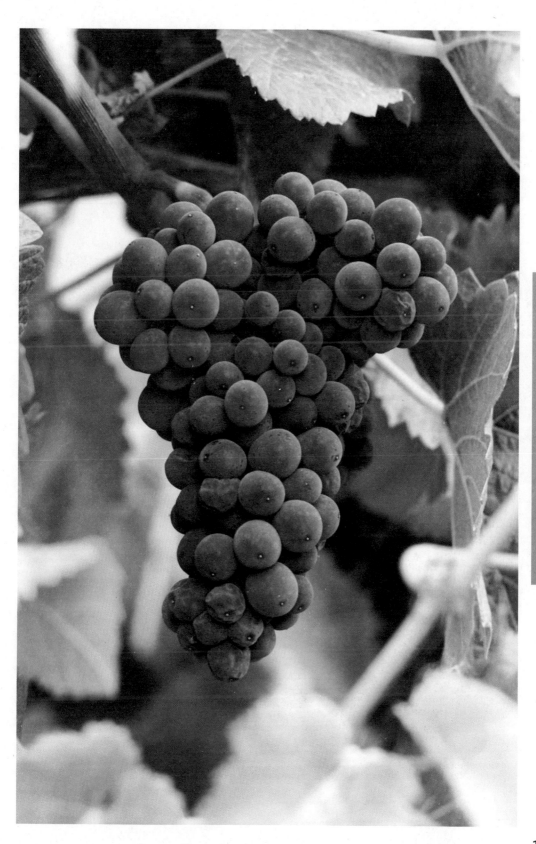

胎上冲心：葡萄煎汤饮之，即下。（《圣惠方》）

根及藤、叶

【气味】同实。

【主治】煮浓汁细饮，止呕哕及霍乱后恶心，孕妇子上冲心，饮之即下，胎安（孟诜）。治腰脚肢腿痛，煎汤淋洗之良。又饮其汁，利小便，通小肠，消肿满（时珍）。

【附方】

水肿：葡萄嫩心十四个，蝼蛄七个（去头尾），同研，露七日，曝干为末。每服半钱，淡酒调下。暑月尤佳。（《洁古保命集》）

◆实用指南

【单方验方】

尿血：葡萄根、白糖各 30 克。水煎服。

黄疸型肝炎：新鲜葡萄根 30 克。煎水服。

妊娠呕吐和浮肿：野葡萄根 30 克。煎水服。

胃虚呕吐：葡萄汁 1 小杯，生姜汁少许。调匀喝。

高血压：取葡萄汁、芹菜汁各 1 杯。混匀，用开水送服，每日 2 ~ 3 次，15 日为 1 个疗程。

老年人胃气虚弱，胃阴不足或患有慢性胃炎，胃口不好的人：葡萄干 6 ~ 9 克。饭前嚼食。

声音嘶哑：葡萄汁、甘蔗汁各 1 杯。混匀，慢慢咽下，每日数次。

婴儿腹泻：葡萄叶适量。洗净，煎水 2 次后去渣浓缩成糊状，加面粉和白糖各一半，拌匀后制成软粒，再烘干或晒干。1 岁以上的，每次 3 ~ 6 克，每日 2 ~ 3 次；1 岁以下的酌减。

肝肾虚弱，腰脊酸软，乏力等：葡萄 100 克，人参 15 克，白酒 500 毫升。同浸泡，每次 1 ~ 2 杯。

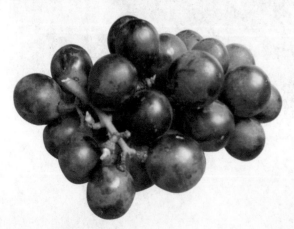

胃阴不足，咽干口渴，或热病烦渴：鲜葡萄 500 克。捣烂，绞取汁液，以小火煎熬浓稠，加等量蜂蜜煎沸备用。每次 1 匙，用沸水化服。

慢性肾炎：桑椹子 60 克，薏苡仁 40 克，葡萄 30 克，大米适量。将上 3 味加适量水，煮粥即成。每日 1 ~ 2 次。

高脂血：葡萄叶、山楂、首乌各 10 克。将上 3 味加适量水煎汤，即可。饮汤，每日 1 ~ 2 次。

【食疗药膳】

⊙山莲葡萄粥

原料：山药、莲实、葡萄干各 50 克，白糖少许。

制法：山药洗净后切成薄片，莲实用温水浸泡后去皮心，葡萄干洗净，三者同锅加水煮，先用大火煮沸后，转用小火煮至熟烂后，调入白糖即可。

用法：早晚餐温热食用。

功能：补益心脾。

适用：面色（㿠）白、走力倦怠、形体虚弱、腹胀便秘等。

⊙葡萄藕地蜜汁

原料：鲜葡萄、鲜藕、鲜生地黄各适量，蜂蜜 500 毫升。

制法：将前三种洗净，捣烂取汁 3000 毫升，加入蜂蜜调匀。

用法：每次 200 毫升，每日 3 次。

功效：利尿消肿，通淋。

适用：淋症、尿路涩痛等。

⊙拔丝葡萄

原料：葡萄 250 克，鸡蛋 3 个，淀粉、面粉、白糖绵适量，花生油 500 毫升。

制法：葡萄洗净，加开水略烫后取出，剥皮剔籽，蘸上面粉；把鸡蛋清打入碗中，改用小火，把葡萄沾上蛋糊，放入油锅炸，呈浇黄色时倒进漏勺沥油。锅上火，加水、白糖，炒到糖变色拉出丝时，倒入葡萄，搅匀，起锅装进抹上一层芝麻油的盘中。

用法：加凉开水食用。

功效：补气血，强筋骨。

适用：气血虚弱、神疲心悸、风湿痹痛、腰膝无力、神经衰弱等。

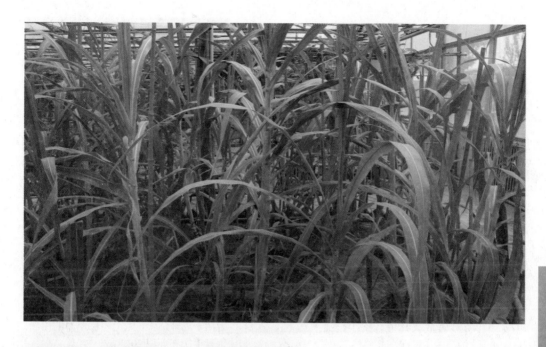

甘蔗（《别录中品》）

【释名】竿蔗（《草木状》），藷。

蔗

【气味】甘，平，涩，无毒。

【主治】下气和中，助脾气，利大肠（《别录》）。利大小肠，消痰止渴，除心胸烦热，解酒毒（大明）。止呕哕反胃，宽胸膈（时珍）。

【附方】

发热口干、小便赤涩：取甘蔗去皮，嚼汁咽之，饮浆亦可。（《外台秘要》）

反胃吐食（朝食暮吐，暮食朝吐，旋旋吐者）：用甘蔗汁七升，生姜汁一升，和匀，日日细呷之。（《梅师方》）

干呕不息：蔗汁温服半升，日三次。入姜汁更佳。（《肘后方》）

眼暴赤肿，碜涩疼痛：甘蔗汁二合，黄连半两，入铜器内慢火养浓，去滓，点之。（《普济方》）

虚热咳嗽，口干涕唾：用甘蔗汁一升半，青粱米四合，煮粥。日食二次，极润心肺。（《董氏方》）

小儿口疳：蔗皮烧研，掺之。（《简便方》）

滓

【主治】烧存性，研末，乌桕油调，涂小儿头疮白秃，频涂取瘥。烧烟勿令入人目，能使暗明（时珍）。

◆实用指南

【单方验方】

妊娠呕吐：甘蔗汁300毫升。加生姜汁少许，频频缓饮。

发热咽痛：甘蔗、萝卜各500克，金银花10克，竹叶5克，白糖适量。甘蔗和萝卜切块置砂锅内，下金银花、竹叶加水共煎。去渣最汁，饮服时加白糖，可当茶饮，每日数次。连服3～5日。

秋凉燥：新鲜甘蔗适量，粳米50克，甘蔗汁50毫升。去皮后榨汁，入粳米煮粥，熟后兑入甘蔗汁令沸，调匀服食，每日2次，连服7日。

慢性胃炎：新鲜甘蔗适量，葡萄酒20毫升。甘蔗榨汁后，取15～20毫升，与葡萄酒混合后服用。或甘蔗汁30毫升掺少许生姜汁调匀后服用，每日早、晚各服1次，连用7～10日。

慢性喉炎：甘蔗汁、萝卜汁各半杯，百合100克。将百合煮烂后调入两汁备用，每日临睡前服1杯，连服5～7日。

孕妇感冒：甘蔗头（5寸长）1个，

香菜 10 棵。甘蔗头切成 4 片，与香菜一起下锅，加入 2 碗水煎至剩下 1 碗左右服下。

小儿胎毒：甘蔗皮适量。烧存性，研末，麻油调涂患处，每日 2 次。

酒食过度、烦热面赤、呕逆，少寒：甘蔗、鲜白萝卜各 120 克。甘蔗劈开剁成小段；萝卜洗净切碎，同入锅加水煮至萝卜熟烂，去渣取汁，随量饮服。

曼陀曼中毒：甘蔗 500 克，茅根 50 克。将甘蔗、白茅根捣烂，榨取自然汁，加入适量椰子水煎服。

风热感冒：甘蔗 100 克，桑叶 18 克，枇杷叶 10 克，薄荷 6 克，大米 60 克。将上述各味洗净切碎，加水适量，煎煮取汁，加入大米煮至粥稠，趁热服。

【食疗药膳】

⊙甘蔗叶浮小麦汁

原料：甘蔗叶 100 克，浮小麦 30 克。

制法：将甘蔗叶洗净，切碎放入砂锅中，浮小麦用小火炒黄放入甘蔗叶锅中，加水适量，煎沸 15 ~ 20 分钟，去渣取汁。

用法：代茶饮用。

功效：清热养阴，生津止汗。

适用：阴虚型产后盗汗。

⊙甘蔗高粱粥

原料：甘蔗浆 500 克，高粱米 150 克。

制法：将高粱米用温开水浸泡，以涨透为度，用清水淘洗干净，待用。把煮锅刷洗干净，加清水适量，置于旺火上烧沸，倒入高粱米，锅加盖，用小火煮至粥成时，加入甘蔗浆拌匀，稍煮片刻，即可食用。

用法：每日早、晚食用。

功效：滋阴润燥，和胃止呕，下气止咳，清热解毒。

适用：病后伤津之人。

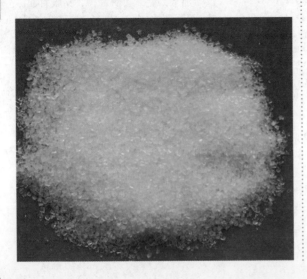

石蜜（《唐本草》）

【释名】白砂糖。

【气味】甘，寒，冷利，无毒。

【主治】心腹热胀，口干渴（《唐本》）。治目中热膜，明目。和枣肉、巨胜末为丸噙之，润肺气，助五脏，生津（孟诜）。润心肺燥热，治嗽消痰，解酒和中，助脾气，缓肝气（时珍）。

◆实用指南

【单方验方】

慢性下肢溃疡：苦参、甘草各 100 克，白糖适量。水煎后反复清洗溃疡面，随后用干棉球沾干，撒上一层厚厚的白糖，每日 1 次，连用 20 日。

甲沟炎：白糖 20 克，高度白酒 100 毫升。将白糖溶于白酒内浸泡患处，每日 3 次，每次 20 分钟，3 ~ 4 日可愈。

湿疹：白糖 60 克，黄柏 15 克，黄连 10 克。共研细末，常规消毒患处。

【食疗药膳】

⊙溃疡茶

原料：茶叶、白砂糖各 250 克。

制法：将上 2 味药加水适量，煮数沸，候冷沉淀去渣，贮于洁净的容器中加盖。于干燥处贮藏。经 6 ~ 12 日后，若色如陈酒，结面如罗皮，即可服用；若未结面，则还要经 7 ~ 14 日，就可饮服。

用法：每日 2 次，早、晚将茶蒸热后各服 1 汤匙。

功效：和中化湿，消炎敛溃。

适用：胃及十二指肠球部溃疡。

⊙白糖甘草茶

原料：生甘草、白糖各 30 克。

制法：把生甘草润透，洗净切片，和白糖同放炖杯内，注入清水 500 毫升。炖杯置大火上烧沸，再用小火煎煮 30 分钟即成。

用法：每日代茶饮用。

功效：缓急，止痛，解毒。

适用：各种药物中毒性肝炎患者饮用。

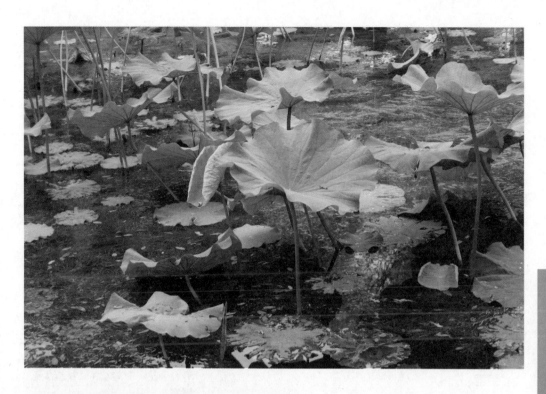

莲藕（《本经上品》）

【释名】其根藕（《尔雅》），其实莲（《尔雅》），其茎叶荷。

莲实

【释名】藕实（《本经》），石莲子（《别录》），水芝（《本经》），泽芝（《古今注》）。

【气味】甘，平，涩；无毒。

【主治】补中养神，益气力，除百疾。久服，轻身耐老，不饥延年（《本经》）。主五脏不足，伤中，益十二经脉血气（孟诜）。止渴去热，安心止痢，治腰痛及泄精。多食令人欢喜（大明）。交心肾，厚肠胃，固精气，强筋骨，补虚损，利耳目，除寒湿，止脾泄久痢，赤白浊，女人带下崩中诸血病（时珍）。捣碎和米作粥饭食，轻身益气，令人强健（苏颂）（出《诗疏》）。安靖上下君相火邪（嘉谟）。

【附方】

白浊遗精：石莲肉、龙骨、益智仁等份，为末。每服二钱，空心米饮下。（《普济方》）用莲肉、白茯苓等份，为末。白汤调服。

心虚赤浊：用石莲肉六两，炙甘草一两，为末。每服一钱，灯心汤下。（《直指方》）

哕逆不止：石莲肉六枚，炒赤黄色，研末。冷熟水半盏和服，便止。（《苏颂图经》）

眼赤作痛：莲实去皮研末一盏，粳米半升，以水煮粥，常食。（《普济方》）

小儿热渴：莲实二十枚炒，浮萍二钱半，生姜少许，水煎，分三服。（《圣济总录》）

反胃吐食：石莲肉为末，入少肉豆蔻末，米汤调服之。（《直指方》）

藕

【气味】甘，平，无毒。

【主治】热渴，散留血，生肌。久服令人心欢（《别录》）。止怒止泄，消食解酒毒，及病后干渴（藏器）。捣汁服，止闷除烦开胃，治霍乱，破产后血闷。捣膏，罯金疮并伤折，止暴痛。蒸煮食之，大能开胃（大明）。生食，治霍乱后虚渴。蒸食，甚补五脏，实下焦。同蜜食，令人腹脏肥，不生诸虫；亦可休粮（孟诜）。汁：解射罔毒、蟹毒（徐之才）。捣浸澄粉服食，轻身益

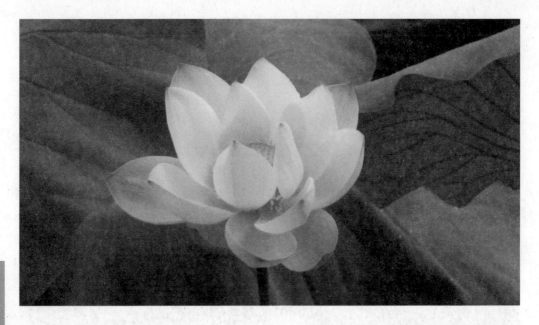

年（臞仙）。

藕蔤

【释名】藕丝菜。

【气味】甘，平，无毒。

【主治】生食，主霍乱后虚渴烦闷不能食，解酒食毒（苏颂）。功与藕同（时珍）。解烦毒，下瘀血（汪颖）。

藕节

【气味】涩，平，无毒。

【主治】捣汁饮，主吐血不止，及口鼻出血（甄权）。消瘀血，解热毒。产后血闷，和地黄研汁，入热酒、小便饮（大明）。能止咳血唾血，血淋溺血，下血血痢血崩（时珍）。

【附方】

卒暴吐血：用藕节、荷蒂各七个，以蜜少许擂烂，用水二钟，煎八分，去滓，温服。或为末丸服亦可。（《圣惠方》）

大便下血：藕节晒干研末，人参、白蜜煎汤，调服二钱，日二服。（《全幼心鉴》）

鼻渊脑泻：藕节、川芎焙研，为末。每服二钱，米饮下。（《普济方》）

莲薏（即莲子中青心也）

【释名】苦薏。

【气味】苦，寒，无毒。

【主治】血渴，产后渴，生研末，米饮服二钱，立愈（士良）。止霍乱（大明）。清心去热（时珍出《统旨》）。

【附方】

劳心吐血：莲子心七个，糯米二十一粒，为末，酒服。此临安张上舍方也。（《是斋百一方》）

小便遗精：莲子心一撮，为末，入辰砂一分。每服一钱，白汤下，日二。（《医林集要》）

莲蕊须

【释名】佛座须。

【气味】甘，涩，温，无毒。大明曰：忌地黄、葱、蒜。

【主治】清心通肾，固精气，乌须发，悦颜色，益血，止血崩，吐血（时珍）。

莲花

【释名】芙蓉（《古今注》），芙蕖（《古今注》），水华。

【气味】苦、甘，温，无毒。忌地黄、葱、蒜。

【主治】镇心益色。驻颜身轻（大明）。弘景曰：花入神仙家用，入香尤妙。

【附方】

服食驻颜：七月七日采莲花七分，八月八日采根八分，九月九日采实九分，

阴干捣筛。每服方寸匕，温酒调服。（《太清草木方》）

天泡湿疮：荷花贴之。（《简便方》）

难产催生：莲花一瓣，书人字，吞之，即易产。（《肘后方》）

坠损呕血（坠跌积血心胃，呕血不止）：用干荷花为末，每酒服方寸匕，其效如神。（杨拱《医方摘要》）

莲房

【释名】莲蓬壳。

【气味】苦，涩，温，无毒。

【主治】破血（孟诜）。治血胀腹痛，及产后胎衣不下，酒煮服之。水煮服之，解野菌毒（藏器）。止血崩、下血、溺血（时珍）。

【附方】

经血不止：用陈莲蓬壳烧存性，研末。每服二钱，热酒下。（《妇人经验方》）

血崩不止（不拘冷热）：用莲蓬壳、荆芥穗各烧存性，等份为末。每服二钱，米饮下。（《圣惠方》）

产后血崩：莲蓬壳五个，香附二两，各烧存性，为末。每服二钱，米饮下，日二。（《妇人良方》）

漏胎下血：莲房烧研，面糊丸梧子大。每服百丸，汤、酒任下，日二。（《朱氏集验方》）

小便血淋：莲房烧存性，为末，入麝香少许。每服二钱半，米饮调下，日二。（《经验方》）

天泡湿疮：莲蓬壳烧存性，研末，井泥调涂，神效。（《海上方》）

荷叶

【释名】嫩者荷钱，贴水者藕荷（生藕者），出水者芰荷（生花者），蒂名荷鼻。

【气味】苦，平，无毒。

【主治】止渴，落胞破血，治产后口干，心肺躁烦（大明）。治血胀腹痛，产后胎衣不下，酒者服之。荷鼻：安胎，去恶血，留好血，止血痢，杀菌蕈毒，并煮水服（藏器）。生发元气，裨助脾胃，涩精滑，散瘀血，消水肿痈肿，发痘疮，治吐血咯血衄血，下血溺血血淋，崩中，产后恶血，损伤败血（时珍）。

【附方】

阳水浮肿：败荷叶烧存性，研末。每服二钱，米饮调下，日三服。（《证治要诀》）

诸般痈肿（拔毒止痛）：荷叶中心蒂如钱者，不拘多少，煎汤淋洗，拭干，以飞过寒水石，同腊猪脂涂之。又治痈肿，柞木饮方中亦用之。（《本事方》）

打扑损伤（恶血攻心，闷乱疼痛者）：以干荷叶五片烧存性，为末。每服三钱，童子热尿一盏，食前调下，日三服，利下恶物为度。（《圣惠方》）

产后心痛、胎衣不下（恶血不尽也）：荷叶炒香为末。每服方寸匕，沸汤或童子小便调下。或烧灰、或煎汁皆可。（《救急方》）

孕妇伤寒（大热烦渴，恐伤胎气）：用嫩卷荷叶焙半两，蚌粉二钱半，为末。每服三钱，新汲水入蜜调服，并涂腹上。名罩胎散。（《郑氏方》）

吐血不止：嫩荷叶七个，擂水服之，甚佳。又方：干荷叶、生蒲黄等份，为末。每服三钱，桑白皮煎汤调下。（《肘后方》）用经霜败荷烧存性，研末。新水服二钱。

牙齿疼痛：青荷叶剪取钱蒂七个，以浓米醋一盏，煎半盏，去滓，熬成膏，时时抹之妙。（《经验方》）

偏头风痛：荷叶一个，升麻、苍术各一两，水二钟，煎一钟，食后温服。或烧荷叶一个，为末，以煎汁调服。（《简便方》）

阴肿痛痒：荷叶、浮萍、蛇床等份煎水，日洗之。（《医垒元戎》）

◆ 实用指南

【单方验方】

口干舌燥，内有积热等：鲜藕、白梨各等份。洗净，分别榨汁，混合后饮用，每服1杯，每日2～3次。

肾炎血尿：藕节150克，水500毫升。煮20分钟，当茶饮。

遗精、阳痿：莲须、石莲肉、芡实各300克。共为末，再以金樱子适量煎水，浓缩药汁，和药末为丸，每日2次，每次10～15克。

梦遗：莲子15克。水煎，饮汁，吃莲子，连服2周。

防暑：藕250克。洗净切片，加糖适量，煎汤代茶饮。

产后出血：鲜藕适量。榨汁，每次2匙，每日3次。

白带：藕汁半碗，红鸡冠花3朵。水煎，调红糖服，每日2次。

痔疮、肛裂：鲜藕500克，僵蚕7个，红糖120克。水煎，连汤服下，连服1周。

急性肠胃炎：鲜嫩藕1500克。捣

烂取汁，分 2 次用沸水冲服。

【食疗药膳】

⊙莲子猪肚

原料：猪肚 1 个，莲子 50 粒，香油、盐、葱、生姜、蒜各适量。

制法：猪肚洗净，内装水发莲子（去心），用线缝合，放入锅内，加清水，炖熟透，捞出晾凉，将猪肚切成细丝，同莲子放入盘中。将香油、盐、葱、生姜、蒜调料与猪肚丝拌匀即成。

用法：可单服，也可佐餐。

功效：健脾益胃，补虚益气。

适用：食少、消瘦、泄泻、水肿等。

⊙荷叶肉丝粥

原料：鲜荷叶 60 克，猪瘦肉 100 克，大米 100 克。

制法：荷叶切成长条，猪肉切成丝。荷叶煎煮取汁，加入大米中煮粥，待五成熟时下猪肉煮熟成粥。

用法：每日早晚餐食用。

功效：凉血止血，清暑止泻，滋补肾阴。

适用：高脂血症、冠心病、动脉硬化等。

⊙荷叶绿豆粥

原料：小米 250 克，绿豆 100 克，鲜荷叶 2 张，面芡 50 克，白糖适量。

制法：荷叶洗净，入沸水锅中焯一下捞出，用手撕开成六瓣。绿豆下锅加水煮至七成熟时，加进小米熬开花，然后再放荷叶、白糖略煮一下，勾面芡，捞出荷叶即成。

用法：温热食用。

功效：清热解毒，清暑利水。

适用：丹毒、痈肿等。

⊙藕丁白及粥

原料：鲜藕 100 克，白及 5 克，糯米 100 克。

制法：鲜藕洗净切丁，白及焙干研细末，糯米淘净与藕丁同入砂锅中，加水适量，文火煮粥，至粥熟时调以白及粉拌匀，再沸，离火即成。

用法：早、晚各服 1 次。

功效：健脾止血，敛肺生肌。

适用：精神萎靡、食欲不振、心烦不眠、咳吐痰血，尤宜作为肺结核咳血、支气管扩张咳血及消化道出血等。

芡实（《本经上品》）

【释名】鸡头（《本经》），雁喙（《本经》），

雁头（《古今注》），鸡雍（《庄子》），卵菱（《管子》）。

【气味】甘，平，涩，无毒。

【主治】湿痹，腰脊膝痛，补中，除暴疾，益精气，强志，令耳目聪明。久服，轻身不饥，耐老神仙（《本经》）。开胃助气（《日华》）。止渴益肾，治小便不禁，遗精白浊带下（时珍）。

【附方】

益精气，强志意，利耳目：鸡头实三合，煮熟去壳，粳米一合煮粥，日日空心食。（《经验方》）

色欲过度，损伤心气，小便数，遗精：用秋石、白茯苓、芡实、莲肉各二两，为末，蒸枣和，丸梧子大。每服三十丸，空心盐汤送下。（《永类方》）

浊病：用芡实粉、白茯苓粉，黄蜡化蜜和，丸梧桐子大。每服百丸，盐汤下。（《摘玄方》）

鸡头菜即蔍菜（芡茎也）

【气味】咸、甘，平，无毒。

【主治】止烦渴，除虚热，生熟皆宜（时珍）。

根

【气味】（同茎）。

【主治】小腹结气痛，煮食之（士良）。

【附方】

偏坠气块：鸡头根切片煮熟，盐、醋食之。（《法天生意》）

◆实用指南

【单方验方】

脾虚泄泻：芡实、百合各 60 克。煮粥共食。

前列腺肥大：芡实 20 克，薏苡仁 15 克，糯米 30 克。共煮粥，每日 1 剂。

肾炎：芡实、糯米各 30 克，白果 10 枚（去芯、壳）。同煮粥，每日 1 剂。

糖尿病：芡实 40 克，猪肝 1 个。共煮食，每日 1 次，忌盐酱。

胃肠炎：芡实、百合各 30 克。共煮熟，多次服食。

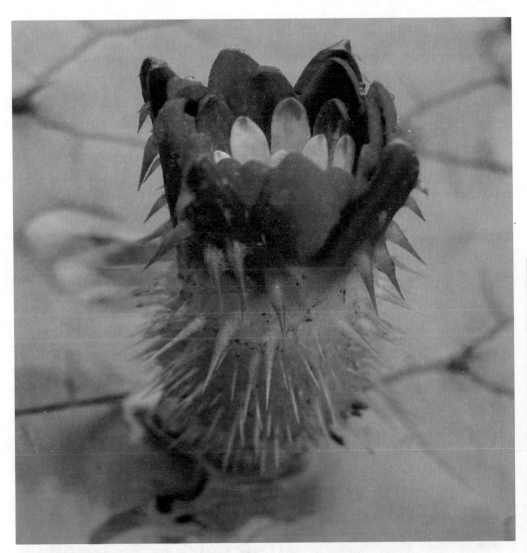

更年期综合征：芡实、莲子、核桃仁各 20 克，粳米 60 克。共煮粥，常吃。

遗精：芡实、山药各 30 克，莲子 15 克，炒枣仁 9 克，党参 3 克。上药用水适量，慢火煮，服汤，再用白糖 15 克拌入药渣中同服，连服数日。

【食疗药膳】

⊙芡实蒸蛋羹

原料：鸡蛋 2 个，芡实 3 克，骨头汤 2 碗，鸡肉或猪肉末适量，油、葱花、盐、醋、酱油、香油各少许。

制法：将鸡蛋打在碗里，用力搅散，以筷子挑不起丝为度。把芡实放入骨头汤里熬至 1 碗，趁热倒入调好的鸡蛋碗内，加盐拌匀，然后放蒸锅内蒸熟。蒸时注意不要太老，成形即可。锅内放油烧至七成热，把肉末放入锅内速炒，接着放入葱花、盐、醋、酱油、

香油，随后出锅，倒入蒸好的蛋羹内。

用法：每日 1 次，早餐食用。

功效：滋阴养血，补脾止泄。

适用：脾虚泄泻。

⊙芡实烧鸭

原料：芡实 120 克，鸭子 1 只，盐、味精、酱油、料酒、葱段、姜片、胡椒粉各适量。

制法：将鸭子宰杀治净，入沸水焯一下待用；芡实去杂质洗净。将芡实装入鸭腹内，入锅注入适量清水煮沸，撇去浮沫，加入盐、味精、料酒、酱油、葱段、姜片，改用小火烧至鸭肉烂熟，撒入胡椒粉出锅即成。

用法：佐餐食用。

功效：滋补五脏，清虚劳热，补血行水，养胃生津，补肾固津，健脾止泻，祛湿止带。

适用：糖尿病、脾虚水肿、肾虚遗精等。

⊙桂花芡实羹

原料：芡实 250 克，白糖 350 克，蜜桂花 1 克。

制法：将芡实去净渣壳淘净，放入锅内，掺清水约 900 毫升，烧开后撇净浮沫，待芡实熟时，加入白糖溶化，注入汤碗内，撒入桂花即成。

用法：每食适量。

功效：健脾止泻，固肾涩精。

适用：脾肾气虚运代力弱、泄泻、遗精、早泄、白带、小便频多等。

⊙芡实糯米粥

原料：鲜芡实 100 克（干品 50 克），糯米适量。

制法：将芡实、糯米清洗干净，加适量清水共煮粥。

用法：每日 2 ~ 3 次。

功效：健脾调中，固肾清热。

适用：尿频失禁。

乌芋（《别录中品》）

【释名】凫茈，凫茨，荸荠（《衍义》），黑三棱（《博济方》），地栗（《郑樵通志》）。

根

【气味】甘，微寒，滑，无毒。

【主治】消渴痹热，温中益气（《别录》）。下丹石，消风毒，除胸中实热气。可作粉食，明耳目，消黄疸（孟诜）。开胃下气（大明）。作粉食，厚人肠胃，不饥，能解毒，服金石人宜之（苏颂）。疗五种膈气，消宿食，饭后宜食之。治误吞铜物（汪机）。主血痢下血血崩，辟蛊毒（时珍）。

【附方】

大便下血：荸荠捣汁大半钟，好酒半钟，空心温服。三日见效。（《神秘方》）

下痢赤白：午日午时取完好荸荠，洗净拭干，勿令损破，于瓶内入好烧酒浸之，黄泥密封收贮。遇有患者，取二枚细嚼，空心用原酒送下。（《经验方》）

妇人血崩：荸荠一岁一个，烧存性，研末，酒服之。（《李氏方》）

小儿口疮：荸荠烧存性，研末，掺之。（《简便方》）

误吞铜钱：生荸荠研汁，细细呷之，自然消化成水。（《百一选方》）

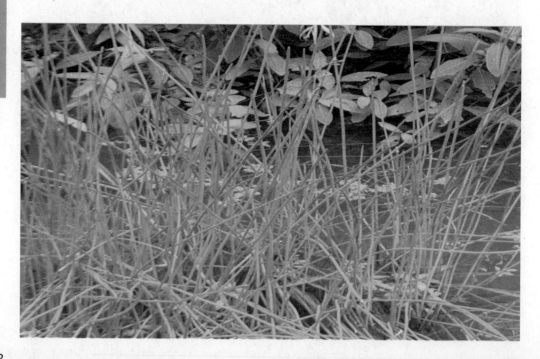

图解食用本草

【单方验方】

痔疮出血：荸荠 500 克，地榆 300 克，红糖 150 克。将荸荠洗净打碎，入地榆、红糖，水煎 1 小时，每日 2 次。

预防流感：鲜荸荠 250 克，甘蔗（切段）1 根。入锅煎煮，熟后食之。

痰核、肺结核：荸荠、海蜇各 100 克。煮汤服，每日 2 ～ 3 次。

咽喉肿痛：荸荠适量。绞汁冷服，每次 120 克。

麻疹透发不快：荸荠 90 克，柽柳 15 克（鲜枝叶 30 克）。水煎服。

预防流行性脑膜炎：鲜荸荠、生石膏适量。煎沸代茶饮。

【食疗药膳】

⊙荸荠海蜇汤

原料：荸荠 200 克，海蜇皮 100 克。

制法：将荸荠、海蜇皮洗净，加水煮熟即可。

用法：饮汤食荸荠、海蜇。每日 1 剂，每日 2 ～ 3 次。

功能：清热化痰，消肿散结，生津止渴，疏肝除烦。

适用：肺热咳嗽、咯痰黄稠、热病阴伤、口干作渴、大便不通、肺结核肿瘤、高血压等。

⊙荸荠梨藕汁

原料：荸荠、梨、鲜藕、白萝卜、鲜芦根各 50 克。

制法：将以上 5 味，均取鲜品，按常规方法制备鲜汁，放入大容量杯中，充分拌和均匀即成。

用法：早晚 2 次分服。

功效：清热化痰，止咳。

适用：肺癌咳嗽痰多、色黄质稠者。

⊙荸荠萝卜杏仁粥

原料：荸荠 60 克，白萝卜 30 克，北杏仁、冰糖各 15 克，大米 50 克。

制法：北杏仁去皮、尖，荸荠、白萝卜洗净，并把白萝卜切成小块。将前共入锅内，加水适量，小火煮熟。捞出荸荠剥皮后再放入，加入大米、冰糖，煮熟即可。

用法：每日分 2 次服完，连服数日。

功效：润肺化痰，降气平喘。

适用：痰多咳喘。

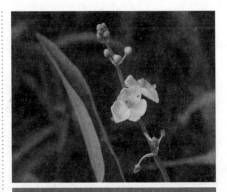

慈姑（《日华》）

【释名】借姑（《别录》），茨菰，水萍（《别录》），河凫茈（《图经》），白地栗（《图经》）。

根

【气味】苦、甘，微寒，无毒。

【主治】百毒，产后血闷，攻心欲死，产难胞衣不出，捣汁服一升。又下石淋（大明）。

叶

【主治】诸恶疮肿，小儿游瘤丹毒，捣烂涂之，即便消退，甚佳（苏颂）。治蛇、虫咬，捣烂封之（大明）。调蚌粉，涂瘑痱（时珍）。

◆ 实用指南

【单方验方】

淋浊：慈姑根块 180 克。加水适量煎服。

肺虚咳血：生慈姑数枚。去皮捣烂，蜂蜜米泔同拌匀，饭上蒸熟，热服效。

【食疗药膳】

⊙慈姑瘦肉汤

原料：慈姑、猪肉（瘦）各 320 克，土茯苓 20 克，蜜枣 50 克，姜 4 克。

制法：慈姑去皮洗净切片，瘦肉洗净。将慈姑、瘦肉、姜、土茯苓、蜜枣入煲内。加水 3 ~ 4 碗，煲 2 小时，即可饮用。

用法：每日 1 剂，每日 2 ~ 3 次。

功效：清风热，解湿毒。

适用：皮肤疮毒、湿气、面疱等。

⊙糖鲜瘦风轮菜粥

原料：鲜瘦风轮菜（剪刀草）、粳米各 30 克，白糖（红糖）适量。

制法：将鲜瘦风轮菜清洗干净，与白糖（红糖）、粳米入锅加水煮粥，熟烂即可。

用法：赤痢加白糖，白痢加赤糖，适量饮之。

功效：祛风清热，散瘀消肿。

适用：痢疾。

⊙蜂蜜蒸慈姑

原料：生慈姑数枚，蜂蜜、米泔各适量。

制法：将生慈姑去皮捣烂，用蜂蜜、米泔同拌匀，饭上蒸熟。

用法：温热服食，每日 1 剂。

功效：行血，止嗽，补虚。

适用：肺虚咳血。

虫部

食用本草第四巻

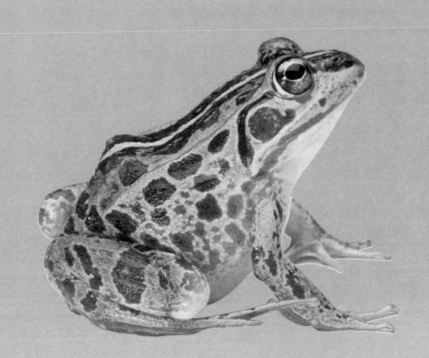

蜂蜜（《本经上品》）

【释名】蜂糖（俗名），生岩石者名石蜜（《本经》），石饴（《本经》），岩蜜。

【气味】甘，平，无毒。

【主治】心腹邪气，诸惊痫痉，安五脏诸不足，益气补中，止痛解毒，除众病，和百药。久服，强志轻身，不饥不老，延年神仙（《本经》）。养脾气，除心烦，饮食不下，止肠澼，肌中疼痛，口疮，明耳目（《别录》）。牙齿疳䘌，唇口疮，目肤赤障，杀虫（藏器）。治卒心痛及赤白痢，水作蜜浆，顿服一碗止；或以姜汁同蜜各一合，水和顿服。常服，面如花红。（甄权）。治心腹血刺痛，及赤白痢，同生地黄汁各一匙服，即下（孟诜）。同薤白捣，涂汤火伤，即时痛止（宗奭）。（《肘后方》）用白蜜涂上，竹膜贴之，日三。和营卫，润脏腑，通三焦，调脾胃（时珍）。

【附方】

大便不通：用蜜二合，铜器中微火煎之，候凝如饴状，至可丸，乘热捻作挺，令头锐，大如指，长寸半许。候冷即硬，纳便道中，少顷即通也。一法，加皂角、细辛（为末）少许，尤速。（《伤寒论》）

噎不下食：取崖蜜含，微微咽下。（《广利方》）

产后口渴：用炼过蜜，不计多少，熟水调服，即止。（《产书》）

五色丹毒：蜜和干姜末敷之。（《肘后方》）

肛门生疮：白蜜一斤，猪胆汁一枚相和，微火煎令可丸，丸三寸长作挺，涂油纳下部，卧令后重，须臾通泄。（《梅师方》）

热油烧痛：以白蜜涂之。（《梅师方》）

疔肿恶毒：用生蜜与隔年葱研膏，先刺破涂之。如人行五里许，则疔出，后以热醋汤洗去。（《济急仙方》）

大风癞疮：取白蜜一斤，生姜二斤捣取汁。先秤

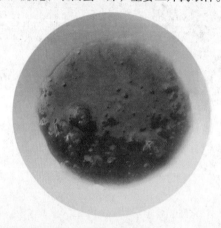

铜铛斤两，下姜汁于蜜中消之，又秤之，令知斤两。即下蜜于铛中，微火煎令姜汁尽，秤蜜斤两在，即药已成矣。患三十年癞者，平旦服枣许大一丸，一日三服，温酒下。忌生冷醋滑臭物。功用甚多，不能一一具之。（《食疗方》）

目生珠管：以生蜜涂目，仰卧半日，乃可洗之。日一次。（《肘后方》）

◆实用指南

【单方验方】

便秘：蜂蜜1匙，开水1杯。同和匀，早晚空腹饮用。

肠燥便秘、大便干结：蜂蜜50克，麻油25克。先将麻油倒入蜂蜜中拌匀，接着边搅拌边加入温开水，将其稀释成均匀的液体后即可服用。

嗓音病：冰片0.6克，蜂蜜30克。将冰片研末与蜂蜜同放杯中，开水冲服。

手足皲裂：猪油30克，蜂蜜70克。将猪油煎汤待冷，加蜂蜜调匀，用时将患处洗净，敷上药膏，每日2次。

胃及十二指肠溃疡：蜂蜜50克，生甘草10克，陈皮5克。水适量，先煎甘草、陈皮，去渣冲入蜂蜜，每日3次。

病毒引起的流行性感冒：蜂蜜、钩藤、绿茶各1克。先将钩藤加水500毫升，煮沸3分钟，去渣，加入蜂蜜与绿茶，每日1剂，分3次温服。

习惯性便秘：蜂蜜60克，牛奶150克，葱汁少许。煮熟，早晨空腹服用。

嫩肤减皱：将蜂蜜加2～3倍水稀释后每日涂覆面部并进行按摩，可使皮肤光洁细嫩，减少皱纹。

气管炎：蜂蜜、麦芽糖、葱汁各适量。共熬后装入瓶内，每次1汤匙，每日3次。

马蜂蜇伤，疼痛不止：仙人掌、蜂蜜各适量。仙人掌捣烂绞汁，调蜂蜜涂患部。

虚喘症：蜂蜜1000毫升，核桃肉1000克。核桃肉捣烂，调入蜂蜜，和匀。每次服1匙，每日2次，温开水送服。

妊娠小便不通：蜂蜜与冬瓜汁各1杯。共调服。

图解食用本草

【食疗药膳】

⊙蜂蜜鸡蛋羹

原料：蜂蜜 35 克，鸡蛋 1 个。

制法：将鸡蛋打入瓷碗内，放锅内蒸 15 分钟熟后稍凉后再加入蜂蜜。

用法：每日早晨空腹各服 1 剂，长期服用。

功效：轻身、健脑、强体。

适用：记忆力减退、身体羸弱者。

⊙木瓜生姜蜂蜜粥

原料：木瓜、生姜各 10 克，蜂蜜 30 克，粳米 100 克。

制法：将木瓜片装入布袋，与淘净的粳米、洗净的生姜片同入锅中，加水适量，煮成稠粥，粥将成取出药袋，趁温兑入蜂蜜，调匀即成。

用法：上、下午分服。

功效：祛湿舒筋，散寒止痛。

适用：风寒湿型老年类风湿性关节炎。

⊙蜂蜜杏仁粥

原料：蜂蜜 15 克，杏仁 10 克，粳米 100 克。

制法：将杏仁用开水焯一下，去皮、尖；粳米淘洗干净，同放炖锅内，加水 800 毫升，置大火烧沸，再用小火炖煮 30 分钟，加入蜂蜜，搅匀即成。

用法：每日 1 次，每次食 100 克粥。

功效：润肺止咳。

适用：咳嗽、咽喉疼痛、口干烦渴等。

⊙菊花蜂蜜粥

原料：鲜菊花 50 克，大米 100 克，蜂蜜 30 克。

制法：菊花用纱布包扎成袋，与大米同入锅中煮粥，待粥熟后拣去菊花袋，调入蜂蜜即成。

用法：温热服食。

功效：清热祛风，益气补中，清热润燥。

适用：风热感冒，症见发热怕风、咽干疼痛等。

⊙蜂蜜生姜汁

原料：生蜂蜜 1000 克，生姜 250 克（捣烂），枇杷叶 5 克（去毛）。

制法：先将枇杷叶煎汁，再加入蜂蜜与生姜，用小火熬成膏。

用法：每次服 30 ~ 40 克，每日 3 次。

功效：清热润燥，消炎。

适用：老年人支气管炎。

⊙蜂蜜土豆粥

原料：土豆（不去皮）300 克，蜂蜜适量。

制法：土豆洗净、切块，用水煮成粥状，服时加蜂蜜调匀。

用法：每日 2 次。

功效：养胃益阴。

适用：慢性胃炎胃阴不足者。

⊙蜂蜜黑木耳

原料：蜂蜜、黑木耳各 250 克，核桃仁、红枣各 10 颗，生姜 20 克，白酒 100 毫升。

制法：先将红枣去核；核桃仁及生姜分别捣烂；黑木耳泡发，切碎。将以上各味与酒、蜂蜜拌和在一起，静置 10 小时，然后放笼内蒸熟。

用法：每日服 3 ~ 4 次，每次 15 ~ 20 克。

功效：补虚滋阴。

适用：孕产妇贫血。

五倍子（《开宝》）

【释名】文蛤（《开宝》），百虫仓（《拾遗》）。

【气味】酸，平，无毒。

【主治】肠虚泄痢，为末，熟汤服之（藏器）。生津液，消酒毒，治中蛊毒、毒药（日华）。敛肺降火，化痰饮，止咳嗽、消渴、盗汗、呕吐、失血、久痢、黄病、心腹痛、小儿夜啼，乌须发，治眼赤湿烂，消肿毒、喉痹，敛溃疮，金疮，收脱肛、子肠坠下（时珍）。

【附方】

寐中盗汗：五倍子末、荞麦面等份，水和作饼，煨熟。夜卧待饥时，干吃二三个，勿饮茶水，甚妙（集灵）。自汗盗汗，常出为自汗，睡中出为盗汗。用五倍子研末，津调填脐中，缚定，一夜即止也。（《和剂方》）

心疼腹痛：五倍子生末。每服一钱，铁杓内炒，起烟黑色者为度。以好酒一盏，倾入杓内，服之立止。（《邵真人经验方》）

消渴饮水：五倍子为末，水服方寸匕，日三服。（《危氏得效方》）

小儿呕吐（不定）：用五倍子二个（一生一熟），甘草一握（湿纸，煨过），同研为末。每服半钱，米泔调下，立瘥。（《经验方》）

热泻下痢：五倍子一两，枯矾五钱，

143

为末，糊丸梧子大。每服五十丸，米汤送下。（《邓笔峰杂兴方》）

粪后下血，不拘大人、小儿：五倍子末，艾汤服一钱。（《全幼心鉴》）

肠风脏毒，下血不止：五倍子半生半烧，为末，陈米饭和，丸如梧子大。每服二十丸，食前粥饮送下，日三服。（《圣惠方》）

孕妇漏胎：五倍子末，酒服二钱，神效。（《朱氏集验方》）

小便尿血：五倍子末，盐梅捣和，丸梧子大。每空心酒服五十丸。（《集简方》）

天行口疮：五倍子末掺之，吐涎即愈。（《庞氏伤寒论》）

白口恶疮（状似木耳，不拘大人、小儿）：并用五倍子、青黛等份，为末。以筒吹之。（《端效方》）

疳蚀口鼻：五倍子烧存性，研末，掺之。（《普济方》）

小儿口疳：白矾装入五倍子内，烧过同研，掺之。（《简便方》）

一切诸疮：五倍子、黄檗等份，为末，敷之。（《普济方》）

一切癣疮：五倍子（去虫）、白矾（烧过）各等份，为末，搽之。干则油调。（《简便方》）

百药煎

【气味】酸、咸、微甘，无毒。

【主治】清肺化痰定嗽，解热生津止渴，收湿消酒，乌须发，止下血，久痢脱肛，牙齿宣蜃，面鼻疳蚀，口舌糜烂，风湿诸疮（时珍）。

【附方】

染乌须发：川百药煎一两，针砂（醋炒）、荞麦面各半两。先洗须发，以荷叶熬醋调刷，荷叶包一夜，洗去即黑，妙。（《普济方》）

风热牙痛：百药煎泡汤噙漱。（《圣济总录》）

牙龈疳蚀：百药煎、五倍子、青盐（煅）各一钱半，铜绿一钱，为末。日掺二三次，神效。（《普济方》）

脚肚生疮：百药煎末唾调，逐疮四围涂之，自外入内（先以贯众煎汤洗之），日一次。（《医林集要》）

乳结硬痛：百药煎末。每服三钱，酒一盏，煎数沸，服之取效。（《经验方》）

肠痛内痛：大枣（连核烧存性）、百药煎等份，为末。每服一钱，温酒服，日一，取效。（《直指方》）

大肠便血：百药煎、荆芥穗（烧存性）等份为末，糊丸梧子大。每服五十丸，米饮下。（《圣惠方》）

大肠气痔（作痛下血）：百药煎末，每服三钱，稀粥调服，日二次。（《集简方》）

酒痢下血：百药煎、五倍子、陈槐花各等份，焙研末，

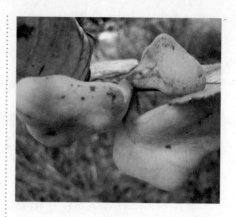

酒糊丸梧子大。每服五十丸，米饮送下。（《本事方》）

下痢脱肛：百药煎一块，陈白梅三个，木瓜一握，以水一碗，煎半碗。日二服。（《圣济总录》）

◆ 实用指南

【单方验方】

牙痛：五倍子15克。煎浓汁含漱。

阳痿早泄：五倍子、白芷各等份。研细，醋调，敷脐，胶布固定。

脚湿疹、脚癣：五倍子300克。煎水浸泡双脚30分钟，每日1～2次。

小儿湿疹：五倍子300克。煎水去渣，浓缩至300毫升，加米醋50毫升，涂擦患处。

水田皮炎：五倍子500克。研成细末，放入4000克白醋中溶解即成。在下水田前，涂抹四肢受水浸泡处，使呈一黑色保护层，可防止水田皮炎发生。

【食疗药膳】

⊙五倍子绿茶

原料：五倍子500克，绿茶30克，醪糟120克。

制法：五倍子捣碎，研末，与余药同拌匀，作成10克重的块饼，待发酵至表面长白霜时晒干，贮于干燥处。

用法：白开水冲泡代茶饮。

功效：祛痰止咳。

适用：久咳痰多。

螳螂、桑螵蛸
(《本经上品》)

【释名】刀螂(《纲目》),拒斧(《说文》),不过(《尔雅》),蚀疣,其子房名螵蛸。

螳螂

【主治】小儿急惊风搐搦,又出箭镞。生者能食疣目(时珍)。

桑螵蛸

【气味】咸、甘、平,无毒。

【主治】伤中疝瘕阴痿,益精生子,女子血闭腰痛,通五淋,利小便小道(《本经》)。疗男子虚损,五脏气微,梦寐失精遗溺。久服益气养神(《别录》)。炮熟空心食之,止小便利(甄权)。

【附方】

遗精白浊(盗汗虚劳):桑螵蛸(炙)、白龙骨等份,为细末。每服二钱,空心用盐汤送下。(《外台秘要》)

小便不通:桑螵蛸(炙黄)三十枚;黄芩二两,水煎。分二服。(《圣惠方》)

妇人胞转(小便不通):用桑螵蛸炙为末,饮服方寸匕,日用二。(《产书》)

妇人遗尿:桑螵蛸酒炒为末,姜汤服二钱。(《千金翼》)

妊娠遗尿(不禁):桑螵蛸十二枚,为末。分二服。米饮下。(《产乳书》)

产后遗尿(或尿数):桑螵蛸(炙)半两,龙骨一两,为末。每米饮服二钱。(《徐氏胎产方》)

咽喉肿塞:桑上螳螂窠一两(烧灰),马勃半两,研匀,蜜丸梧子大。煎犀角汤,每服三五丸。(《总病论》)

咽喉骨硬:桑螵蛸醋煎,呷之。(《经验良方》)

底耳疼痛:桑螵蛸一个(烧存性),麝香一字,研末。每用半字,掺入神效。有脓先缴净。(《经验方》)

小儿软疖:桑螵蛸烧存性,研末,油调敷之。(《危氏得效方》)

◆ 实用指南

【单方验方】

遗精:桑螵蛸、白石脂各20克,龙骨、牡蛎各30克,菟丝子、韭菜子、茯苓各10克,五味子12克。水煎服。

近视:桑螵蛸、党参、白术各9克,覆盆子、菟丝子、山药(淮)、焦神曲各12克。水煎服。

肾虚遗精:桑螵蛸、锁阳、茯苓各10克,龙骨15克。共研细粉,每次6克,每日3次,开水送服。

肺脾气虚遗尿:桑螵蛸、黄芪各25克,党参、白术、当归各20克,陈皮、柴胡、益智仁、五味子、补骨脂各15克,升麻、甘草各10克。水煎服。

糖尿病尿多、口渴:桑螵蛸60克。研粉末,用开水冲服,每次6克,每日3次,至愈为度。

【食疗药膳】

⊙桑螵蛸高粱米粥

原料:桑螵蛸20克,高粱米50~100克。

制法:将桑螵蛸用清水煎熬3次,过滤后收集液500毫升,将高粱米淘洗干净,放入锅内,掺入桑螵蛸的汁,置火上煮成粥,至高粱米煮烂即成。

用法:每日2次,早晚温服。

功效:健脾补肾,止遗尿。

适用:肾气不足、营养失调、小儿遗尿、小便频数等。

⊙益智桑螵猪脬汤

原料:益智仁30克,桑螵蛸15克,猪脬1个,味精、盐各少许。

制法:先将猪脬用清水清洗干净;益智仁、桑螵蛸用纱布袋装好,扎紧口备用。将药袋与猪脬一同放入砂锅中,加入适量的清水,先用大火烧开,再以小火慢炖,至猪脬熟烂后除去药袋,加入味精、盐调味即成。

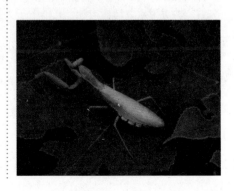

用法：佐餐食用。

功效：补肾固精，缩尿止带。

适用：肾气不固所致的遗精早泄、小便频数、遗尿、夜尿多，或小便淋沥不尽、失禁、妇女带下不止等。

蚕（《本经中品》）

【释名】自死者名白僵蚕。

白僵蚕

【气味】咸、辛、平，无毒。

【主治】小儿惊痫夜啼，去三虫，灭黑䵟，令人面色好，男子阴痒病（《本经》）。妇子崩中赤白，产后腹痛，灭诸疮瘢痕。为末，封疔肿，拔根极效（《别录》）。治口噤发汗。同白鱼、鹰屎白等份，治疮灭痕（《药性》），以七枚为末，酒服，治中风失音，并一切风疰，小儿客忤，男子阴痒痛，妇子带下（《日华》）。焙研姜汁调灌，治中风、喉痹欲绝，下喉立愈（《苏颂》）。散风痰结核瘰疬，头风，风虫齿痛，皮肤风疮，丹毒作痒，痰疟癥结，妇人乳汁不通，崩中下血，小儿疳蚀鳞体，一切金疮，疔肿风痔（时珍）。

【附方】

一切风痰：白僵蚕七个（直者），细研，姜汁，调灌之。（《胜金方》）

撮口噤风：用直僵蚕二枚，去嘴，略炒为末。蜜调敷唇中，甚效。（《圣惠方》）

牙齿疼痛：白僵蚕（直者）、生姜同炒赤黄色，去姜为末。以皂角水调擦之，即止。（《普济方》）

面上黑䵟：白僵蚕末，水和擦之。（《圣惠方》）

瘾疹风疮（疼痛）：白僵蚕焙研，酒服一钱，立瘥。（《圣惠方》）

项上瘰疬：白僵蚕为末。水服五分，日三服。十日瘥。（《外台秘要》）

风痔肿痛（发、歇不定者，是也）：白僵蚕二两，洗剉，炒黄为末，乌梅肉和，丸梧桐子大。每姜蜜汤空心下五丸，妙。（《胜金方》）

乳汁不通：白僵蚕末二钱，酒服。少顷，以脂麻茶一盏投之，梳头数十遍，奶汁如泉也。（《经验方》）

崩中下血（不止）：用白僵蚕、衣中白鱼等份，为末。井华水服之，日二。（《千金方》）

乌烂死蚕 《拾遗》

【气味】有小毒。

【主治】蚀疮有根者，及外野鸡病，并敷之。白死者主白游疹，赤死者主赤游疹（藏器）。

蚕蛹

【主治】为末饮服，治小儿疳瘦，长肌退热，除蛔虫。煎汁饮，止消渴（时珍）。

【附方】

消渴烦乱：蚕蛹二两，以无灰酒一中盏，水一大盏，同煮一中盏，温服。（《圣惠方》）

茧卤汁

【主治】百虫入肉，螫蚀痛疥，及牛马虫疮。为汤浴小儿，疮疥，杀虫。以竹筒盛之，浸山蜍、山蛭入肉，蚊子诸虫咬毒。亦可预带一筒，取一蛭入中，并持干海苔一片，亦辟诸蛭（藏器）。

蚕茧（已出蛾者）

【气味】甘，温，无毒。

【主治】烧灰酒服，治痈肿无头，次日即破。又疗诸疳疮，及下血血淋血崩。煮汁饮，止消渴反胃，除蛔虫（时珍）。弘景曰：茧瓮入术用。

【附方】

痘疮疳蚀（脓水不绝）：用出了蚕蛾茧，以生白矾末填满，煅枯为末，擦之甚效。（《陈文中小儿方》）

大小便血、妇人血崩：用茧黄、蚕蜕纸（并烧存性）、晚蚕沙、白僵蚕（并炒）等份为末，入麝香少许，每服二钱，用米饮送下，日三服，甚效。（《圣惠方》）

反胃吐食：蚕茧十个煮汁，烹鸡子三枚食之，以无灰酒下，日二服，神效。

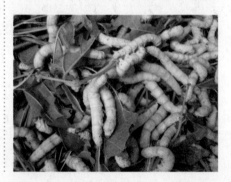

图解食用本草

或以缲丝汤煮粟米粥食之。（《普济方》）

蚕蜕

【释名】马明退（《嘉祐》），佛退。

【气味】甘，平，无毒。

【主治】血病，益妇人（嘉祐）。妇人血风（宗奭）。治目中翳障及疳疮（时珍）。

蚕连

【主治】吐血鼻洪，肠风泻血，崩中带下，赤白痢。敷疔肿疮（日华）。治妇人血露（宗奭）。牙宣牙痛，牙痛牙疳，头疮喉痹，风癫狂祟，蛊毒药毒，沙证腹痛，妇人难产及吹乳疼痛（时珍）。

【附方】

吐血不止：蚕蜕纸烧存性，蜜和，丸如芡实大。含化咽津。（《集验方》）

牙宣牙痛（及口疮）：并用蚕蜕纸烧灰，干敷之。（《集验方》）

风虫牙痛：蚕纸烧灰擦之。良久，盐汤漱口。（《直指方》）

小儿头疮：蚕蜕纸烧存性，入轻粉少许，麻油调敷。（《圣惠方》）

缠喉风疾：用蚕蜕纸烧存性，炼蜜和，丸如芡实大。含化咽津。（《集验方》）

癫狂邪祟：以蚕纸烧灰，酒、水任下方寸匕。亦治风癫。（《肘后方》）

崩中不止：蚕故纸一张（剪碎炒焦）、槐子（炒黄）各等份，为末。酒服立愈。（《卫生易简方》）

吹奶疼痛：马明退烧灰一钱五分，轻粉五分，麝香少许，酒服。（《儒门事亲》）

◆ 实用指南

【单方验方】

消渴症：蚕茧、红枣各17个。水煎服，当茶频饮。

肺结核，消瘦，慢性胃炎，胃下垂：蚕蛹适量。焙燥研粉，每服1.5～3克，每日2次（此粉须干燥保存，最好装入胶囊）。

风湿筋骨痛，神经痛，肢体麻木感：晚蚕砂90克。炒燥，盛入布袋，浸泡于500毫升黄酒中7～10日后，适量饮酒，每日2次。

血友病，牙龈出血，紫斑，鼻衄：蚕茧适量。烧存性，研细，每服3克，每日2次。

荨麻疹，皮肤瘙痒症：白僵蚕、荆芥穗各6克，蝉蜕3克。水煎服。

风疹块：僵蚕、蝉衣、大黄、姜黄各等份。研为细末，每服6克，以蜜调黄酒送下。

中风：白僵蚕、红花、荆芥穗、棕榈叶各3克。水煎服。

【食疗药膳】

⊙僵蚕红糖藕

原料：莲藕500克，僵蚕7个，红糖120克。

制法：将藕洗净，切厚片，加僵蚕、红糖一起水煎煮。

用法：吃藕喝汤，每日1次，连服7日。

功效：补血活血。

适用：血虚型痔疮。

⊙白僵蚕茶

原料：白僵蚕、甘草各5克，绿茶0.5克，蜂蜜25克。

制法：先将白僵蚕与甘草加入400毫升，煮沸10分钟，加入绿茶与蜂蜜即可。

用法：每日1剂，分3～4次，徐徐饮下，可加开水冲泡再饮。

功效：镇静安神。

适用：小儿急慢性惊风。

⊙蚕蛹酒

原料：蚕蛹100克，米酒500毫升。

制法：蚕蛹浸米酒中，一个月后即成。

用法：每日2次，每次20毫升。

功效：安神助眠。

适用：失眠心烦。

⊙蚕蛹炖核桃

原料：蚕蛹25克，核桃仁50克。

制法：蚕蛹入锅略炒，同核桃仁加水适量共炖熟。

用法：每日1剂，连用7～10日为1个疗程。

功效：开胃健脾。

适用：小儿厌食。

⊙蚕蛹益肾粥

原料：带茧蚕蛹10个，大米适量。

制法：用带茧蚕蛹煎水，取汁去茧，然后加入大米共煮成粥。

用法：早、晚餐服食。

功效：益肾补虚，生津止渴。

适用：各种类型的糖尿病患者。

⊙羊肉蚕蛹粥

原料：羊肉（筋膜、洗净切片）100克，蚕蛹50克，粳米100克。

制法：将羊肉与淘洗净的粳米一同放入砂锅内，加入适量清水，置大火上，水沸后，改小火继续煮至7成熟时，再入剁碎的蚕蛹及葱段，继续煮至肉烂粥稠时，加盐调味即成。

用法：每日1剂，分次于空腹时食用。

功效：益阴助阳，健脾补肾，退热生津。

适用：脾肾不足、阴亏阳虚之腰膝酸软，肢体瘦弱无力，烦热消渴，阳痿滑泻、夜尿频多等。

九香虫（《纲目》）

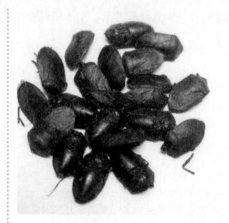

【释名】黑兜虫。

【气味】咸，温，无毒。

【主治】膈脘滞气，脾肾亏损，壮元阳（时珍）。

【发明】时珍曰：摄生方：乌龙凡：治上证，久服益人，四川何卿总兵常服有效。其方：用九香虫一两（半生、焙），车前子（微炒）、陈橘皮各四钱、白术（焙）五钱，杜仲（酥炙）八钱。右为末，炼蜜丸梧桐子大。每服一钱五分，以盐白汤或盐酒服，早晚各一服。此方妙在此虫。

【附方】

胃脘滞痛、胸膈胀满：九香虫、丁香各三钱，佛手片、厚朴花各五钱，水煎服。（《千金方》）

◆实用指南

【单方验方】

肝气痛：九香虫10克，车前子、陈皮、白芍、杜仲各15克。水煎服。

肾气亏损，腰膝酸痛：九香虫10克，杜仲、牛膝、益智仁各15克。水煎服。

顽固性风湿痛：九香虫、全蝎、蜈蚣、土鳖虫各等份。焙干，共研为末，每次6克，每日2次，用黄芪60克，制附片15克（先煎）煎汤送服。

神经性皮炎：九香虫5个。用酒精150毫升浸泡7日，用时以此酒涂患处，待患处起水池后，用针刺破，使水流出，待结痂脱落。

肾虚腰痛：九香虫45克。浸泡在500毫升白酒中，

7日后服用，每次20毫升，每日2次，早晚空腹服。

口腔溃疡：九香虫6只，芝麻油适量。将芝麻油煮沸，再将九香虫炸至焦黑后捞出弃之，待油凉后装入瓶勺备用。用时取香油涂于溃病处，每日2次。

【食疗药膳】

⊙九香虫酒

原料：九香虫40克，白酒400毫升。

制法：将九香虫拍碎，装入纱布袋内；放入干净的器皿中，倒入白酒浸泡，密封；3～7日后开封，去掉药袋，即可饮用。

用法：每次10～20毫升，每日2次，将酒温热空腹服用。

功效：补肾壮阳，理气止痛。

适用：因肾虚所致的阳痿，以及胸隔气滞等。

斑蝥（《本经下品》）

【释名】斑猫（《本经》），盤蝥虫（《拾遗》），龙蚝。

【气味】辛，寒，有毒。

【主治】寒热，鬼疰蛊毒，鼠瘘，疮疽，蚀死肌，破石癃（《本经》）。血积，伤人肌。治疥癣，堕胎（《别录》）。治瘰疬，通利水道（甄权）。疗淋疾，敷恶疮瘘烂（日华）。治疝瘕，解疗毒、掯犬毒、沙虱毒、蛊毒、轻粉毒（时珍）。

【附方】

痈疽拔脓（痈疽不破，或破而肿硬无脓）斑蝥为末，以蒜捣膏，和水一豆许，贴之。少顷脓出，即去药。（《直指方》）

疔肿拔根：斑蝥一枚捻破，以针划疮上，作米字形样，封之，即出根也。（《外台秘要》）

积年癣疮：（《外台秘要》）用斑蝥半两，微炒为末，蜜调敷之。（《永类》）用斑蝥七个，醋浸，露一夜，搽之。

中沙虱毒：斑蝥二枚，一枚末服；一枚烧至烟尽，研末，敷疮中，立瘥。（《肘后方》）

塞耳治聋：斑蝥（炒）二枚，生巴豆（去皮、心）二枚，杵丸枣核大，绵裹塞之。（《圣惠方》）妊娠胎死：斑蝥一枚，烧研水服，即下。（《广利方》）

◆ 实用指南

【单方验方】

食管癌：斑蝥1只，蜈蚣2条，红娘30克，乌梅、土鳖虫、木香、轻粉各10克，山豆根15克，大枣10枚，黄连6克。将上药共研细，口服，每次6克，每日2次。

斑秃：斑蝥40只，闹羊花40朵，骨碎补40片。浸于95%酒精500毫升内，5日后取澄清液涂擦患处，每日1次。擦药前，先用土大黄、一枝黄花煎洗患处。

传染性疣：斑蝥12.5克，雄黄2克。研粉，加蜂蜜适量，调制成膏。同时先将疣之角化层削去，以碘酒消毒，然后取相当疣大小之斑蝥膏，用手指搓成扁圆状置于疣面，以胶布固定。经10～15小时，患部即起水泡，疣便浮离皮肤。

【食疗药膳】

⊙斑蝥煨大枣

原料：斑蝥1个，大枣1枚。

制法：将斑蝥去头足并翅，入枣中，线系，湿纸包，置慢火中煨，令香熟，去斑蝥。

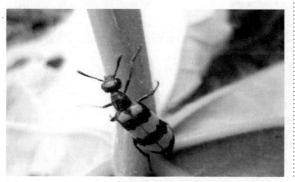

用法：空腹食枣，以桂心荜澄茄煎汤送下。

功效：散结，止痛。

适用：小肠气痛不可忍。

蝎（《开宝》）

【释名】主簿虫（《开宝》），杜白（《广雅》），虿尾虫。

【气味】甘、辛，平，有毒。

【主治】诸风瘾疹，及中风半身不遂，口眼㖞斜，语涩，手足抽掣（《开宝》）。小儿惊痫风搐，大人痎疟，耳聋疝气，诸风疮，女人带下阴脱（时珍）。

【附方】

小儿脐风（宜风散，治初生断脐后伤风湿，唇青口撮，出白沫，不乳）：用全蝎二十一个，无灰酒涂炙为末，入麝香少许。每用金、银煎汤，调半字服之。（《全幼心鉴》）

小儿惊风：用蝎一个（头尾全者），以薄荷四叶裹定，火上炙焦，同研为末。分四服，白汤下。（《经验方》）

风淫湿痹（手足不举，筋节挛疼）：先与通关，次以全蝎七个瓦炒，入麝香一字研匀，酒三盏，空心调服。如觉已透则止，未透再服。如病未尽除，自后专以婆蒿根洗净，酒煎，日二服。（《直指方》）

破伤中风：（《普济方》）用干蝎、麝香各一分，为末。敷患处，令风速愈。（《圣惠方》）用干蝎（酒炒）、天麻各半两为末，以蟾酥二钱，汤化为糊和捣，丸绿豆大。每服一丸至二丸，豆淋酒下（甚者加至三丸），取汗。

耳暴聋闭：全蝎去毒为末，酒服一钱，以耳中闻水声即效。（《周密志雅堂杂钞》）

脓耳疼痛：蝎梢七枚，去毒焙，入麝香半钱为末。挑少许入耳中，日夜三四次，以愈为度。（《杨氏家藏》）

风牙疼痛：全蝎三个，蜂房二钱，炒研，擦之。（《直指方》）

肠风下血：干蝎（炒）、白矾（烧）

各二两，为末。每服半钱，米饮下。（《圣惠方》）

诸痔发痒：用全蝎不以多少，烧烟熏之，即效，秘法也。（《袖珍方》）

诸疮毒肿：全蝎七枚，栀子七个，麻油煎黑，去滓，入黄蜡，化成膏，敷之。（《澹寮方》）

◆ 实用指南

【单方验方】

热毒蕴结型乳腺癌：全蝎160克，瓜蒌25个。将全蝎晒干或烘干，碾成细粉，均匀地纳入瓜蒌焙干存性，碾成细粉，瓶装备用。口服，每日3次，每次3克，连服1个月。

关节疼痛，手足不举，筋节挛疼：全蝎7个（炒），麝香0.2克。研匀，空腹温酒调服。

偏头痛：全蝎、藿香、麻黄、细辛各等份。共研细末，每次3克，开水送服。

乳腺小叶增生：全蝎2克。夹于馒头或糕点中食之，每日1次，7日为1个疗程。

化疗后肠胃反应：全蝎2克，伏龙肝（灶心土）30克，白胡椒3粒，炮姜5克，炙甘草6克。将伏龙肝研成细末，水煎，待沉淀后，取其上清液与众药合煎，去渣后，少量多次饮服。

耳鸣：全蝎3克，蝉蜕10克，石菖蒲、荷叶各5克。水煎服，每日1剂。

【食疗药膳】

⊙全蝎酒

原料：鲜活蝎子25克，500毫升低度白酒。

制法：先将蝎子用清水洗净，然后放入白酒中，密封浸泡1个月左右即可饮用。

用法：每日2次，每次10毫升。

功效：抗风湿，抗癌。

适用：风湿疼痛。

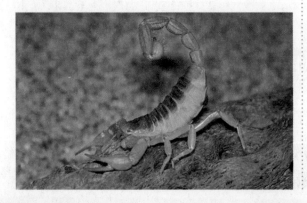

土茯苓薏苡仁煲蝎子

原料：土茯苓50克（鲜品300克），薏苡仁30克，生地黄25克，活蝎子30克，蜜枣3个，猪瘦肉50克，生姜3片。

制法：先将以上各类分别洗净，蝎子用开水烫死，洗净；蜜枣去核。一起下瓦煲，加水2500毫升（10碗量），大火滚沸后改小火煲2小时，入盐拌匀便可，为3～4人用。

用法：任意食用。

功效：解毒，利湿，健美肌肤。

适用：皮肤美容。

水蛭（《本经下品》）

【释名】至掌（《别录》），马蛭（《唐本》），马蟥（《衍义》），马鳖（《衍义》）。

【气味】咸、苦，平，有毒。

【主治】逐恶血瘀血月闭，破血瘕积聚，无子，利水道（《本经》）。堕胎（《别录》）。治女子月闭，欲成血劳（《药性》）。咂赤白游疹，及痈肿毒肿（藏器）。治折伤坠扑畜血有功（寇宗奭）。

【附方】

漏血不止：水蛭炒为末，酒服一钱，日二服，恶血消即愈。（《千金方》）

产后血运（血结聚于胸中，或偏于少腹，或连于胁肋）：用水蛭（炒）、虻虫（去翅、足，炒）、没药、麝香各一钱，为末，以四物汤调下。血下痛止，仍服四物汤。（《保命集》）

折伤疼痛：水蛭，新瓦焙为细末，酒服二钱。食顷作痛，可更一服。痛止，便将折骨药封，以物夹定，调理。（《经验方》）

跌仆损伤（瘀血凝滞，心腹胀痛，大小便不通，欲死）：用红蛭（石灰炒黄）半两，大黄、牵牛头末各二两，为末。每服二钱，热酒调下。当下恶血，以尽为度。名夺命散。（《济生方》）

坠跌打击：水蛭、麝香各一两锉碎，

图解食用本草

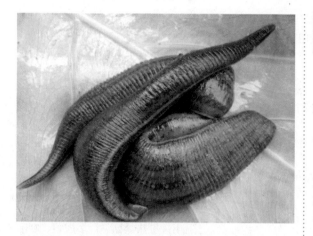

烧令烟出，为末。酒服一钱，当下畜血。未止再服，其效如神。（《古今录验方》）

杖疮肿痛：水蛭炒研，同朴消等份，研末，水调敷之。（《周密志雅堂抄》）

◆ 实用指南

【单方验方】

相火旺盛遗精：水蛭 3 克，朱砂、琥珀各 0.3 克。研细，白开水送服。

因外伤或强力震波致耳聋：水蛭 5 克，丹参 50 克。水煎服。

偏头痛：水蛭 12 克，当归、仙鹤草各 15 克。水煎服，每日 2 次。

高血压脑出血急性期：水蛭、红花各 10 克，三七粉 6 克（冲），丹参 20 克，桃仁 12 克，鸡血藤、地龙各 15 克。水煎取药汁，每日 1 剂，每日 2 次。

食管癌：水蛭 3 条，黄芪 45 克，七叶一枝花 30 克，黄药子 15 克，土鳖虫、穿山甲各 12 克，天竺黄、莱菔子各 10 克，甘草 9 克。水煎服。

辅助治疗慢性肺源性心脏病：水蛭适量。研粉，每日 3 次，每次 1 克。

【食疗药膳】

⊙水蛭粥

原料：生水蛭 30 克，生山药 250 克，红糖适量。

制法：水蛭研粉，山药研末，每次用山药末 20 克调匀煮粥，加红糖，送服水蛭粉 1 ~ 2 克。

用法：每日 2 次。

功效：破血逐瘀，通经止痛。

适用：妇女青春期体壮血瘀闭经、癥瘕积聚、跌打损伤等。

蚱蝉（《本经中品》）

【释名】蜩，齐女。

蚱蝉

【气味】咸、甘，寒，无毒。

【主治】小儿惊痫夜啼，癫病寒热（《本经》）。惊悸，妇人乳难，胞衣不出，能堕胎（《别录》）。小儿痫绝不能言（苏恭）。小儿惊哭不止，杀疳虫，去壮热，治肠中幽幽作声（《药性》）。

蝉蜕

【释名】蝉壳、枯蝉、腹蜟并（《别录》），金牛儿。

【气味】咸、甘，寒，无毒。

【主治】小儿惊痫，妇人生子不下。烧灰水服，治久痢（《别录》）。小儿壮热惊痫，止渴（《药性》）。研末一钱，井华水服，治哑病（藏器）。除目昏障翳。以水煎汁服，治小儿疮疹出不快，甚良（宗奭）。治头风眩运，皮肤风热，痘疹作痒，破伤风及疔肿毒疮，大人失音，小儿噤风天吊，惊哭夜啼，阴肿（时珍）。

【附方】

小儿夜啼：（《心鉴》）治小儿一百二十日内夜啼。用蝉蜕四十九个，去前截，用后截，为末，分四服。钓藤汤调灌之。（《普济方》）蝉花散，治小儿夜啼不止，状若鬼祟。用蝉蜕下半截，为末。一字，薄荷汤入酒少许调下。或者不信，将上半截为末，煎汤调下，即复啼也。

小儿惊啼：用蝉蜕二七枚，去翅、足为末，入朱砂末一字，蜜调与呫之。

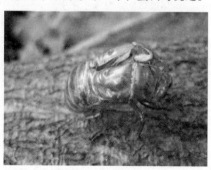

（《活幼口议》）

小儿天吊（头目仰视，疾塞内热）：用金牛儿（即蝉蜕）以浆水煮一日，晒干为末。每服一字，冷水调下。（《卫生易简方》）

小儿噤风（初生口噤不乳）用蝉蜕二七枚，全蝎（去毒）二七枚，为末。入轻粉末少许，乳汁调灌。（《全幼心鉴》）

头风旋运：蝉壳一两，微炒为末。非时酒下一钱，白汤亦可。（《圣惠方》）

皮肤风痒：蝉蜕、薄荷叶等份，为末。酒服一钱，日三。（《集验方》）

痘疮作痒：蝉蜕三七枚，甘草（炙）各一钱，水煎服之。（《心鉴》）

胃热吐食：清膈散，用蝉蜕五十个（去泥），谓石一两，为末。每服二钱，水一盏，入蜜调服。（《卫生家宝方》）

疔疮毒肿（不破则毒入腹）：（《青囊杂纂》）用蝉蜕炒为末。蜜水调服一钱。外以津和，涂之。（《医方大成》）用蝉蜕、僵蚕等份、为末。醋调，涂疮四围。候根出，拔去再涂。

◆ **实用指南**

【单方验方】

热翻胃吐食：蝉蜕50个（去尽土用），滑石50克。上药为末，以水半盏，调药一盏，去水，不拘时用密一匙调服。

痘发热发痒抓破：蝉蜕50克，地骨皮50克。为末，每服2～3匙，白酒服2～3次。

感冒、咳嗽失音：蝉蜕、甘草、桔梗各5克，牛蒡子15克。煎汤服。

三叉神经痛：蝉蜕、川芎、元胡、菊花、地龙、蔓荆子各15克，炙甘草、全蝎、皂角刺各10克，僵蚕12克，土鳖虫6克，蜈蚣（焙干研末冲服）2条。水煎2次兑匀，早、晚分服，每日1剂。

耳鸣：蝉蜕、菊花、沙参、白蒺藜各15克，葛根、赤勺、丹皮、栀子10克。水煎服。

【食疗药膳】

⊙蝉蜕酒

配方：蝉蜕45克，米酒800毫升。

制法：将蝉蜕研细末，入锅中，加米酒同煮，小火煎数沸，取下待凉后，装瓶，密封放置每日，即可服用。

服法：每日2次，每次30～50毫升。

功效：疏风，透疹，解痉。

适用：荨麻疹。

⊙冬瓜薏苡仁蝉蜕汤

原料：鲜冬瓜1000克（有白灰的老冬瓜更好），生薏苡仁50克，蝉蜕6克，灯芯草4扎。

做法：冬瓜洗净连皮切成块，生薏苡仁、蝉蜕用水浸泡片刻，灯芯草用清水洗净，然后用四种汤料一同放进砂锅内，加进适量水煲汤。煮开后用小火煲约1小时，调味即可。

用法：佐餐食用。

功效：清热利水，生津除烦。

适用：暑热烦恼、汗多尿黄、咽喉干热者。

蜣螂（《本经下品》）

【释名】推车客（《纲目》），黑牛儿（《纲目》），铁甲将军（《纲目》），夜游将军。

【气味】咸，寒，有毒。

【主治】小儿惊痫瘛疭，腹胀寒热，大人癫疾狂阳（《本经》）。手足端寒，肢满贲豚。捣丸塞下部，引痔虫出尽，永瘥（《别录》）。治小儿疳蚀（《药性》）。能堕胎，治痉疭。和干姜敷恶疮，出箭头（《日华》）。烧末，和醋敷蜂瘘（《藏器》）。去大肠风热（权度）。治大小便不通，下痢赤白，脱肛，一切痔瘘疔肿，附骨疽疮，疬疡风，灸疮出血不止，鼻中瘜肉，小儿重舌（时珍）。

【附方】

小儿疳疾：土裹蜣螂煨熟，与食之。（《韩氏医通》）

小儿重舌：蜣螂烧末，唾和，敷舌上。

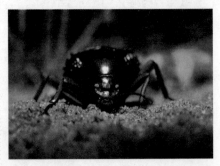

（《子母秘录》）

膈气吐食：用地牛儿二个，推屎虫一公一母，同入罐中，待虫食尽牛儿，以泥裹煨存性；用去白陈皮二钱，以巴豆同炒过，去豆，将陈皮及虫为末。每用一二分，吹入咽中。吐痰三四次即愈。（《孙氏集效方》）

一切漏疮（不拘蜂瘘、鼠瘘）：蜣螂烧末，醋和敷。（《千金方》）

附骨疽漏：蜣螂七枚，同大麦捣敷。（《刘涓子方》）

一切恶疮（及沙虱、水弩、恶疰）：五月五日取蜣螂蒸过，阴干为末，油和敷之。（《圣惠方》）

灸疮血出（不止）：用死蜣螂烧研，猪脂和涂。（《千金方》）

疬疡风病：取涂中死蜣螂杵烂，揩疮令热，封之。一宿瘥。（《外台秘要》）

沙尘入目：取生蜣螂一枚，以其背，于眼上影之，自出。（《肘后方》）

心

【主治】疔疮。颂曰：按《刘禹锡纂柳州救三死方》云：元和十一年得疔疮，凡十四日益笃，善药敷之莫效。长庆贾方伯教用蜣螂心，一夕百苦皆已。明年正月食羊肉，又大作，再用如神验。其法：用蜣螂心，在腹下度取之，其肉稍白是也。贴疮半日许，再易，血尽根出即愈。蜣螂畏羊肉，故食之即发。其法盖出葛洪（《肘后方》）。

◆实用指南

【单方验方】

关格：蜣螂、蝼蛄各 6 个。去翅足，研末冲服，1～2 日量。

膀胱、尿道结石：蜣螂 10 克。去头，置于新瓦上焙干，研成粉末，每次 1.5～3 克，每日 2 次。

麻痹性肠梗阻：蜣螂 7 只，黑白丑 15 克，石菖蒲 9 克。水煎，每日 2 次早晚分服。

疔毒：蜣螂 3 个（肚白者佳），黄麻虫 10 个。捣匀，拨破患处贴之。

蝼蛄（《本经下品》）

【释名】蟪蛄（《本经》），天蝼（《本经》），蝼蝈（《月令》），土狗（俗名）。

【气味】咸，寒，无毒。

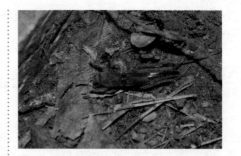

【主治】产难，出肉中刺，溃痈肿，下哽噎，解毒，除恶疮（《本经》）。水肿，头面肿（《日华》）。利大小便，通石淋，治瘰疬骨哽（时珍）。治口疮甚效（震亨）。

【附方】

大腹水病：（《肘后方》）用蝼蛄炙热，日食十个。（《普济方》）半边散，治水病。用大戟、芫花、甘遂、大黄各三钱，为末。以土狗七枚（五月能飞者），捣葱铺新瓦上焙之，待干去翅、足，每个剪作两半边，分左右记收。欲退左即以左边七片焙研，入前末二钱，以淡竹叶、天门冬煎汤，五更调服。候左退三日后，服右边如前法。

小便不通：（《葛洪方》）用大蝼蛄二枚，取小体，以水一升渍饮，须臾退通。（《寿域方》）用土狗下截焙研，调服半钱。生研亦可。（《谈野翁方》）加车前草，同捣汁服。（《唐氏经验方》）用土狗后截，和麝捣，纳脐中，缚定，即通。（《医方摘要》）用土狗一个炙研，入冰片、麝香少许，翎管吹入茎内。

大小便闭：用土狗、蜣螂各七枚，并男用头，女用身，瓦焙焦为末。以向南樗皮煎汁饮，一服神效。（《普济方》）

胞衣不下（困极腹胀则杀人）：蝼蛄一枚，水，煮二十沸，灌入，下喉即出也。（《延年方》）

脐风出汁：蝼蛄、甘草等份，并炙为末，敷之立止。（《圣济总录》）

牙齿疼痛：土狗一个，旧糟裹定，湿纸包，煨焦，去糟研末，敷之立止。（《本事》）

紧唇裂痛：蝼蛄烧灰，敷之。（《千金方》）

颈项瘰疬：用带壳蝼蛄七枚生取肉，

入丁香七粒于壳内,烧过,与肉同研,用纸花贴之。(《救急方》)

◆实用指南

【单方验方】

尿闭:蝼蛄 6 克。焙干,研细,黄酒下。

腹水:蝼蛄 3 个。用香油炸,共为细末,黄酒 1 次冲服,每日 1 次。

阴、阳水肿:蝼蛄焙干。研末,每服 2 ~ 3 条,每日 1 ~ 2 次。

经期浮肿:蝼蛄粉、蟋蟀粉各 1 克。水冲服。

小便不通,水肿:蝼蛄 5 个,大蒜 3 片。共捣烂如泥,贴脐中。

【食疗药膳】

⊙炒蝼蛄

原料:活蝼蛄 150 克,料酒、盐、酱油、葱花、姜末、素油各适量。

制法:将活的蝼蛄下沸水锅烫死,捞出去头、肢、内脏、翅,洗净待用。油锅烧热,下葱花、姜末煸香,投入蝼蛄偏煸,烹入料酒,加入盐、酱油,煸炒至蝼蛄熟而入味,即可出锅。

用法:任意食用。

功效:利水通便。

适用:恶疮、水肿、头面肿、水病肿满喘促、小便不通等。

⊙油炸蝼蛄

原料:活蝼蛄 150 克,盐水、素油各适量。

制法:将活蝼蛄放通气的容器内停 3 日,等其排光粪便,下沸水锅烫死,捞出,丢掉头、肢、翅、内脏洗净待用。油锅烧至四成热,下蝼蛄炸至金黄色捞出装盘即成。

用法:任意食用。

功效:利大小便,通石淋。

适用:水肿、石淋、大小便不利、瘰疬、痈肿恶疮等。

蟾蜍(《别录下品》)

【释名】蚵蚾(何皮),癞蛤蟆。

【气味】辛,凉,微毒。

【主治】阴蚀,疽疬恶疮;狂犬伤疮,能合玉石(《别录》)。烧灰敷疮,立验。又治温病发斑困笃者,去肠,生捣食一二枚,无不瘥者(弘景)。(藏器)曰:捣烂绞汁饮,或烧末服。杀疳虫,治鼠漏恶疮。烧灰,敷一切有虫恶痒滋胤疮(《药性》)。治疳气,小儿面黄癖气,破癥结。烧灰油调,敷恶疮(《日华》)。主小儿劳瘦疳疾,最良(苏颂)。治一切五疳八痢,肿毒,破伤风病,脱肛(时珍)。

【附方】

小儿口疮:五月五日蛤蟆炙研末,敷之即瘥。(《子母秘录》)

一切疳虫:蛤蟆烧灰,醋和敷,一日三五度。(《梅师方》)

阴蚀欲尽:蛤蟆灰、兔屎等份为末,敷之。(《肘后方》)

月蚀耳疮:五月五日蛤蟆烧末,猪膏和敷。(《外台方》)

小儿脐疮(出汁,久不瘥):蛤蟆烧末敷之,日三,甚验。一加牡蛎等份。(《外台秘要》)

一切湿疮:蟾蜍烧灰,猪脂和敷。(《千金方》)

小儿癣疮:蟾蜍烧灰,猪脂和敷。(《外台方》)

肠头挺出:蟾蜍皮一片,瓶内烧烟熏之,并敷之。(孙真人)

折伤接骨:大蛤蟆生研如泥,劈竹裹缚其骨,自痊。(《奚囊备急方》)

蟾酥

【气味】甘、辛,温,有毒。

【主治】小儿疳疾、脑疳。甄权曰:端午日取眉脂,以朱砂、麝香为丸,如麻子大,治小孩子疳瘦,空心服一丸。如脑疳,以奶汁调,滴鼻中,甚妙。酥同牛酥,或吴茱萸苗汁调,摩腰眼、阴囊,治腰肾冷,并助阳气。又疗虫牙(《日华》)。治齿缝出血及牙疼,以纸纴少许按之,立止(宗奭)。发背、疔疮,一切恶肿(时珍)。

【附方】

拔取疔黄:蟾蜍,以面丸梧子大。每用一丸安舌下,即黄出也。(《青囊杂纂》)

诸疮肿硬:针头散,用蟾酥、麝香各一钱,研匀,乳汁调和,入罐中待干。

图解食用本草

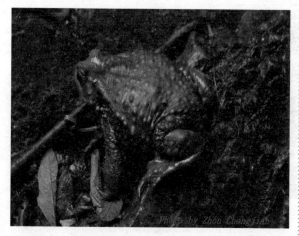

Photo by Zhou Chongjian

每用少许，津调敷之。外以膏护住，毒气自出，不能为害也。（《保命集》）

风虫牙痛：（《圣惠方》）用蟾酥一片，水浸软，入麝香少许研匀。以粟米大，绵裹咬定，吐涎愈。一方：用胡椒代麝香。一方：用蟾酥染丝绵上，剪一分，纴入齿缝根里。忌热物，半日效。干者，以热汤化开。

破伤风病：蟾酥二钱，汤化为糊；干蝎（酒炒）、天麻各半两，为末，合捣，丸绿豆大。每服一丸至二丸，豆淋酒下。（《圣惠方》）

◆实用指南

【单方验方】

丘疹性荨性疹：活蟾蜍3～4只。去内脏洗净后放入砂锅内煮极烂，用炒布过滤去潭渣，留汤备用。搽洗患处，每日3～4次。

【食疗药膳】

⊙蟾蜍鸡蛋

用料：蟾蜍1只，鸡蛋1个。

制法：先将蟾蜍口部剪开并将鸡蛋塞进肚内，用棉线将已剪开的口部缝好（以防鸡蛋滑出），外用湿泥裹严，用火烧烤至黄泥开裂为止，将干裂的黄泥及蟾蜍弃去，取已烧熟的鸡蛋去壳趁热吃下。

用法：每日1个，连吃3～5个。

功效：消炎止痛。

适用：慢性支气管炎、咳嗽气喘、胸部憋闷、呼吸困难等。

⊙猪肚煮蟾蜍

原料：雄猪肚1枚，蟾蜍1只，白胡椒（每岁1粒）、砂仁6克。

制法：将猪肚洗净，把药装入肚内，用线扎紧肚口，

以黄酒煮化，去蟾及药。

用法：食肚及酒。

功效：健脾益胃，理气宽中，除臌胀。

适用：水臌、气臌等。

⊙蟾蜍酒

原料：活蟾蜍5只，黄酒500毫升。

制法：将蟾蜍置容器中，加入黄酒，隔水蒸煮1小时，去蟾蜍取酒，冷藏备用。

用法：口服，每次10毫升，每日3次。

功效：解毒，止痛，消肿。

适用：阴茎痛、肿痛明显者等。

⊙蟾蜍糯米粥

原料：蟾蜍1只，砂仁10克，糯米粉、白糖各30克，胡桃仁15克（微炒黄）。

制法：蟾蜍焙干，为细末，砂仁为末，上药与糯米粉、胡桃仁、白糖拌匀。每取适量，熬粥。

用法：每食适量，每日2次，可常食。

功效：消积除胀，补虚软坚。

适用：小儿疳积、肝脾肿大、腹胀纳少、身体羸瘦者。

蛙（《别录下品》）

【释名】长股（《别录》），田鸡（《纲目》），青鸡（《纲目》），坐鱼（《纲目》），蛤鱼。

【气味】甘，寒，无毒。

【主治】小儿赤气，肌疮脐伤，止痛，气不足（《别录》）。小儿热疮，杀尸疰病虫，去劳劣，解热毒（《日华》）。食之解劳热（宗奭）。利水消肿。烧灰，涂月蚀疮（时珍）。馔食，调疳瘦，补虚损，尤宜产妇。捣汁服，治蛤蟆瘟病（嘉谟）。

【附方】

水肿：用活蛙三个，每个口内安铜钱一个，上着胡黄连末少许。以雄猪肚一个，茶油洗净，包蛙扎定，煮一宿。取出，去皮、肠，食肉并猪肚，以酒送下。忌酸、咸、鱼、面、鸡、鹅、羊肉、宜食猪、鸭。（《寿域神方》）

水蛊腹大：用干青蛙二枚（以酥炒），干蝼蛄七枚（炒），苦壶芦半两（炒），

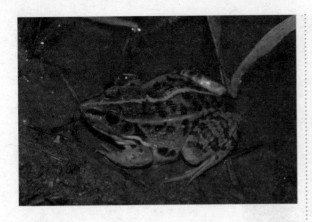

上为末。每空心温酒服二钱，不过三服。（《圣惠方》）

诸痔疼痛：青蛙丸，用青色蛙长脚者一个，烧存性，为末，雪糕和，丸如梧子大。每空心先吃饭二匙，次以枳壳汤下十五丸。（《直指方》）

虫蚀肛门：用青蛙一枚，鸡骨一分，烧灰吹入，数用大效。（《外台秘要》）

癌疮如眼：用生青蛙皮，烧存性为末，蜜水调敷之。（《直指方》）

◆实用指南

【单方验方】

体虚头晕目花、手足麻木：青蛙2只（约100克），北芪、熟地黄各30克，枸杞子20克。炖熟饮汤吃蛙肉，每日1次，连服7日。

食欲不振、夜卧不安、日渐消瘦之疳积症：青蛙2只（约150克），独脚金、粳米各30克，淮山60克，太子参15克，砂仁6克。同煮成粥，调味食用。

肺脓疡、支气管扩张、肺气肿痰浊壅肺者：青蛙

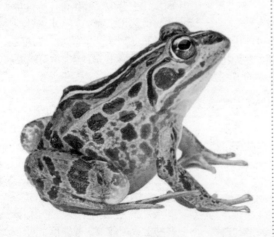

250克，南瓜500克，大蒜60克。将青蛙去内脏，剥皮，切块；大蒜去衣洗净，南瓜洗净切块。把青蛙、南瓜、大蒜放入开水锅内，大火煮沸后，小火煲半小时，调味膳食用。

慢性细菌性痢疾、过敏性结肠炎、肠结核：青蛙3只（约250克），苋菜（鲜）500克，大蒜100克，粳米60克。将青蛙剥皮，去内脏；其余各用料洗净。把苋菜放入锅内，加清水适量，小火煲半小时，去渣取汁，放入粳米、大蒜、青蛙煲1小时，调味食用。

虚劳发热、脾虚水肿、食欲不振：青蛙500克，党参60克，淮山30克，红枣5枚。一同煎水煮服，每日1次。

脾虚泄泻、面色萎黄：青蛙600克，莲子肉60克，黄芪30克，生姜4片。将青蛙剥净（去内脏、皮及蛙头），和生姜一同下油锅爆香，加少许米酒。黄芪、莲子肉洗净一齐放入锅内，加清水适量，大火煮沸后，小火煲1小时，调味食用。

燥热伤肺、咳嗽咽干、咳喘气短：青蛙500克，猪瘦肉100克，太子参60克，百合30克，罗汉果半个。一同煎汤食用。

【食疗药膳】

⊙南瓜炒田鸡

原料：南瓜250克，田鸡90克，大蒜60克，猪油10克，盐、味精各少许。

制法：将田鸡宰杀，去内脏及外皮，放入沸水锅里烫一下，捞出，过凉水洗净，切成小块，待用。把南瓜去皮，清水洗净，切成小块，待用。将大蒜用刀面拍几下，去外衣，洗净，捣烂，待用。把炒锅洗净，置于旺火上，起油锅，放入大蒜炒香，再放入南瓜炒熟。加清水适量，放入田鸡肉，用小火煮半小时，点入盐。味精少许调味即可。

用法：佐餐食用。

功效：补气益阴，化痰排脓。

适用：糖尿病并发肺脓疡属气阴两虚，正虚邪实者。

⊙煮青蛙

原料：青蛙1只。

制法：将青蛙去内脏，煮熟。

用法：加白糖，每次1个，每日1次，连续服用。

功效：解毒，补虚，利水消肿。

适用：浮肿。

⊙田鸡米饭

原料：田鸡5～8只，大米100克，花生油、盐少许。

制法：田鸡去皮及内脏，切块，用花生油、盐拌匀。大米煮成软饭，待米锅滚沸时放入田鸡，以小火盖严锅盖焖熟后食用。

用法：随意食用。

功效：补虚赢，利小便，解毒热。

适用：小儿疳积及湿热所致的水臌。

⊙百部煮青蛙

原料：青蛙1个，百部9克，红糖、白酒各60克。

制法：将青蛙加红糖、白酒、百部共煮熟。

用法：1次食之，每日1次。

功效：清热解毒。

适用：骨结核。

蜈蚣（《本经下品》）

【释名】蝍蛆（《尔雅》），天龙。

【气味】辛，温，有毒。

【主治】鬼疰蛊毒，啖诸蛇、虫、鱼毒，杀鬼物老精温疟，去三虫（《本经》）。疗心腹寒热积聚，堕胎，去恶血（《别录》）。治瘰癣（《日华》）。小儿惊痫风搐，脐风口噤，丹毒秃疮瘰疬，便毒痔漏，蛇瘕蛇瘴蛇伤（时珍）。

【附方】

小儿急惊：万金散，蜈蚣一条全者，去足，炙为末，丹砂、轻粉等份研匀，阴阳乳汁和，丸绿豆大。每岁一丸，乳汁下。（《圣惠方》）

腹内蛇症（误食菜中蛇精，成蛇瘕，或食蛇肉成瘕，腹内常饥，食物即吐）：以赤足蜈蚣一条炙，研末，酒服。（《卫生易简方》）

射工毒疮：大蜈蚣一枚，炙研，和酢敷之。（《千金方》）

丹毒瘤肿：用蜈蚣一条，白矾一皂子大，擂丸一个，百部二钱，研末，醋调敷之。（《本草衍义》）

瘰疬溃疮：茶、蜈蚣二味，炙至香熟，捣筛为末。先以甘草汤洗净，敷之。（《枕中方》）

小儿秃疮：大蜈蚣一条，盐一分，入油内浸七日。取油搽之，极效。（《海上方》）

腹大如箕：用蜈蚣三五条，酒炙研末。每服一钱，以鸡子二个，打开入末在内，搅匀纸糊，沸汤煮熟食之。日一服，连进三服瘥。（《活人心统》）

脚肚转筋：蜈蚣烧，猪脂和敷。（《肘后方》）

◆实用指南

【单方验方】

痛证：蜈蚣、全蝎各1条。共研细末，每晚小米汤冲服。

生殖器疱疹：蜈蚣2条，黄芩、栀子、延胡索各10克，茵陈、板蓝根、生薏苡仁各30克，制乳香、制没药、生甘草各6克，赤芍、泽泻各15克。每日1剂，分2次服用，7剂为1个疗程。

食管癌咽下困难：蜈蚣2条，土鳖虫15克，山慈菇、半枝莲、党参各20克，半夏10克。水煎取药汁，每日1剂，分2次服用，7剂为1个疗程。

风湿性关节炎：蜈蚣6克，全蝎、土鳖虫各9克。共研细粉，分16包，每个鸡蛋内放1包，蒸熟吃。每日早晚各吃1个鸡蛋。

三叉神经痛：蜈蚣、全蝎各等份。研细末，每次2克，每日2～3次，以温黄酒送服。

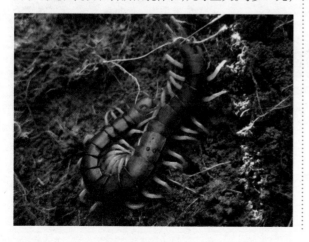

图解食用本草

【食疗药膳】

⊙蜈蚣炖泥鳅

原料：蜈蚣2条，泥鳅4条，豆腐干300克，黄酒、醋、葱末、味精、盐、姜各适量。

制法：将泥鳅洗净，除去内脏，切成段。将豆腐干切成块状，与泥鳅、蜈蚣共放在砂锅内，投入适量盐、醋和少许姜片，加盖，置于小火上炖。待泥鳅炖酥后，放入黄酒稍煨，即下葱末、味精，起锅上桌，即可食用。

用法：佐餐食用。

功效：补肾壮阳。

适用：肾炎、阳痿者。

蚯蚓（《本经下品》）

【释名】蟺蟥，坚蚕，曲蟺、土蟺（《纲目》），土龙（《别录》），地龙子（《药性》）。

白颈蚯蚓

【气味】咸，寒，无毒。（权曰）有小毒。（之才曰）畏葱、盐。

【主治】蛇瘕，去三虫伏尸，鬼疰蛊毒，杀长虫（《本经》）。化为水，疗伤寒，伏热狂谬，大腹黄疸（《别录》）。温病，大热狂言，饮汁皆瘥。炒作屑，去蛔虫。去泥，盐化为水，主大行诸热，小儿热病癫痫，涂丹毒，敷漆疮（藏器）。葱化为汁，疗耳聋（苏恭）。治中风、痫疾、喉痹（《日华》）。解射罔毒（《蜀本》）。炒为末，主蛇伤毒（《药性》）。治脚风（苏烦）。主伤寒疟疾，大热狂烦，及大人、小儿小便不通，急慢惊风、历节风痛，肾脏风注，头风齿痛，风热赤眼，

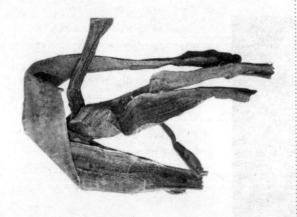

木舌喉痹，鼻息瘄耳，秃疮瘰疬，卵肿脱肛，解蜘蛛毒，疗蚰蜒入耳（时珍）。

【附方】

伤寒热结（六七日狂乱，见鬼欲走）：以大蚓半斤去泥，用人溺煮汁饮。或生绞汁亦可。（《肘后方》）

惊风闷乱：用乳香半钱，胡粉一钱，研匀，以白颈蚯蚓（生，捏去土）捣烂和，丸麻子大。每服七丸至至十五丸，葱白煎汤下。（《普济方》）

慢惊虚风：用平正附子去皮脐，生研为末，以白颈蚯蚓于末内滚之，候定，刮蚓上附末，丸黄米大。每服十丸，米饮下。（《百一方》）

急慢惊风：五月五日取蚯蚓，竹刀截作两段，急跳者作一处，慢跳者作一处，各研烂，入朱砂末和作丸，记明急惊急跳者，慢惊用慢跳者。每服五七丸，薄荷汤下。（《应验方》）

手足肿痛（欲断）：取蚓三升，以水五升，绞汁二升半，服之。（《肘后方》）

风热头痛：地龙（炒研）、姜汁半夏饼、赤茯苓等份为末。一字至半钱，生姜、荆芥汤下。（《普济方》）

头风疼痛：用五月五取蚯蚓，和脑、麝杵，丸梧子大。每以一丸纳鼻中，随左右。先涂姜汁在鼻，立愈。（《圣济总录》）

风赤眼痛：地龙十条，炙为末，茶服三钱。（《圣惠方》）

风虫牙痛：盐化地龙水，和面纳齿上，又以皂荚去皮，研末涂上，虫即出。又同玄胡索、荜茇末塞耳。（《普济方》）

牙齿裂痛：死曲蟺为末，敷之即止。（《千金翼》）

齿缝出血（不止）：用地龙末、枯矾各一钱，麝香少许，研匀，擦之。（《圣惠方》）

咽喉卒肿（不下食）：地龙十四条，捣涂喉外；又以一条，着盐化水，入蜜少许，服之。（《圣惠方》）

喉痹塞口：（《普济方》）用韭地红小蚯蚓数条，醋擂取食之，即吐出痰血二三碗，神效。（《圣惠方》）用地龙一条研烂，以鸡子白搅和，灌入即通。

鼻中息肉：地龙炒一分，牙皂一挺，

为末。蜜调涂之，清水滴尽即除。（《圣惠方》）

白秃头疮：干地龙为末，入轻粉，麻油调搽。（《普济方》）

◆实用指南

【单方验方】

头痛：蚯蚓、野菊花各15克，白僵蚕10克。水煎服，每日2次。

婴幼儿抽搐：蚯蚓5～10条。捣烂如泥，加少许盐，涂囟门。

神经性皮炎：地龙、乌梢蛇、苦参、当归各15克，刺蒺藜、冬凌草、生地黄、制首乌、焦山楂各30克，川芎、红花、苍术各10克，黄芩20克。水煎取药汁，每日1剂，分2次服用。

【食疗药膳】

⊙地龙韭菜酒

原料：地龙10条，韭菜30克，黄酒30毫升。

制法：将地龙剖开洗净，和韭菜一起捣烂，冲入烧开的黄酒，并加适量开水搅拌，过滤，取汁服。

用法：每日1次，连服3～5日。

功效：益肾壮阳。

适用：早泄。

⊙鸡蛋炒地龙

原料：地龙（蚯蚓）3～5条，鸡蛋2～3个。

制法：活蚯蚓放盆内排出污泥后切碎，同鸡蛋炒熟吃。

用法：隔日吃1次，至血压降至正常为止。

功效：清热平肝，通络。

适用：高血压。

⊙地龙桃花饼

原料：干地龙30克，红花、赤芍各20克，当归50克，黄芪、小麦面各100克，川芎10克，玉米面400克，桃仁、白糖各适量。

制法：将干地龙以酒浸泡去其气味，然后烘干研为细面；红花、赤芍、当归、黄芪、川芎等入砂锅加水煎成浓汁去渣，再把地龙粉、玉米面、小麦面、白糖倒入药汁中调匀，做圆饼20个，将桃仁去皮尖略炒，匀布饼上，入笼蒸熟或烤熟即可。

用法：每次1～2个，每日2次。

功效：益气活血，通经。

适用：中风后遗症。

⊙蚯蚓煨黄豆

原料：蚯蚓干60克，黄豆500克，白胡椒30克。

制法：将上物放入锅内，加清水2000毫升，以小火煨至水干，取出黄豆晒干，存于瓶内。

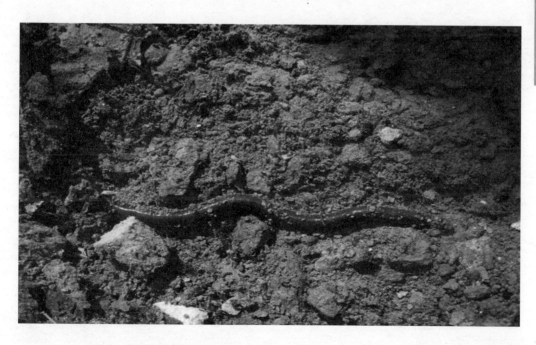

用法：每次吃黄豆 30 粒，每日 2 次。

功效：祛风，镇静，止痉。

适用：癫痫病的辅助治疗。

⊙红糖蚯蚓水

原料：蚯蚓 20 条，红糖适量，金银花 20 克。

制法：活蚯蚓用水洗净，放入小盆里，再将红糖放入搅拌，待化成水后即成，金银花加水煎。用法：

用时先以金银花洗净患部，再用棉球蘸上红糖蚯蚓水涂擦患部，每日数次。

功效：散寒驱风，活血消肿。

适用：丹毒。

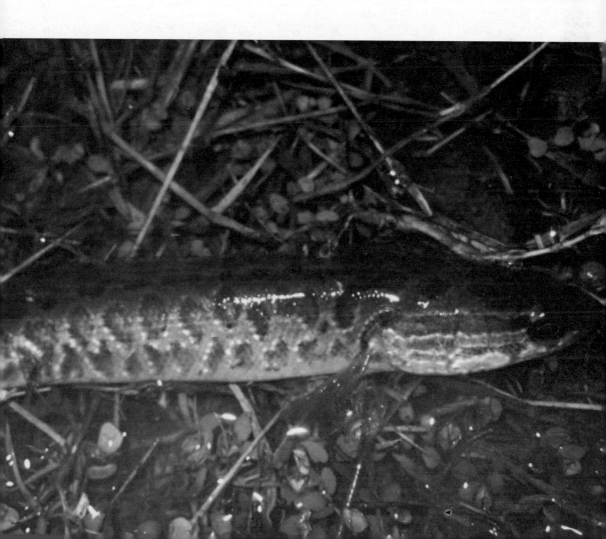

鱗部

食用本草第五巻

守宫（《纲目》）

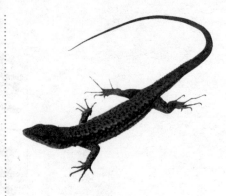

【释名】壁宫（苏恭），壁虎（时珍），蝎虎（苏恭），蝘蜓。

【气味】咸，寒，有小毒。

【主治】中风瘫痪，手足不举，或历节风痛，及风痉惊痫，小儿疳痢，血积成痞，疬风瘰疬，疗蝎螫（时珍）。

【附方】

久年惊痫：守宫膏，用守宫一个，剪去四足，连血研烂，入珍珠、麝香、龙脑香各一字，研匀，以薄荷汤调服。仍先或吐或下去痰涎，而后用此，大有神效。（《奇效方》）

瘫痪走痛：用蝎虎（即蝘蜓）一枚（炙黄），陈皮五分，罂粟壳一钱，甘草、乳香、没药各二钱半，为末。每服三钱，水煎服。（《医学正传》）

破伤中风：守宫（炙干去足）七枚，天南星（酒浸三日晒干）一两，腻粉半钱，为末，以薄面糊丸绿豆大。每以七丸，酒灌下，少顷汗出得解，更与一服，再汁即瘥。或加白附子一两，以蜜丸。（《圣惠方》）

瘰疬初起：用壁虎一枚，焙研。每日服半分，酒服。（《青囊》）

反胃膈气：地塘虫（即壁虎也）七个（砂锅炒焦），大香、人参、朱砂各一钱半，乳香一钱，为末，蜜丸梧子大。每服十丸，木香汤下，早晚各一服。（《丹溪摘玄》）

痈疮大痛：壁虎焙干研末，油调敷之，即止。（《医方摘要》）

粪

【主治】烂赤眼（时珍）。

【附方】

胎赤烂眼（昏暗）：用蝎虎数枚，以罐盛黄土按实，入蝎虎在内，勿令损伤。以纸封口，穿数孔出气。候有粪数粒，去粪上一点黑者，只取一头白者，唾津研成膏，涂眼睫周回，不得揩拭。来早以温浆水洗三次，甚效。（《圣济总录》）

◆实用指南

【单方验方】

辅助治疗食管癌：用壁虎50克（夏季用活壁虎10条），泽漆100克，锡块50克，黄酒100毫升浸泡5～7日，滤去药渣，制成壁虎酒。每日3次，口服，每次25～50毫升。

寻常狼疮：壁虎10条。取壁虎裹入泥中，火煅存性，去泥研末，瓶装备用，口服，每次0.2～0.5克，陈酒或温开水送下，每日2次。

【食疗药膳】

⊙壁虎酒

原料：活壁虎5～10条，60度白酒500毫升。

制法：将壁虎放入盛酒的棕色瓶内，置阴凉处，7日后饮用。

用法：每日1次，每次10毫升。

功效：祛风定惊，消瘀散结。

适用：常发于颈、背、腰及足跟等处缠绵难愈的骨质增生症。

蛤蚧（宋《开宝》）

【释名】蛤蟹（《日华》），仙蟾。

【气味】咸，平，有小毒。

【主治】久咳嗽，肺劳传尸，杀鬼物邪气，下淋沥，通水道（《开宝》）。下石淋，通月经，治肺气，疗咳血（《日华》）。肺痿咯血，咳嗽上气，治折伤（《海药》）。补肺气，益精血，定喘止嗽，疗肺痈消渴，助阳道（时珍）。

【附方】

久嗽肺痈：用蛤蚧、阿胶、鹿角胶、生犀角、羚羊角各二钱半，用河水三升，银石器内小火熬至半升，滤汁。时时仰卧细呷。日一服。（宗奭）

喘嗽面浮（并四肢浮者）：蛤蚧一

图解食用本草

雌一雄，头尾全者，法酒和蜜涂之，炙熟，紫团人参似人形者，半两为末，化蜡四两，和作六饼。每煮糯米薄粥一盏，投入一饼搅化，细细热呷之。(《普济方》)

◆ 实用指南

【单方验方】

咳嗽气喘：蛤蚧 1 ~ 2 只，党参、北黄芪各 30 克。浸米酒 1500 毫升中，每日 10 ~ 20 毫升。

阳痿：蛤蚧尾 10 克，鹿茸 5 克。共研细末，分 10 包，每次半包，空腹服。

哮喘：蛤蚧（去头足研粉）50 克，冬虫夏草 5 克，贝母、黄精各 30 克，陈皮 15 克。研为细末，装瓶服用，每日 2 次，每次 5 克，开水冲服。

久咳肺痨：蛤蚧（焙干）10 克，党参、山药、麦冬、百合各 30 克。共研末蜜丸，每服 3 克，每日 2 次，温开水送服。

【食疗药膳】

⊙蛤蚧煨乌鸡

原料：蛤蚧 2 只，乌鸡 1 只，高汤 1000 克，姜、葱、盐、绍酒各适量。

制法：死蛤蚧，去皮、内脏、眼睛、脑浆，放入沸水中烫去血污；乌鸡宰杀治净，也入沸水中烫去血污；姜切块，葱切段。砂锅置火上，放入蛤蚧、乌鸡、高汤，加入姜块、葱段、绍酒、盐，用旺火烧沸，撇去浮沫，然后改用小火煨至乌鸡肉烂骨酥即可。

用法：佐餐食用，每日 1 次。

功效：补气益血，定喘止咳。

适用：虚喘。

⊙人参蛤蚧酒

原料：蛤蚧 2 只，放火上烤熟，人参（或红参）10 ~ 20 克。

制法：将上两味同浸泡于 2000 毫升米酒中，7 日后即可饮用。

用法：每日 20 ~ 50 毫升。

功效：补肾壮阳，益气安神。

适用：身体虚弱、食欲不振、失眠健忘、阳痿早泄、肺虚咳喘、夜多小便等。

⊙蛤蚧参芪酒

原料：蛤蚧数只，党参、北黄芪各 30 克，米酒1500 毫升。

制法：将上几味同浸酒中，浸泡数日。

用法：每日饮用 10 ~ 20 毫升。

功效：止咳平喘。

适用：气虚咳嗽、气喘。

⊙人参蛤蚧淮山粥

原料：人参 10 克，蛤蚧 1 对，淮山药 30 克，粳米 100 克。

制法：同放锅内加适量水，小火煮熟服食。

用法：早餐温热食用。

功效：益气健脾，止咳平喘。

适用：咳嗽气短、纳差、汗多等。

⊙参蛤粥

原料：人参 5 克，蛤蚧 1 对，大枣 5 个，粳米 100 克。

制法：人参、蛤蚧共碾细末和匀，大枣去核，与粳米同煮为稀粥。或先将大枣、人参煎汁去渣，再与粳米煮粥，粥成后分次调入蛤蚧粉。

用法：空腹食用，每日 1 次。

功效：健脾益肾，纳肺止咳平喘。

适用：久咳出现的咳嗽气短、头晕乏力等。

⊙蛤蚧参龙瘦肉汤

原料：活蛤蚧 1 条，猪瘦肉 100 克，党参、龙眼肉各 15 克，红枣 5 枚，调料适量。

制法：活蛤蚧刮鳞，剖腹，洗净切块；猪瘦肉切片，党参切段，龙眼肉洗净，红枣洗净去核。将以上诸料一同放入锅中，加适量水，烧开后加入黄酒、姜片、盐，小火炖至酥烂，调入味精，麻油即可。

用法：趁热食用。

功效：补肾壮阳。

适用：神经衰弱、肾虚阳痿、夜卧不宁等。

⊙蛤蚧炖羊肉

原料：蛤蚧 1 对，羊肉、白萝卜各500 克，味精、胡椒粉各 3 克，盐、姜各 5 克，葱 15 克，料酒 10 克，香菜 30 克。

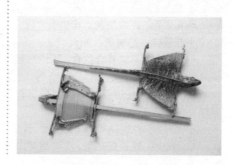

制法：蛤蚧用酒浸泡，除去头、鳞，切成3厘米见方的小块。羊肉洗净，用开水氽去血水，切成4厘米见方的块；姜拍松；葱切段；白萝卜去皮，切4厘米见方的块。羊肉、蛤蚧、白萝卜、姜、葱、料酒一同放入炖锅内，加水适量。锅置大火上烧沸，撇去浮沫，再用小火炖45分钟，加入盐、味精、胡椒粉、香菜搅匀即成。

用法：佐餐食用。

功效：益精助阳，补肺益肾。

适用：阳痿、体弱、肌肤不润、贫血等。

⊙蛤蚧菟丝酒

原料：蛤蚧1对，菟丝子、仙灵脾各30克，龙骨、金樱子各20克，沉香3克，白酒2000毫升。

制法：将蛤蚧去掉头、足，粗碎，其余5味药加工细碎，与蛤蚧一同装入布袋扎紧，置容器中，加入白酒密封。每日振摇数下。浸泡20日，过滤去渣即成。

用法：每日2次，每次10毫升。

功效：补肾壮阳，固精。

适用：阳痿、遗精、早泄、腰膝酸困、精神萎靡等。

蛇蜕（《本经下品》）

【释名】蛇皮（甄权），蛇壳（俗名），龙退（《纲目》），龙子衣（《本经》），弓皮（《本经》）。

【气味】咸、甘，平，无毒。火熬之良。

【主治】小儿百二十种惊痫蛇痫，癫疾瘛疭，弄舌摇头，寒热肠痔，蛊毒（《本经》）。大人五邪，言语僻越，止呕逆，明目。烧之疗诸恶疮（《别录》）。喉痹，百鬼魅（甄权）。炙用辟恶，止小儿惊悸客忤。煎汁敷疬疡，白癜风。催生（《日华》）。安胎（孟诜）。止疟。藏器曰：正发日取塞两耳，又以手持少许，并服盐醋汁令吐。辟恶去风杀虫。烧末服，治妇人吹奶，大人喉风，退目翳，消木舌。敷小儿重舌重腭，唇紧解颅，面疮月蚀，天泡疮，大人疔肿，漏疮肿毒。煮汤，洗诸恶虫伤（时珍）。

【附方】

小儿木舌：蛇蜕烧灰，乳和服少许。（《千金方》）

小儿重腭：蛇蜕灰，醋调敷之。（《圣惠方》）

小儿口紧（不能开合饮食，不语即死）：蛇蜕烧灰，拭净敷之。（《千金方》）

小儿解颅：蛇蜕熬末，以猪颊车髓和，涂之，日三四易。（《千金方》）

小儿月蚀：蛇蜕烧灰，腊猪脂和，敷之。（《肘后方》）

卒生翳膜：蛇蜕皮一条，洗晒细剪，以白面和作饼，炙焦黑色，为末。食后温水服一钱，日二次。（《圣惠方》）

胎痛欲产（日月未足者）：以全蜕一条，绢袋盛，绕腰系之。（《千金方》）

肿毒无头：蛇蜕灰，猪脂和涂。（《肘后方》）

诸漏有脓：蛇蜕灰，水和，敷上，即虫出。（《千金方》）

◆实用指南

【单方验方】

慢性化脓性中耳炎：蛇蜕30克，铅丹15克，白矾10克，冰片2克。共研为细末，涂患处，每日2～3次。

热毒蕴结型乳腺癌：蛇蜕、全蝎、蜂蜜各30克。取以上3味晒干或烘干，碾成细粉，混合均匀，瓶装备用，口服，每日3次，每次6克。

扁桃体炎：蛇蜕3～5克，猪瘦肉100克。置锅中加水煎取汁200～250毫升，饭后1次服下，每日1剂，可连服2～3剂。

荨麻疹：蛇蜕6克，鸡蛋2个。先煎蛇蜕，煮沸后打入鸡蛋，待鸡蛋熟后，吃蛋喝汤。

慢性肾炎、脾肾阳虚、畏寒肢凉、大便滴薄：蛇蜕1条，核桃仁9克，黄酒适量。前二味焙干研末，黄酒冲服，每日1次，连服15～20日。

蛲虫：蛇蜕（焙黄）6克，冰片0.3克。共研细末，临睡前抹肛门处。

淋巴腺结核：蛇蜕（剪碎）3～6克，鸡蛋3个。先将鸡蛋打一小孔，流去蛋白，留下蛋黄，然后于每个鸡蛋内装入

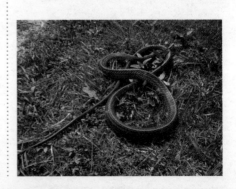

蛇蜕 1~2 克，用纸糊口。置火中烤熟，去壳内服。每服 1 个，每日 3 次。

中耳炎：将蛇蜕烧灰研末，调以麻油。用时先以双氧水洗净患耳，擦干后用棉棒蘸药涂于患部，每日或隔日 1 次。

【食疗药膳】

⊙蛇蜕酒

原料：蛇蜕 15 克，好酒 50 毫升。

制法：将蛇蜕烧令黑，细研，以好酒一盏调匀。

用法：微温顿服，未甚效更服。

功效：清热解毒，祛风消肿。

适用：儿吹奶疼肿。

⊙蛇蜕醋汁

原料：蛇蜕、醋各适量。

制法：将蛇蜕烧灰研细，备用。

用法：以醋调敷涂肿处，干即换药。

功效：清热解毒。

适用：痈肿。

乌蛇（宋《开宝》）

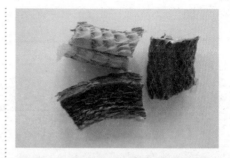

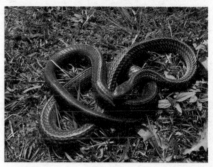

【释名】乌梢蛇（《纲目》），黑花蛇（《纲目》）。

肉

【气味】甘，平，无毒。

【主治】诸风顽痹，皮肤不仁，风瘙瘾疹，疥癣（《开宝》）。热毒风，皮肌生癞，眉髭脱落，瘑疥等疮（甄权）。功与白花蛇同，而性善无毒（时珍）。

【附方】

紫白癜风：乌蛇肉（酒炙）六两，枳壳（麸炒）、牛膝、天麻各二两，熟地黄四两，白蒺藜（炒）、五加皮、防风、桂心各二两，剉片，以绢袋盛，于无灰酒二斗中浸之，密封七日。每温服一小盏。忌鸡、鹅、鱼肉、发物。（《圣惠方》）

面疮野疱：乌蛇肉二两，烧灰，腊猪脂调敷。（《圣惠方》）

婴儿撮口（不能乳者）：乌蛇（酒浸，去皮骨，炙）半两，麝香一分，为末。每用半分，荆芥煎汤调灌之。（《圣惠方》）

破伤中风（项强身直，定命散主之）：用白花蛇、乌蛇，并取项后二寸，酒洗润取肉，蜈蚣一条全者，炙，上为末。每服三钱，温酒调服。（《普济方》）

膏

【主治】耳聋。绵裹豆许塞之，神效（时珍出《圣惠方》）。

胆

【主治】大风疬疾，木舌胀塞（时珍）。

【附方】

大风：用冬瓜一个，截去五寸长，去瓤，掘地坑深三尺，令净，安瓜于内。以乌蛇胆一个，消梨一个，置于瓜上，以土隔盖之。至三七日，看一度，瓜未甚坏，候七七日，三物俱化为水，在瓜皮内，取出。每用一茶脚，以酒和服之，三两次立愈。小可风疾，每服一匙头。（《王氏博济方》）

木舌塞胀（不治杀人）：用蛇胆一枚，焙干为末，敷舌上，有涎吐去。（《圣惠方》）

皮

【主治】风毒气，眼生翳，唇紧唇疮（时珍）。

【附方】

小儿紧唇（脾热唇疮）：乌蛇皮烧灰，酥和敷之。（《圣惠方》）

卵

【主治】大风癞疾。时珍曰：圣济总录治癞风，用乌蛇卵和诸药为丸服，云与蛇肉同功。

◆实用指南

【单方验方】

类风湿性关节炎肝肾不足，风寒湿阻证：乌梢蛇、黄芪、知母各15克，蜈蚣、川乌、草乌2.5克，炙地龙、摇竹消、仙灵脾、威灵仙各10克，三七5克，鹿角片1.5克，生地黄20克，甘草3克。用上药每次加水500毫升，煎取药汁2次，将2煎混合，每日1剂，分2次服用。

产后风湿：乌梢蛇、防风、威灵仙各30克，细辛10克，当归、姜黄、丝瓜络各20克，桂枝15克。水煎服，每日3次，3个月为1个疗程。

风湿性心脏病：乌梢蛇30克，丹参50克，五味子10克，石菖蒲20克。水煎3次，混合，小白花蛇1条（研细）冲服，每日3次。

骨质增生：乌梢蛇60克，威灵仙72克，当归、防风、土鳖虫、全蝎各36克。将上药共研细末，每次3克，每日2次，温开水送服。

腰椎间盘突出症：乌梢蛇30克，独活20克，川牛膝、汉防己、伸筋草、豨莶草各15克。水煎3次，分3次服，同时取土鳖虫3克分3次（研末冲服），每日1剂。

【食疗药膳】

⊙乌蛇酒

原料：乌蛇30克，防风、桂心、牛膝、白蒺藜各10克，天麻、羌活、枳壳各15克，熟地黄20克，五加皮5克。

制法：上诸味药细锉，以生绢袋盛，以好酒1000毫升，于瓷瓶中浸，密封7日后。

用法：每日3次，每次10毫升。

功效：补肾祛风，通经活络。

适用：白癜、紫癜。

⊙辣椒炖蛇肉

原料：尖头辣椒20克，乌梢蛇肉250克，调味料适量。

制法：将乌梢蛇宰杀，洗净，切段，与洗净、切段的辣椒同入锅中，加葱段、姜片、料酒、白糖、酱油、清水适量，用大火烧沸后，改用小火将炖蛇肉煨至八成熟，放入盐，煨炖至蛇肉熟烂即成。

用法：佐餐当菜，随量服食。

功效：祛风散寒，舒筋通络。

适用：风寒阴络型老年颈椎病。

⊙乌梢蛇汤

原料：乌梢蛇2条。

制法：将乌梢蛇按常法宰杀，烹作菜，装盘即成。

用法：每日1剂，吃肉饮汤，连吃4～5次。

功效：祛风除湿，止痒。

适用：湿疹。

⊙茄子炖乌蛇

原料：茄子100克，乌梢蛇1条，黄酒50克，盐、味精、湿淀粉各适量。

制法：把蛇宰杀，去杂，洗净，入锅，加水，用小火炖20分钟后捞出，剥下蛇肉，切成丝，回锅，用小火炖60分钟。茄子切成丝线，与蛇肉丝同入锅，加入煮蛇的原汤、黄酒，用小火炖30分钟，加盐、味精，拿湿淀粉勾芡。

用法：随餐食用。

功效：凉血祛风，消肿止痛。

适用：高血压病、冠心病、心绞痛、风湿性关节炎。

⊙清炖乌蛇

原料：乌蛇1条，盐、葱、生姜、绍酒各适量。

制法：将乌蛇去皮、头、尾和内脏，洗净，切成3厘米的节。取砂锅一个，将乌蛇肉放入锅内，加水适量，置大火上烧沸，再改用小火炖至熟透，加盐、味精即成。

用法：佐餐食肉饮汤，每日1次。

功效：祛风湿，通经络。

适用：风湿性腰腿痛、肩周炎。

鲤鱼（《本经上品》）

【释名】时珍曰：鲤鳞有十字文理，故名鲤。虽困死，鳞不反白。

肉

【气味】甘，平，无毒。

【主治】煮食，治咳逆上气，黄疸，止渴。治水肿脚满，下气（《别录》）。

图解食用本草

治怀妊身肿，及胎气不安（《日华》）。煮食，下水气，利小便（时珍）。作鲙，温补，去冷气，痃癖气块，横关伏梁，结在心腹（藏器）。治上气，咳嗽喘促（《心镜》）。烧末，能发汗，定气喘咳嗽，下乳汁，消肿。米饮调服，治大人小儿暴痢。用童便浸煨，止反胃及恶风入腹（时珍）。

【附方】

水肿胀满：赤尾鲤鱼（一斤）破开，不见水及盐，以生矾五钱研末，入腹内，火纸包裹，外以黄土泥包，放灶内煨熟取出，去纸、泥，送粥。食头者上消，食身、尾者下消，一日用尽。屡试经验。（《杨拱医方摘要》）

妊娠感寒：用鲤鱼一头烧末，酒服方寸匕，令汗出。（《子母秘录》）

胎气不长：用鲤鱼肉同盐、枣煮汁，饮之。（《集验方》）

胎动不安（及妇人数伤胎，下血不止）：鲤鱼一个（治净），阿胶（炒）一两，糯米二合，水二升，入葱、姜、橘皮、盐各少许，煮臛食。五七日效。（《圣惠方》）

乳汁不通：用鲤鱼一头烧末。每服一钱，酒调下。（《产宝》）

咳嗽气喘：用鲤鱼一头去鳞，纸裹炮熟，去刺研末，同糯米煮粥，空心食。（《食医心镜》）

恶风入腹（久肿恶风入腹，及女人新产，风入产户内，如马鞭，嘘吸短气咳嗽者）：用鲤鱼长一尺五寸，以尿浸一宿，平旦以木篦从头贯至尾，小火炙熟，去皮，空心顿食。勿用盐、醋。（《外台秘要》）

一切肿毒（已溃未溃者）：用鲤鱼烧灰，醋和涂之，以愈为度。（《外台秘要》）

鲊

【气味】咸，平，无毒。

【主治】杀虫（藏器）。

【附方】

聤耳有虫（脓血日夜不止）：用鲤鱼鲊三斤，鲤

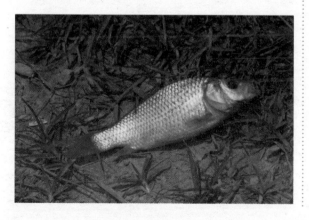

鱼脑一枚，鲤鱼肠一具（洗切），乌麻子（炒研）一升，同捣，入器中，微火炙暖，布裹贴耳。两食顷，有白虫出，尽则愈。慎风寒。（《千金方》）

胆

【气味】苦，寒，无毒。

【主治】目热赤痛，青盲，明目。久服强悍，益志气（《本经》）。点眼，治赤肿翳痛。涂小儿热肿（甄权）。点雀目，燥痛即明（《肘后方》）。滴耳，治聋。（藏器）。

【附方】

小儿咽肿（痹痛者）：用鲤鱼胆二七枚，和灶底土，以涂咽外，立效。（《千金方》）

大人阴痿：鲤鱼胆、雄鸡肝各一枚为末，雀卵和，丸小豆大。每吞一丸。（《千金方》）

睛上生晕（不问久新）：鲤鱼长一尺二寸者，取胆滴铜镜上，阴干，竹刀刮下。每点少许。（《圣济总录》）

赤眼肿痛：（《圣济总录》）用鲤鱼胆十枚，腻粉一钱，和匀瓶收，日点。（《十便良方》）用鲤胆五枚，黄连末半两，和匀，入蜂蜜少许，瓶盛，安饭上蒸熟。每用贴目眦，日五七度。亦治飞血赤脉。

脂

【主治】食之，治小儿惊忤诸痫（大明）。

脑髓

【主治】诸痫（苏恭）。煮粥食，治暴聋，大明。和胆等份，频点目眦，治青盲（时珍）。

【附方】

耳卒聋：竹筒盛鲤鱼脑，于饭上蒸过，注入耳中。（《千金方》）

耳脓有虫：鲤鱼脑和桂末捣匀，绵裹塞之。（《千金方》）

血

【主治】小儿火疮，丹肿疮毒，涂

之立瘥（苏恭）。

肠

【主治】小儿肌疮（苏恭）。聤耳有虫，同酢捣烂，帛裹塞之。痔瘘有虫，切断炙熟，帛裹坐之。俱以虫尽为度（时珍）。

目

【主治】刺疮伤风、伤水作肿，烧灰敷之，汁出即愈（藏器）。

齿

【主治】石淋（《别录》）颂曰：古今录验，治石淋。用齿一升研末，以三岁醋和。分三服，一日服尽。外台：治卒淋，用酒服。时珍曰：古方治石淋多用之，未详其义。

骨

【主治】女子赤白带下（《别录》）。阴疮，鱼鲠不出（苏恭）。

皮

【主治】瘾疹（苏恭）。烧灰水服，治鱼鲠六七日不出者。日二服（《录验》）。

鳞

【主治】产妇滞血腹痛，烧灰酒服。亦治血气（苏恭）。烧灰，治吐血，崩中漏下，带下痔瘘，鱼鲠（时珍）。

【附方】

痔漏疼痛：鲤鱼鳞二三片，绵裹如枣形，纳入坐之，其痛即止。（《儒门事亲》）

诸鱼骨鲠：鲤脊三十六鳞，焙研，凉水服之，其刺自跳出，神妙。（《笔峰杂兴》）

鼻衄不止：鲤鱼鳞炒成灰。每冷水服二钱。（《普济方》）

◆实用指南

【单方验方】

病后或产后调补：鲤鱼500克。加水煮汤至鱼烂熟，用胡椒、盐少许调味，饮汤吃肉。

肝硬化伴浮肿或腹水，慢性肾炎水肿，妊娠水肿：鲤鱼500克，赤小豆50克。将赤小豆用水煮开后，放入鲤鱼，一同煮熟，不加任何调料，每日早饭时趁热

1次服完。

黄疸病后期：赤尾鲤鱼500克，白矾15克。将白矾研末，装入鱼腹内，草纸包裹，黄泥封固，置火灰中煨热，去纸和泥，淡食。每日分2次服食。

产后气血虚亏，乳汁不足：大鲤鱼1尾，当归15克，黄芪50克。煎汤服，每日1剂。

【食疗药膳】

⊙鳞甲酒

原料：鲤鱼鳞500克，米酒2500毫升。

制法：将鱼鳞用小火熬成鱼鳞胶备用。

用法：每日1剂，取鳞胶30克，温100毫升米酒冲服。连服30日为1个疗程。

功效：疏肝理气，解郁。

适用：子宫颈癌引起的心情忧郁、胸胁或小腹胀痛、心烦易怒、周身串痛、口干不欲饮、白带增多、宫颈糜烂等。

⊙安胎鲤鱼粥

原料：苎麻根10克，活鲤血1条（500克左右），糯米50克。

制法：先将苎麻根煎煮去渣取汁。鲤鱼去鳞及肠杂，洗净切块煎汤。用苎麻根汁、鲤鱼汤和糯米共煮粥，待食。

用法：每日2次，空腹温食，5日为1个疗程。

功效：清热，止血，安胎。

适用：阴虚血热之胎漏，症见妊娠期阴道下血鲜红、五心烦热、口干咽燥而有流产先兆者。

⊙黄芪烧鲤鱼

原料：鲤鱼500克，黄芪50克，生姜10克，味精、盐各适量。

制法：鲤鱼去鳞去内脏洗净；黄芪、生姜洗净，将生姜拍破，与黄芪用纱布包好。锅置火上，注入清水，放进鲤鱼、黄芪生姜包，用大火烧沸，撇去浮沫，改用小火烧至鱼肉熟且汤浓时，捞出黄芪生姜包不用，调入调料即成。

用法：每日1次，温热食用。

功效：补气健脾，利水消肿。

适用：慢性肾炎伴随气短、尿频者。

图解食用本草

⊙鲤鱼脑髓粥

原料：鲤鱼脑髓 60 克，粳米 250 克，姜末、盐、味精、葱花各适量。

制法：将鲤鱼取出，洗净，与粳米同煮粥。待粥快熟时，再下鱼脑及调料，咸淡适中。

用法：每食适量。

功效：填精益脑，聪耳。

适用：老人耳聋。

⊙鲤鱼豆豉汤

原料：鲤鱼 100 克，豆豉 30 克，生姜 9 克，陈皮 6 克，胡椒粉 0.5 克。

制法：将以上材料一同放砂锅内煮汤调味服食。

用法：每日或隔日 1 次，连服 4～5 日。

功效：健脾化湿。

适用：小儿脾胃湿困厌食。

⊙鲤鱼糯米粥

原料：鲤鱼 500 克，糯米 100 克，调料适量。

制法：将鲤鱼剖肚，洗净，用干净的湿吸水纸包好，放入柴禾灶余灰中煨熟，然后用煨熟的鱼肉与糯米一起放入锅中加水慢熬成粥，调入姜丝、盐、味精、麻油即可。

用法：每日 2 次，连服 5～7 日。

功效：止咳平喘。

适用：肺虚、咳嗽气喘等。

⊙催乳鲤鱼汤

原料：鲤鱼 1 尾，猪蹄 1 只，通草 10 克，葱白少许。

制法：将鲤鱼去鳞、鳃及内脏，洗净粗切；猪蹄去毛，洗净，剖开备用。将鲤鱼、猪蹄、通草和葱白一起放入锅内，加水适量，上火煮至肉熟汤浓即可。

用法：饮汤，食肉。每日 2 次，每次喝汤 1 小碗，连用 2～3 日。

功效：通窍催乳。

适用：产后乳汁不下或乳少。

鲫鱼（《别录上品》）

【释名】鲋鱼。

肉

【气味】甘，温，无毒。

【主治】合五味煮食，主虚羸（藏器）。温中下气（大明）。止下痢肠痔（保升）。夏月热痢有益，冬月不宜。合莼作羹，主胃弱不下食，调中益五脏。合茭首作羹，主丹石发热（孟诜）。合小豆煮汁服，消水肿。

炙油，涂妇人阴疮诸疮，杀虫止痛。酿白矾烧研饮服，治肠风血痢。酿硫黄煅研，酿五倍子煅研，酒服，并治下血。酿茗叶煨服，治消渴。酿胡蒜煨研饮服，治膈气。酿绿矾煅研饮服，治反胃。酿盐花烧研，掺齿疼。酿当归烧研，揩牙乌髭止血。酿砒烧研，治急疳疮。酿白盐煨研，搽骨疽。酿附子炙焦，同油涂头疮白秃（时珍）。

【附方】

卒病水肿：用鲫鱼三尾，去肠留鳞，以商陆、赤小豆等份，填满扎定，水三升，煮糜去鱼，食豆饮汁。二日一作，不过三次，小便利，愈。（《肘后方》）

酒积下血：酒煮鲫鱼，常食最效。（《便民疗方》）

肠痔滴血：常以鲫鱼作羹食。（《外台秘要》）

肠风血痔：用活鲫鱼，翅侧穿孔，去肠留鳞，入白矾末二钱，以棕包纸裹煨存性，研末。每服二钱，米饮下，每日二服。（《直指方》）

膈气吐食：用大鲫鱼去肠留鳞，切大蒜片填满，纸包十重，泥封，晒半干，炭火煨熟，取肉和平胃散末一两杵，丸悟子大，密收。每服三十丸，米饮下。（《经验方》）

妊娠感寒（时行者）：用大鲫一头烧灰，酒服方寸匕（无汗腹中缓痛者，以醋服），取汗。（《产乳》）

小儿舌肿：鲜鲫鱼切片贴之，频换。（《总微论》）

小儿丹毒（从髀起，流下，阴头赤肿出血）：用鲫鱼肉（切）五合，赤小豆末二合，捣匀，入水和，敷之。（《千金方》）

小儿秃疮：（《千金方》）用鲫鱼烧灰，酱汁和涂。一用鲫鱼去肠，入皂矾烧研搽。（《危氏得效方》）用大鲫去肠，入乱发填满，烧研，入雄黄末二钱。先以畜水洗拭，生油调搽。

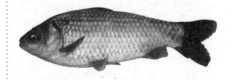

小儿头疮(昼开出脓,夜即复合):用鲫鱼(长四寸)一枚,去肠,大附子一枚,去皮研末填入,炙焦研敷,捣蒜封之,效。(《圣惠方》)

恶疮似癞(十余年者):鲫鱼烧研,和酱清敷之。(《千金方》)

浸淫毒疮(凡卒得毒气攻身,或肿痛,或赤痒,上下周匝,烦毒欲死,此浸淫毒疮也):生鲫鱼切片,和盐捣贴,频易之。(《圣惠方》)

手足瘭疽(累累如赤豆,剥之汁出):大鲫鱼长三四寸者,乱发一鸡子大,猪脂一升,同煎膏,涂之。(《千金方》)

鲙

【主治】久痢赤白,肠澼痔疾,大人小儿丹毒风眩(藏器)。治脚风及上气(思邈)。温脾胃,去寒结气(时珍)。

鲊

【主治】病疮。批片贴之,或同桃叶捣敷,杀其虫(时珍)。

【附方】

赤痢不止:鲫鱼鲊二脔(切),秫米一把,薤白一虎口(切),合煮粥,食之。(《圣惠方》)

头

【主治】小儿头疮口疮,重舌目瞖(苏恭)。烧研饮服,疗咳嗽(藏器)。烧研饮服,治下痢。酒服,治脱肛及女人阴脱,仍以油调搽之。酱汁和,涂小儿面上黄水疮(时珍)。

子(忌猪肝)

【主治】调中,益肝气(张鼎)。

骨

【主治】䘌疮。烧灰敷,数次即愈(张鼎)。

胆

【主治】取汁,涂疳疮、阴蚀疮,杀虫止痛。点喉中,治骨鲠竹刺不出(时珍)。

【附方】

小儿脑疳(鼻痒,毛发作穗,黄瘦):用鲫鱼胆滴鼻中,三五日甚效。(《圣惠方》)

消渴饮水:用浮石、蛤蚧、蝉蜕等份,为末。以鲫鱼胆七枚,调服三钱,神效。(《本事方》)

滴耳治聋:鲫鱼胆一枚,乌驴脂少许,生麻油半两,

和匀,纳入楼葱管中,七日取滴耳中,日二次。(《圣惠方》)

脑

【主治】耳聋。以竹筒蒸过,滴之(《圣惠》)。

◆ 实用指南

【单方验方】

脾胃虚寒,食欲不振,饮食不化,虚弱无力等:大鲫鱼1条,草豆蔻6克,生姜、陈皮各10克,胡椒0.5克。研末,撒入鱼肚肉,用线扎定,再加生姜、陈皮、胡椒,用水煮熟食。也可酌加适量盐。

久泻久痢,不思饮食:鲫鱼1条。不去鳞、鳃,腹下作一孔,去内脏,装入白矾2克,用草纸或荷叶包裹,以线扎定,放火灰中煨至香熟。取出,随意食之,亦可蘸油盐调味食。

水肿:鲫鱼3条,商陆10克,赤小豆50克。将商陆和赤小豆一起填入鱼腹,扎定,用水煮至烂熟,去渣,食豆饮汤。

产后气血不足,乳汁减少:鲫鱼250克,猪油100克,漏芦30克,钟乳石15克。用水和米酒各半共煮至烂熟,去渣取汁,时时饮服。

【食疗药膳】

⊙鲫鱼紫菀汤

原料:大鲫鱼1条,紫菀3粒,胡椒、陈皮、生姜各适量。

制法:鲫鱼去鳞、鳃及内脏,洗净;紫菀研末,纳入鱼腹内,下锅,加水、胡椒、陈皮、生姜,煮熟。

用法:食鱼饮汤。

功效:健脾和胃,行气宽中。

适用:脾胃虚弱、不思饮食、纳少乏力,或湿阻脾胃、脘腹胀满、恶心呕吐等。

⊙鲫鱼炖蛋

原料:鲫鱼两条(约500克),鸡蛋3个。

制法:将鲜活鲫鱼剖腹、洗净。锅

图解食用本草

放炉火上，放入清水 200 毫升及盐 5 克烧开，下鲫鱼，烧 1 分钟左右，连汤盛出。再将鸡蛋打入碗内，加入清水 125 毫升，盐 1 克，上笼蒸至凝固时取出，随即将鱼放上，浇上煮鱼原汤，撒上葱末、姜末，淋入食油，再放笼内，用大火蒸 5 分钟即可。

用法：温热食用。

功效：生精养血，补益脏腑，下乳催奶。

适用：乳汁分泌不畅者。

⊙鲫鱼黄芪汤

原料：鲫鱼 1 尾（约 400 克），黄芪 30 克，生姜 5 片，油适量。

制法：鲫鱼去鱼鳞、鳃和内脏，用植物油煎至鱼皮成金黄色，加入黄芪、生姜，再加适量水共煮成汤，调味后即成。

用法：食肉喝汤，每日 1 次。

功效：益气升举。

适用：老年性脾胃虚弱型脏器下垂出现的腹胀纳差、气短乏力等。

⊙鲫鱼糯米粥

原料：鲫鱼 150 克，糯米 50 克，姜粒 5 克，盐适量。

制法：将糯米淘洗干净，鲫鱼剖开，去掉内脏，洗净。将锅内水烧开之后，放入糯米和鱼，同煮成粥后加姜粒、盐调味即成。

用法：早餐食用。

功效：除热毒，散恶血，消肿满，利小便。

适用：脉络热毒型血栓闭塞性脉管炎。

鲈鱼（宋·《嘉定》）

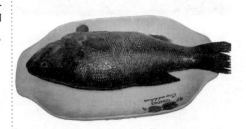

【释名】四鳃鱼。

肉

【气味】甘，平，有小毒。

【主治】补五脏，益筋骨，和肠胃，治水气。多食宜人，作鲊尤良。曝干甚香美（《嘉祐》）。益肝肾（宗奭）。安胎补中。作鲙尤佳（孟诜）。

◆实用指南

【单方验方】

小儿消化不良：鲈鱼、葱、生姜各适量。煎汤服。

脾胃虚弱，消化不良，少食腹泻：鲈鱼 50 克，白术 10 克，陈皮 5 克，胡椒 0.5 克。煎汤服。

手术后促进伤口愈合：鲈鱼 1 尾（250～500 克），黄芪 60 克。隔水炖熟，饮汤食肉。

脾虚气滞，脘闷呕逆，胎动不安：鲈鱼 250 克，砂仁 6 克，生姜 10 克。将砂仁捣碎，生姜切成细粒，装入鱼腹，放碗中，加水和盐少许，置锅内蒸熟，食肉饮汤。

【食疗药膳】

⊙黄芪炖鲈鱼

原料：黄芪 30 克，鲈鱼 1 条，盐、黄酒、味精、花椒、鸡汤、葱段、姜片、素油各适量。

制法：将黄芪浸润后洗净，切片；鲈鱼去鳞、鳃和内脏后洗净，入热油锅煎至色金黄，放入黄芪、盐、黄酒、味精、花椒、鸡汤、葱段、姜片，用大火烧沸后转用小火炖至鱼肉熟烂，拣去葱段、姜片、黄芪即成。

用法：佐餐食用，每日 1 次。

功效：补气养血，健脾行水。

适用：气血两虚、眩晕、心悸健忘、面色无华，以及用作手术后促进伤口生肌愈合等。

⊙鲈鱼健脾汤

原料：鲈鱼 500 克，白术 20 克，陈皮 5 克，胡椒粉 3 克。

制法：将鲈鱼去鳞，剖开去肠杂，洗净切块，白术、陈皮洗净，与鲈鱼一齐放入锅内，加清水适量，旺火煮沸后，小火煲 2 小时，调味使用。

用法：佐餐服食，喝汤吃鱼。

功效：补气健脾，和中开胃。

适用：慢性肾炎、糖尿病、心脏病水肿等。

鳢鱼（《本经上品》）

【释名】蠡鱼（《本经》），黑鳢（《图经》），乌鳢（《纲目》）。

肉

【气味】甘，寒，无毒。有疮者不可食，令人瘢白（《别录》）。

【主治】疗五痔，治湿痹，面目浮肿，下大水（《本经》）。弘景曰：合小豆白煮，疗肿满甚效。下大小便，壅塞气。作鲙，与脚气、风气人食，良（孟诜）。主妊娠有水气（苏颂）。

【附方】

十种水气（垂死）：鳢鱼（一斤重者）煮汁，和冬瓜、葱白作羹食。（《食医心镜》）

肠痔下血：鳢鱼作鲙，以蒜齑食之。忌冷、毒物。（《外台秘要》）

一切风疮（顽癣疥癞，年久不愈者，不过二三服必愈）：用黑火柴头鱼一个（即乌鳢也）。去肠肚，以苍耳叶填满。外以苍耳置锅底，置鱼于上，少少着水，慢火煨熟，去皮骨淡食，勿入盐酱，功效甚大。（《医林集要》）

浴儿免痘：除夕黄昏时，用大乌鱼一尾，小者二三尾，煮汤浴儿，遍身七窍俱到。不可嫌腥，以清水洗去也。若不信，但留一手或一足不洗，遇出痘时，则未洗处偏多也。此乃异人所传，不可轻易。（《杨拱医方摘要》）

肠及肝

【主治】冷败疮中生虫（《别录》）。肠以五味炙香，贴痔瘘及蛀骭疮，引虫尽为度（《日华》）。

胆

【气味】甘，平。

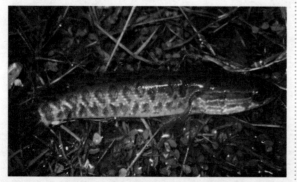

【主治】喉痹将死者，点入少许即瘥，病深者水调灌之（《灵苑方》）。

◆实用指南

【单方验方】

水肿：鳢鱼1条（约500克）。煮汁，和冬瓜、葱白煮汤吃。

肠痔下血：鳢鱼适量。切成细片，拌蒜泥吃。

一切风疮（包括顽癣疥癞）：鳢鱼1条，苍耳叶适量。将鱼去肠肚，填入苍耳叶；另以苍耳放在锅底，上面放少量的水，慢火煨熟，去掉皮骨淡食，勿入盐酱。

【食疗药膳】

⊙二豆炖黑鱼

原料：赤小豆、绿豆各50克，黑鱼1条（500克），绍酒、姜、葱、盐、大蒜各适量。

制法：把赤小豆、绿豆洗净，去杂质，用清水浸泡2小时；黑鱼宰杀后，去鳃、内脏；姜切片，葱切段；大蒜去皮，切片。把黑鱼抹上绍酒、盐，放入炖锅内，注入清水600毫升，加入赤小豆、绿豆、姜、葱、盐、大蒜，炖1小时即成。

用法：每日1次，每次吃黑鱼50克，随意吃赤小豆、绿豆，喝汤。

功效：除湿健脾，利水疏肝。

适用：肝病腹水患者食用。

⊙小茴香大蒜蒸黑鱼

原料：小茴香15克，大蒜30克，黑鱼1条（300克），绍酒、姜、葱、大蒜、盐、酱油、白糖各适量。

制法：把小茴香洗净；黑鱼宰杀后，去鳃及内脏；大蒜去皮，切片；姜切片，葱切段。把黑鱼放入蒸盆内，注入清水300毫升，加入小茴香、大蒜、绍酒、姜、葱、盐、酱油、白糖。把蒸盆放入蒸笼内，用大火大汽蒸30分钟即成。

用法：每日2次，每次吃黑鱼50克。

功效：温化利水。

适用：肝病水肿患者食用。

图解食用本草

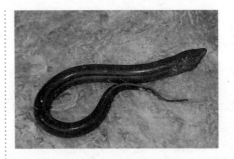

⊙黑鱼苍耳叶粥

原料：黑鱼1条，苍耳叶12克，大米100克。

制法：将黑鱼剖杀治净，切块，与大米、苍耳叶同煮成粥。

用法：温热服食。

功效：凉血，散风。

适用：疥癞。

⊙炙鳢鱼大蒜

原料：鳢鱼1条，独头大蒜适量。

制法：将鱼去鳞、腮、肠洗净，腹中装满大蒜，外涂湿黄泥，炭火炙熟。

用法：分次温食。

功效：健脾，利水。

适用：水肿、腹水等。

⊙鳢鱼冬瓜汤

原料：鳢鱼1条，冬瓜500克，葱白3～5茎。

制法：鱼去鳞、腮、肠，与冬瓜（不去皮）葱白炖熟即可。

用法：每食适量。

功效：健脾，利水。

适用：水肿、腹水。

⊙鳢鱼赤小豆汤

原料：鳢鱼约500克，赤小豆100克。

制法：鳢鱼洗净，去鳞、腮、肠，加水适量，小火煮至豆烂。

用法：每日分2次空腹食用。

功效：健脾利水。

适用：水肿、腹水。

鳝鱼（《别录上品》）

肉

【气味】甘，大温，无毒。

【主治】补中益血，疗沈唇（《别录》）。补虚损，妇人产后恶露淋沥，血气不调，羸瘦，止血，除腹中冷气肠鸣，及湿痹气（藏器）。善补气，妇人产后宜食（震亨）。补五脏，逐十二风邪，患湿风、恶气人，作臛空腹饱食，暖卧取汗出如胶，从腰脚中出，候汗干，暖五枝汤浴之，避风。三五日一作，甚妙（孟诜）。专贴一切冷漏、痔瘘、臁疮引虫（时珍）。

【附方】

臁疮蛀烂：用黄鳝鱼数条打死，香油抹腹，蟠疮上系定，顷则痛不可忍，然后取下看，腹有针眼皆虫也。

未尽更作，后以人胫骨类，油调搽之。（《奇效方》）

肉痔出血：鳝鱼煮食，其性凉也。（《便民食疗》）

血

【主治】涂癣及瘘（藏器）。疗口眼㖞斜，同麝香少许，左㖞涂右，右㖞涂左，正即洗去。治耳痛，滴数点入耳。治鼻衄，滴数点入鼻。治痘后生翳，点少许入目。治赤疵，同蒜汁、墨汁频涂之。又涂赤游风（时珍）。

头

【气味】甘，平，无毒。

【主治】烧服，止痢，主消渴，去冷气，除痞癥，食不消（《别录》）。同蛇头、地龙头烧灰酒服，治小肠痈有效（《集成》）。百虫入耳，烧研，绵裹塞之，立出（时珍）。

皮

【主治】妇人乳核硬疼，烧灰空心温酒服（《圣惠》）。

◆实用指南

【单方验方】

湿疹顽癣：黄鳝血适量。涂患处。

虚劳咳嗽、身体消瘦：黄鳝250克，冬虫夏草6克。炖汤，连服7日。

风寒湿痹所致之骨节疼痛：黄鳝1条（去内脏），桂枝9克，秦艽10克。加适量调料，炖熟后去药，喝汤吃肉。

鼻血、外伤出血：黄鳝血适量。焙干研末，吹入鼻中治鼻血，敷于伤口外伤出血。

小儿疳积：黄鳝1条（去内脏），鸡内金6克。加水炖熟，用适量酱油调味食用。

妇女产后气虚血弱、恶露淋沥、贫血：黄鳝500克，黄芪30克，生姜1片，红枣5枚。同煮汤，调味食用。

头晕眼花、全身无力、心悸气短：黄鳝1大条（去内脏），猪瘦肉100克，黄芪15克。同煮汤，用适量盐调味食用。

【食疗药膳】

⊙清蒸鳝鱼羹

原料：活鳝鱼1000克，玉兰片40克，猪板油10克，葱白、豌豆苗各适量。

制法：将鳝鱼处死，去头、骨及内脏，用清水洗去污血，放入沸水锅中烫一下，用清水漂洗干净，切成二寸长段，背面剞十字花刀，摆在盘中，将葱白切段，玉兰片均切成片，猪板油切成小丁，都撒布在鳝鱼上，然后加入高汤、盐、料酒、味精上蒸锅蒸15分钟，将原汤滗入锅中，再加高汤煮沸勾芡浇在鱼身上，撒豌豆苗作点缀即可食用。

用法：佐餐食用。

功能：滋补壮阳，养血通络。

适用：体虚、久痢、痔出血、肝肾虚损、腰膝酸痛者。

⊙鳝丝羹

原料：鳝鱼250克，酒、油、金针菜、冬瓜、长葱各适量。

制法：将鳝鱼煮半熟，划丝去骨，加酒、油煨之，微用芡粉，加用金针菜、冬瓜、长葱为羹。

用法：温热食用，每日1次。

功效：补虚损，强筋骨。

适用：虚劳、产后淋沥、臁疮等。

⊙蒸鳝鱼猪肉

原料：黄膳250克，猪肉100克，调料适量。

制法：将黄膳去肚肠后切段，肉切片，用调料煨浸，上屉蒸熟即可。

用法：食肉饮汁。

功效：补中，益气，血虚。

适用：妇女产后失血较多、血气亏损，或大手术及大病后，体质受损而五脏虚衰所引起的气少乏力、动则喘息、面色苍白、多汗心悸、腰膝酸软等。

⊙鳝鱼粥

原料：活鳝鱼1条，粳米100克，盐、料酒、味精、葱姜蒜、胡椒粉、麻油各适量。

制法：鳝鱼宰杀洗净，切成丝。粳米入开水锅中熬至米粒要烂时，加进鳝鱼、葱姜、料酒、盐煮成粥。食用时调入味精、胡椒粉、麻油、蒜末即可。

用法：温热服食。

功效：补虚损，除风湿，强筋骨。

适用：足痿无力、内痔下血等。

虾（《别录下品》）

【释名】时珍曰：鰕音霞（俗作虾），入汤则红色如霞也。

【气味】甘，温。

【主治】五野鸡病，小儿赤白游肿，捣碎敷之（孟诜）。作羹，治鳖瘕，托痘疮，下乳汁。法制，壮阳道；煮汁，吐风痰；捣膏，敷虫疽（时珍）。

【附方】

臁疮生虫：用小虾三十尾，去头、足、壳，同糯米饭研烂，隔纱贴疮上，别以纱罩之。一夜解下，挂看皆是小赤虫。即从葱、椒汤洗净，用旧茶笼内白竹叶，随大小剪贴，一日二换。待汁出尽，逐日煎苦楝根汤洗之，以好膏贴之。将生肉，勿换膏药。忌发物。（《直指方》）

血风臁疮：生虾、黄丹捣和贴之，日一换。（《集简方》）

◆实用指南

【单方验方】

肾虚月经过多：鲜虾仁30克，核桃仁50克，猪肾（切好漂洗干净）2只。炒熟食，每日1～2次。

肾虚阳痿：鲜虾100克，韭菜200克。

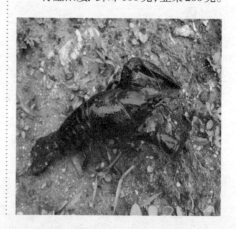

图解食用本草

加少量油盐炒熟食，每日2次，连续服用。

乳汁不通：鲜虾50克。炒熟，用米酒拌食，每日2次，连吃几日。若加猪蹄100克，当归15克，黄芪30克同煎，效果更佳。

手足颤动：鲜虾肉30克，补骨脂10克。水煎服，每日1次。

神经衰弱：虾壳15克，酸枣仁、远志各9克。水煎服，每日1次。

阳痿、腰冷腿软：鲜虾250克，米酒150毫升。将鲜虾放入米酒中浸泡半小时后，取出炒熟用。盐、味精调味食用。

【食疗药膳】

⊙虾米羊肉汤

原料：羊肉150～200克，大蒜40～50克，虾米30克，葱适量。

制法：羊肉洗净，切成薄片；先水煮虾米、大蒜、葱，熟后放入羊肉片，待肉熟即可。

用法：饮汤食羊肉、虾。

功效：补肾壮阳，利小便。

适用：阳虚所致的阳痿、腰冷痛、畏寒、夜尿多等。

⊙虾仁泥鳅汤

原料：泥鳅250克，鲜虾仁150克，调料适量。

制法：将泥鳅放入清水中静养2～3日，让其吐尽体内泥沙，洗净；活虾去壳，取肉洗净，与泥鳅一同放于砂锅中，加水适量，水烧开后，加入姜丝、盐，转为小火煮30分钟，调入味精、麻油即可。

用法：趁热食肉，喝汤。

功效：补肾壮阳。

适用：肾阳亏虚、阳痿、腰膝酸软、头晕目眩等。

⊙虾仁粳米粥

原料：粳米100克，虾仁米50克。

制法：粳米用水淘洗干净；虾米用温水泡发，洗净。锅内加适量清水，放入粳米，旺火煮沸后，加入虾米，再改用小火煮成粥，然后调入姜、葱花、味精、猪油即可。

用法：空腹趁热食用。

功效：通乳，补肾壮阳，开胃。

适用：产后乳汁不下、肾虚阳痿、虚寒怕冷等。

⊙冬瓜虾仁鸡肉汤

原料：冬瓜150克，鸡肉、桃花（鲜品）各15克，虾仁10克，调料适量。

制法：将冬瓜洗净，连皮切块，虾仁洗净，鸡肉洗净后切丁，桃花洗净，用水泡2小时，将姜、葱切碎。冬瓜、虾仁、鸡丁、料酒、姜、葱一同放入锅内，加入适量的清水，置大火上烧沸，再用小火炖煮半小时左右，加入桃花以及调料即可。

用法：佐餐食用。

功效：祛风止痛，健脾益气。

适用：脾胃虚弱、面色无华、身肥体胖等。

海马（《拾遗》）

【释名】水马。

【气味】甘，温、平，无毒。

【主治】妇人难产，带之于身，甚验。临时烧末饮服，并手握之，即易产（藏器）。主产难及血气痛（苏颂）。暖水脏，壮阳道，消瘕块，治疗疮肿毒（时珍）。

【附方】

远年虚实积聚癥块：用海马雌雄各一枚，木香一两，大黄（炒）、白牵牛（炒）各二两，巴豆四十九粒，青皮二两，童子小便浸软，包巴豆扎定，入小便内再浸七日，取出麸炒黄色，去豆不用，取皮同众药为末。每服二钱，水一盏，煎三五沸，临卧温服。（《圣济录》）

疗疮发背恶疮：用海马（炙黄）一对，穿山甲（黄土炒）、朱砂、水银各一钱，雄黄三钱，龙脑、麝香各少许为末，入水银研不见星。每以少许点之，一日三点，毒自出也。（《秘传外科》）

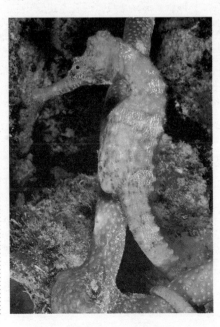

【单方验方】

难产：海马 1 对。水煎取汁冲米酒半杯温服，每日 2 次。

内伤疼痛：海马 9 克，田七（打碎）6 克。水煎服，每日 2 次。

辅助治疗乳腺癌：海马、炮山甲各 10 克，蜈蚣 6 克，黄酒适量。将前三味共研细末，混合。每次 3 克，每日 3 次，黄酒冲服，连服 15 ~ 20 日为 1 个疗程。

腰痛、肾气虚弱阳痿：海马 1 对，杜仲 15 克，巴戟 12 克，熟地黄、黄芪、桑寄生各 30 克。水煎服，每日 2 次，每日 1 剂。

肾虚白带量多：海马 1 对，杜仲 15 克，黄芪、土茯苓各 30 克，当归 12 克，白果、白芷各 10 克。水煎服，每日 2 次，每日 1 ~ 2 剂。

乳腺癌：海马 1 只，蜈蚣 6 只，穿山甲 5 克。焙干研末，每次 1 克，米酒冲服，每日 2 次。

跌打损伤：海马、桑白皮、海龙各 60 克，田七 30 克，五加皮、黄芪各 120 克。共研细末，每日 3 次，每次 3 克，温开水送服。

肾阳亏虚所致的阳痿不举，或举而不坚、腰部酸痛、精液稀少、小便频数、夜尿多等：海马 8 克，九香虫 10 克，熟地 15 克，菟丝子 12 克。水煎服，每日 2 次。

【食疗药膳】

⊙海马酒

原料：海马 2 只，白酒 500 毫升。

制法：将海马浸入白酒内，封固 14 日后即可饮用。

用法：每晚临睡前饮服 15 ~ 20 毫升。

功效：补肾助阳。

适用：肾之精气久亏、以命火衰微而引起阳痿、腰膝酸软等。

⊙海马童子鸡

原料：童子鸡 1 只，海马 10 克，虾仁 100 克，料酒、盐、味精、葱、姜等各适量。

制法：童子鸡去毛及内脏，将鸡放入蒸锅内，虾仁放在鸡周围，加葱、姜、料酒、盐、味精等，上笼蒸熟即可。

用法：吃鸡肉、虾仁，饮汤。

功效：补精益气，温中壮阳。

适用：气虚、阳虚、体质虚弱、乏力怕冷、早泄等。

⊙龙马蒸鸡

原料：海龙、海马各 10 克，虾仁 15 克，子公鸡 1 只，料酒、味精、盐、生姜、葱、清汤各适量。

制法：将子公鸡宰杀后，去毛和内脏后洗净，装入大盆内备用。将海马、海龙、虾仁用温水洗净，泡 10 分钟，分放在鸡肉上，加葱段、姜块（配料用半块）、清汤适量，上笼蒸至烂熟。将子公鸡出笼后，拣去葱段和姜块，放入味精、盐即成。

用法：食海马、海龙、虾仁和鸡肉。

功效：温肾壮阳，益气补精。

适用：阳痿早泄、小便频数、崩漏带下等。

⊙海马核桃炖瘦肉

原料：海马 10 克，猪瘦肉 250 克，核桃肉 30 克，红枣 4 枚。

制法：先将猪瘦肉洗干净，切成块；将海马、核桃（去壳、衣）、红枣（去核）洗净。把全部用料放入锅内，加入清水适量，大火煮沸后，小火炖 3 小时，调味即可用。

用法：佐餐食用，每日 1 次。

功效：温肾壮阳。

适用：阳痿早泄、举而不坚。

⊙海马蛤蚧酒

原料：海马 5 克，蛤蚧 1 对，低度白酒 500 毫升。

制法：将蛤蚧去头足及鳞，与海马一起晒干或烘干，研成细粉状，同入白酒中，加盖。封固，每日振摇 1 次，15 日即可饮用。

用法：每日 2 次，每次 1 小盅（约15 毫升）。

功效：补肾壮阳。

适用：肾阳亏虚、精血不足型阳痿。

⊙海马小米粥

原料：海马粉 5 克，小米 100 克，红糖适量。

制法：将小米煮粥，粥成加入红糖即可，将海马粉用小米粥送下。

用法：每日 1 ~ 2 次。

功效：调经，催产。

适用：胎产不下、妇女血崩等。

鲍鱼（《别录上品》）

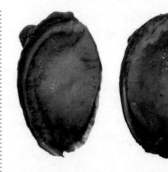

【释名】鳆鱼（《礼记》），萧折鱼（《魏武食制》），干鱼。

肉

【气味】辛，臭，温，无毒。

【主治】坠堕骹（与腿同）。蹶（厥）跗折，瘀血、血痹在四肢不散者，女子崩中血不止（《别录》）煮汁，治女子血枯病伤肝，利肠。同麻仁、葱、豉煮羹，通乳汁（时珍）。

【附方】

妊娠感寒（腹痛）：干鱼一枚烧灰，酒服方寸匕，取汗瘥。（《子母秘录》）

头

【主治】煮汁，治眯目。烧灰，疗疔肿瘟气（时珍）。

【附方】

杂物眯目：鲍鱼头二枚，地肤子半合，水煮烂，取汁注目中，即出。（《圣惠方》）

鱼脐疔疮：用腊月鱼头灰、发灰等份，以鸡溏屎和，涂之。（《千金方》）

预辟瘟疫：鲍鱼头烧灰方寸匕，合小豆末七枚，米饮服之，令瘟疫气不相染也。（《肘后方》）

鱼

【气味】咸，温，无毒。

【主治】小儿头疮出脓水。以麻油煎熟，取油频涂（时珍）。

穿鲍绳

【主治】眯目去刺，煮汁洗之，大良（苏恭）。

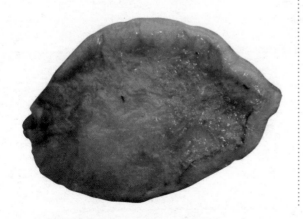

◆ 实用指南

【单方验方】

肺结核低烧不退：生石决明 12 克，地骨皮、银柴胡各 10 克。水煎服。

高血压眼底出血：生石决明、菊花、草决明各 12 克。水煎服。

肝虚目暗，雀目夜盲：生石决明 12 克，枸杞子 10 克，木贼 6 克。水煎服。

【食疗药膳】

⊙野山人参炖鲍翅

原料：野山人参 3 克，红花、桃仁各 6 克，红枣 6 枚，鲍鱼、鱼翅各 50 克，鸡汤、绍酒、葱、姜、冬菇、盐、菜心各适量。

制法：把野山人参润透，切片，桃仁去皮尖，红枣去核，红花洗净，鱼翅发透，撕丝，鲍鱼切成薄片，冬菇发透，一切两半，菜心洗净，切段，姜切丝，葱切段，把鱼翅、鲍鱼放入蒸杯内，加入绍酒、盐、姜、葱，腌渍 30 分钟，放入冬菇、菜心、野山人参、红花、桃仁、红枣，加入鸡汤 200 毫升；把蒸杯置蒸笼内，用大火、大汽蒸 40 分钟即成。

用法：佐餐食用。每日 1 次，每次吃 1 / 2，吃鱼翅、鲍鱼、菜心，喝汤。

功效：化瘀阻，通经络，养气血。

适用：气血不足、心络瘀阻型心脏疾病患者。

⊙鲍鱼汤

原料：鲍鱼 60 ～ 120 克。

制法：将鲍鱼加水煮汤，放盐少许调味。

用法：每日 2 次。

功效：滋阴清热作用。

适用：虚劳或肺结核潮热、盗汗或咳嗽等。

⊙鲍鱼鸡肉粥

原料：鲍鱼罐头1个，粳米300克，鸡肉250克，调料适量。

制法：鲍鱼切丝；鸡肉洗净，切块，用生粉、盐、糖、酱油、植物油拌匀。粳米淘洗干净，加入沸水中煮熟，然后改用小火煮。粥快煮好时，放入鸡块，待水再开时调味，最后鲍鱼丝搅匀，撒上香菜末、葱花即成。

用法：空腹食用。

功效：平肝，养阴，固肾。

适用：月经不调、大便干燥等。

⊙鲍鱼芦笋汤

原料：鲍鱼150克，芦笋100克，鸡骨汤500毫升，豌豆苗10克，麻油、盐、味精各适量。

制法：鲍鱼、芦笋加鸡骨汤烧开后，加入豌豆苗

和盐，煮熟，下味精，淋麻油。

用法：分1～2次趁热服用。

功效：补血，助眠。

适用：血虚体弱、头晕目眩、夜卧不宁等。

⊙鲍鱼萝卜汤

原料：鲍鱼30克，萝卜250克，味精、盐、麻油各适量。

制法：鲍鱼，水发透，洗净，切块，加水400毫升，烧开后，再将萝卜洗净切块放入，小火炖至酥烂，下盐、味精、淋麻油，调匀。

用法：分1～2次趁热服用。

功效：强身健体。

适用：糖尿病肾阴不足、腰膝酸软、头晕、倦怠乏力。

介部

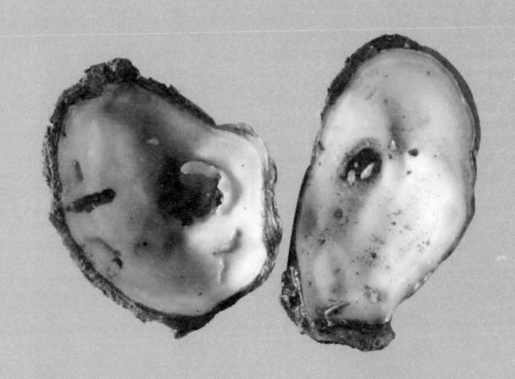

水龟（《本经上品》）

【释名】玄衣督邮。

龟甲

【释名】神屋（《本经》），败龟版（《日华》），败将（《日华》），漏天机（《图经》）。

【集解】时珍曰：龟有龟王、龟相、龟将之分，主要通过它腹部、背部的纹理加以区分。龟的背部中间有直纹的，名叫千里。头部的第一条横向纹理两边有斜纹理，其他地方都近似千里的，就是龟王。其他的龟没有这些特征。传说在占卜时，帝王用龟王，文臣用龟相，武将用龟将，各依等级。这种传说与《逸礼》中所记载的"天子一尺二寸、诸侯八寸、大夫六寸、士庶四寸"相吻合。若说神龟、宝龟，世间更加难得。

【气味】甘，平。

【主治】甲：治漏下赤白，破癥瘕痎疟，五痔阴蚀，湿痹四肢重弱，小儿囟不合。久服，轻身不饥（《本经》）。惊恚气，心腹痛，不可久立，骨中寒热，伤寒劳复，或饥体寒热欲死，以作汤，良久服，益气资智，使人能食。烧灰，治小儿头疮难燥，女子阴疮（《别录》）。溺：主久嗽，断疟（弘景）。壳：炙末酒服，主风脚弱（萧炳）。版：治血麻痹（《日华》）。烧灰，治脱肛（甄权）。下甲：补阴，主阴血不足，去瘀血，止血痢，续筋骨，治劳倦，四肢无力（震亨）。治腰脚酸痛，补心肾，益大肠，止儿痢久泄，主难产，消痈肿。烧灰，敷臁疮（时珍）。

【附方】

补阴丸：（《丹溪方》）用龟下甲（酒炙）、熟地黄（九蒸九晒）各六两，黄檗（盐水浸炒）、知母（酒炒）各四两，石器为末，以猪脊髓和，丸梧子大。每服百丸，温酒下。一方：去地黄，加五味子（炒）一两。

疟疾不止：龟版烧存性，研末。酒服方寸匕。（《海上名方》）

抑结不散：用龟下甲（酒炙）五两，侧柏叶（炒）一两半，香附（童便浸，炒）三两，为末，酒糊丸梧子大。每空心温酒服一百丸。

胎产下痢：用龟甲一枚，醋炙为末。米饮服一钱，

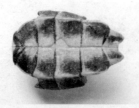

日二。（《经验方》）

难产催生：（《子母秘录》）用龟甲烧末，酒服方寸匕。（《摘玄方》）治产三五日不下，垂死，及矮小女子交骨不开者。用干龟壳一个（酥炙），妇人头发一握（烧灰），川芎、当归各一两。每服秤七钱，水煎服。如人行五里许，再一服。生胎、死胎俱下。

肿毒初起、妇人乳毒、月蚀耳疮、口吻生疮：败龟版一枚，烧研，酒服四钱。（小山）

小儿头疮：龟甲烧灰敷之。（《圣惠方》）

臁疮朽臭：生龟一枚取壳，醋炙黄，更煅存性，出火气，入轻粉、麝香。葱汤洗净，搽敷之。（《急救方》）

人咬伤疮：龟版骨、鳖肚骨各一片，烧研，油调搽之。（《摘玄方》）

血

【气味】咸，寒，无毒。

【主治】涂脱肛（甄权）。治打扑伤损，和酒饮之，仍捣生龟肉涂之（时珍）。

胆汁

【气味】苦，寒，无毒。

【主治】痘后目肿，经月不开，取点之，良（时珍）。

溺

【主治】滴耳，治聋（藏器）。点舌下，治大人中风舌暗，小儿惊风不语。摩胸、背，治龟胸、龟背（时珍）。

【附方】

小儿龟背：以龟尿摩其胸背，久久即瘥。（孙真人）

中风不语：乌龟尿点少许于舌下，神妙。（《寿城》）

须发早白：以龟尿调水蛭细末，日日撚之，自黑。末忌粗。（《谈野翁方》）

◆ 实用指南

【单方验方】

肝肾阴虚：龟板、大腹皮、翠衣各25克，鳖甲、生地黄、茯苓、泽泻、茅根、泽兰、白芍各15克，阿胶、枇杷叶各10克。水煎服，每日1次，每日2次。

鼻咽癌的辅助食疗：乌龟1只，柴胡、桃仁各9克，白术15克，白花蛇舌草30克。将乌龟治净，其他药物煎汤去渣，入乌龟炖熟后，吃龟喝汤。2～3日1剂，常服。

滋阴益胃：龟板数块，黑枣肉适量。将龟板炙黄研成末，黑枣肉捣碎，两者混合后制成丸即成。每日1次，每次10克，用白开水送下。

脑积水（先天不足、脾肾两虚者）：龟板、何首乌各15克，潞党参、黄精、白术、生地黄各9克，甘草3克，陈皮5克。先煎龟板1小时，后下余药，煎3沸，去渣，混合后稍浓缩，分6次服用，每日3次。

小儿佝偻病：龟板12克，乌贼骨10克，茜草根6克，红糖适量。先将乌贼骨、龟板、茜草根加水煎汤，待温加入适量红糖饮服，每日3次。

房劳过度、损伤阴血、潮热盗汗、头晕目眩等：炙龟板18克，阿胶6克。先水煎龟板，水沸50分钟后取汤，放入阿胶烊化，每日1剂，空腹饮服。

【食疗药膳】

⊙淡菜龟板瘦肉粥

原料：淡菜50克，龟板20克，猪瘦肉50克。

做法：将龟板放入砂锅内加水煮20分钟后入淡菜、猪瘦肉煮熟后调味食用。

用法：每日1次。

功效：调经止痛。

适用：肾阴虚型功能性子宫出血，症状表现为月经量多色鲜血、头晕耳鸣、腰膝酸软、心烦、舌质红、苔少、脉细数等。

⊙灵龟大枣汤

原料：灵芝30克，乌龟1只，大枣15枚，调料适量。

制法：将乌龟放入沸水中烫死，捞出，剁去头、爪，揭去龟甲，剖腹除去内脏，洗净，切成小块，放入炒锅中，加麻油、盐炒片刻，加清水适量，与灵芝、大枣同煮汤，待汤沸后用小火炖至肉烂熟，加味精调味即可。

用法：每日1剂，一次食完，每周2～3剂。

功效：养心安神，滋阴补肾，防癌抗癌。

适用：癌症患者辅助食疗。

⊙清炖乌龟

原料：乌龟1只，姜片、葱段、料酒、味精各适量。

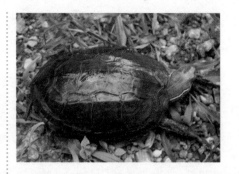

制法：将乌龟宰杀，去内脏，洗净切块后放砂锅中，加姜片、葱段、料酒、味精和水适量，煮至熟烂即可。

用法：佐餐经常食用。

功效：利小便。

适用：小儿遗尿。

⊙红烧龟肉

原料：乌龟1只（250～500克），黄酒适量，姜、葱、花椒、冰糖、酱油少许。

制法：将乌龟去头、内脏，洗净，切块。先以素油煸炒，加姜、葱、花椒、冰糖等调料。再烹酱油、黄酒后放入龟肉块，翻炒，加水以小火煨炖，至熟烂即可。

用法：分顿服用。

功效：止血。

适用：低热、咯血、便血者。

⊙乌龟炖鸡汤

原料：乌龟1只，母鸡1只（约750克），生姜12克，白胡椒10克，红糖50克，白糖500克。

制法：将鸡宰杀后，去毛及肠杂；龟去甲，洗净。将龟、胡椒、生姜（切片）及红糖纳入鸡腹内，置于砂锅中，加白酒，加盖（不再加水），用泥封固，小火煨炖，至肉烂为度。

用法：2～3日内服完，隔半个月后如法炮制再服。

功效：滋肾填精，益虚健体。

适用：肾精亏虚少精子。

⊙龟板海参汤

原料：龟板（炙酥）、白及各15克，海参60克。

制法：将龟板、白及洗净，海参用温水浸软，去内脏，用清水漂洗干净，切块。把用料一齐放入砂锅内，加清水适量，大火煮沸，改小火煮1.5～2小时，调味即可饮用。

用法：每日1剂，每日2次。

功效：益气滋阴，敛肺止血。

适用：肺结核咯血者。

⊙龟肉炖枳壳

原料：龟肉250克，炒枳壳15克，盐、味精各适量。

制法：将龟肉洗净，切成小块；枳壳用纱布袋装好，与龟肉同入砂锅，加水适量，先以大火烧开，后用小火慢炖，至龟肉熟烂时，除去药袋，加入味精、盐调味即成。

用法：每日1剂，每日2次。

功效：滋阴益血，升内脏。

适用：胃下垂、子宫下垂而属阴虚亏虚者。

鳖（《本经中品》）

【释名】团鱼（俗名），神守。

鳖甲

【气味】咸，平，无毒。

【主治】心腹癥瘕，坚积寒热，去痞疾息肉，阴蚀痔核恶肉（《本经》）。疗温疟，血瘕腰痛，小儿胁下坚（《别录》）。宿食，癥块痃癖，冷瘕劳瘦，除骨热，骨节间劳热，结实壅塞，下气，妇人漏下五色，下瘀血（甄权）。去血气，破癥结恶血，堕胎，消疮肿肠痈，并扑损瘀血（《日华》）。补阴补气（震亨）。除老疟疟母，阴毒腹痛，劳复食复，斑痘烦喘，小儿惊痫，妇人经脉不通，难产，产后阴脱，丈夫阴疮石淋，敛溃痈（时珍）。

【附方】

老疟劳疟：用鳖甲醋炙研末，酒服方寸匕。隔夜一服，清早一服，临时一服，无不断者。入雄黄少许，更佳。（《肘后方》）

妇人难产：鳖甲烧存性，研末。酒服方寸匕，立出。（《梅师方》）

卒得腰痛（不可俯仰）：用鳖甲炙研末，酒服方寸匕，日二。（《肘后方》）

砂石淋痛：用九肋鳖甲醋炙研末，酒服方寸匕，日三服。石出瘥。（《肘后方》）

吐血不止：鳖甲、蛤粉各一两（同炒色黄），熟地黄一两半（晒干），为末。每服二钱，食后茶下。（《圣济录》）

癍痘烦喘（小便不利者）：用鳖甲二两，灯心一把，水一升半，煎六合，分二服。（《庞安时伤寒论》）

阴头生疮（人不能治者）：鳖甲一枚烧研，鸡子白和敷。（《千金翼》）

溏唇紧裂：用鳖甲及头，烧研敷之。（《类要》）

人咬指烂（久欲脱者）：鳖甲烧灰敷之。（《摘玄方》）

肉

【气味】甘，平，无毒。

【主治】伤中益气，补不足（《别录》）。热气湿痹，腹中激热，五味煮食，当微泄（藏器）。妇人漏下五色，羸瘦，宜常食之（孟诜）。妇人带下，血瘕腰痛（《日华》）。去血热，补虚。久食，性冷（苏颂）。补阴（震亨）。作臛食，治久痢，长髭须。作丸服，治虚劳痃癖脚气（时珍）。

【附方】

痃癖气块：用大鳖一枚，以蚕砂一斗，桑柴灰一斗，淋汁五度，同煮如泥，去骨再煮成膏，捣丸梧子大。每服十丸，日三。（《圣惠方》）

寒湿脚气（疼不可忍）：用团鱼二个，水二斗，煮一斗，去鱼取汁，加苍耳、苍术、寻风藤各半斤，煎至七升，去渣，以盆盛熏蒸，待温浸洗，神效。（《乾坤生意》）

骨蒸咳嗽（潮热）：用团鱼一个，柴胡、前胡、贝母、知母、杏仁各五钱，同煮，待熟去骨、甲、裙、再煮。食肉饮汁，将药焙研为末，仍以骨、甲、裙煮汁，和丸梧子大。每空心黄芪汤下

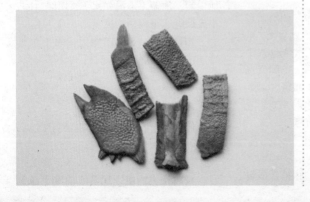

图解食用本草

三十丸，日二服。服尽，仍治参、芪药调之。（《奇效方》）

脂

【主治】除日拔白发，取脂涂孔中，即不生。欲再生者，白犬乳汁涂之（藏器）。

【附方】

小儿尸疰（劳瘦，或时寒热）：用鳖头一枚烧灰，新汲水服半钱，日一服。（《圣惠方》）

产后阴脱：（《千金方》）用鳖头五枚烧研，井华水服方寸匕，日三。（《录验》）加葛根二两，酒服。

大肠脱肛（久积虚冷）：以鳖头炙研，米饮服寸匕，日二服。仍以末涂肠头上。（《千金方》）

头血

【主治】涂脱肛（出甄权）。风中血脉，口眼㖞僻，小儿疳劳潮热（时珍）。

【附方】

中风口㖞：鳖血调乌头末涂之。待正，则即揭去。（《肘后方》）

小儿疳劳（治潮热往来，五心烦躁，盗汗咳嗽，用鳖血丸主之）：以黄连、胡黄连各称二两，以鳖血一盏，吴茱萸一两，同入内浸过一夜，炒干，去茱、血研末。入柴胡、川芎、芜荑各一两，人参半两，使君子仁二十个，为末，煮粟米粉糊和，为丸如黍米大。每用熟水，量大小，日服三。（《全幼心鉴》）

卵

【主治】盐藏煨食，止小儿下痢（时珍）。

爪

【主治】五月五日收藏衣领中，令人不忘（《肘后方》）。

◆实用指南

【单方验方】

脾脏肿大：鳖甲适量。焙黄研末，每日3次，每次3～6克，调红糖服用。

子宫颈癌：人参、生鳖甲各18克，花椒9克。共为细粉，分为6包，每晚1包，开水送下。连服3包后腹痛可减轻，连服24包为1个疗程。

肺结核：鳖肉250克，生地黄20克，百部、地骨皮、黄芪各15克。水煎去药渣服食，每日1剂，连服7～10日。

腹胀：鳖肉250克，槟榔100克，大蒜30克。同

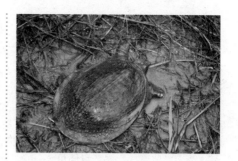

煮汤，用少量白糖调味食用，连服数日。

羊癫疯：鳖1只。煮热去壳，加油盐炖烂，连汤带肉1次食完，在羊癫疯未发作前服食，每日1个，连续7日。

产后腹痛：鳖甲6个。煅炭存性研末，每次10克，温酒送服。

潮热、盗汗、手足心发烧和肺结核等症：鳖肉200克，生地黄25克，百部、地骨皮、知母各10克。同煮汤食用。

闭经：鳖肉、猪瘦肉各适量。煮熟食用，连食数日。

闭经及肺结核低烧：鳖血适量。用黄酒、开水各半杯冲散搅和，趁热服下。

疟疾：醋炙鳖甲适量。研末，每次3～10克，调黄酒服下。

烧烫伤：鳖甲适量。煅炭存性研末，调茶油外敷患处。

慢性肾炎：鳖肉500克，大蒜头60克，白糖、白酒、水适量。蒸熟食用，可常用。

脱肛：鳖肉适量，猪大肠500克。煮熟后用盐调味食用，每日1次，连食数日。

【食疗药膳】

⊙清蒸甲鱼

原料：甲鱼1只（重200～300克），生姜3片，盐、黄酒各适量。

制法：将甲鱼活杀，先用开水泡擦去膜，剖腹，留肝及腹蛋，去肠杂，洗净滤干。将甲鱼置于瓷盆中，背朝下，腹朝上，腹腔内放入生姜片，撒上盐，淋上黄酒。旺火隔水蒸30～40分钟。

用法：作点心空腹食，也可佐餐食，但须热食。

功效：强身健体。

适用：肝病体弱者。

⊙冰糖甲鱼

原料：甲鱼1只，冰糖、料酒、姜、葱、酱油、醋各适量。

制法：将甲鱼宰成4块，入沸水中焯一下捞出洗净，姜切片，葱切段，冰糖捣碎。锅置火上，掺清水，放入甲鱼块，加料酒、姜片、葱段，水沸后用小火煨半小时，至甲鱼肉烂，捞出姜片、葱段不要，将甲鱼肉舀起。再将油锅烧热，放冰糖屑，下甲鱼肉，放入酱油、醋，待卤汁收稠，起锅装盘即可。

用法：佐餐食用。

功效：滋阴壮阳，益气补虚，降低胆固醇。

适用：高血压、冠心病患者。

⊙鳖蛋酒

原料：鳖蛋3个，烧酒10毫升，冰糖10克。

制法：将鳖蛋入烧酒炖熟。

用法：加冰糖调服，每日1次。

功效：止咳平喘。

适用：哮喘。

⊙团鱼煲黑豆

原料：团鱼1只，黑豆30克，料酒、盐、味精适量。

制法：把团鱼去杂，洗净切块，与黑豆、水、料酒同炖熟，加入味精、盐。

用法：饮汤并吃鱼、黑豆。

功效：疏风养血，润燥。

适用：神经性皮炎。

⊙团鱼汤

原料：团鱼1个（重约1000克），羊肉500克，草果5克，生姜15克，胡椒粉1克，盐3克，味精2克。

制法：将团鱼（鳖）放沸水中烫死，剁去头、爪，揭去鳖甲，掏去内脏。将团鱼肉、羊肉切成2厘米见方小块，放入砂锅中，草果、生姜也同时放入，置大火上烧开后，改用小火炖至熟烂。

用法：吃时加盐、味精、胡椒粉调味，可佐餐或单食，分数次吃完。

功效：调节阴阳，维持体内平衡。

适用：阴阳气血不足者。

⊙鳖甲炖鸽肉

原料：鳖甲30克，鸽子1只，米酒少许，油、盐、味精各适量。

制法：将鸽子宰杀，去毛及内脏。把鳖甲打碎放入鸽子腹腔内，加清水、米酒适量，置瓦盅内隔水炖熟，加油、盐、味精调味即可。

用法：吃鸽肉喝汤。

功效：滋肾益气，散结通经。

适用：身体虚弱引起的闭经。

⊙鳖甲鹿角粥

原料：鳖甲10克，鹿角胶15～20克，粳米100克，姜3片。

制法：先煎鳖甲，取汁去渣，加入洗净的粳米煮粥，待沸后放入鹿角胶、姜同煮为稀粥。

用法：每日1～2次，3～5日为1个疗程。

功效：补肾益精，止带。

适用：肾气不足所致的带下量多、淋漓不断、腰酸胀痛等。

牡蛎（《本经上品》）

【释名】牡蛤（《别录》），蛎蛤（《本经》），古贲（《异物志》），蠔。

【气味】咸，平、微寒，无毒。

【主治】伤寒寒热，温疟洒洒，惊恚怒气，除拘缓鼠瘘，女子带下赤白。久服，强骨节，杀邪鬼，延年（《本经》）。除留热在关节营卫，虚热去来不定，烦满心痛气结，止汗止渴，除老血，疗泄精，涩大小便，止大小便，治喉痹咳嗽，心胁下痞热（《别录》）。粉身，止大人、小儿盗汗。同麻黄根、蛇床子、干姜为粉，去阴汗（藏器）。治女子崩中，止痛，除风热温疟，鬼交精出（孟诜）。男子虚劳，补肾安神，去烦热，小儿惊痫（李珣）。去胁下坚满，瘰疬，一切疮（好古）。化痰软坚，清热除湿，止心脾气痛，痢下赤白浊，消疝瘕积块，瘿疾结核（时珍）。

【附方】

心脾气痛（气实有痰者）：牡蛎煅粉，酒服二钱。（《丹溪心法》）

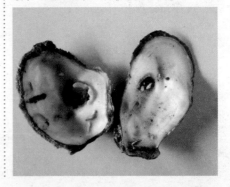

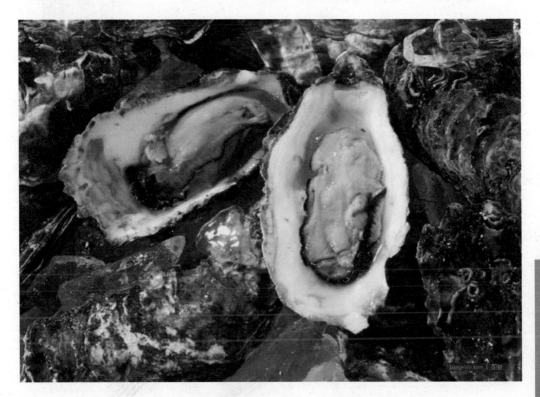

疟疾寒热：牡蛎粉、杜仲等份为末，蜜丸梧子大。每服五十丸，温水下。（《普济方》）

虚劳盗汗：牡蛎粉、麻黄根、黄芪等份为末。每服二钱，水二盏，煎七分，温服，日一。（《本事方》）

产后盗汗：牡蛎粉、麦麸（炒黄）等份。每服一钱，用猪肉汁调下。（《经验方》）

消渴饮水：腊日或端午日，用黄泥固济牡蛎，煅赤研末。每服一钱，用活鲫鱼煎汤调下。只二三服愈。（《经验方》）

病后常衄（小劳即作）：牡蛎十分，石膏五分，为末，酒服方寸匕（亦可蜜丸），日三服。（《肘后方》）

小便数多：牡蛎五两烧灰，小便三升，煎二升，分三服。神效。（《乾坤生意》）

梦遗便溏：牡蛎粉，醋糊丸梧子大。每服三十丸，米饮下，日二服。（《丹溪方》）

月水不止：牡蛎煅研，米醋搜成团，再煅研末，以米醋调艾叶末熬膏，丸梧子大。每醋汤下四五十丸。（《普济方》）

金疮出血：牡蛎粉敷之。（《肘后方》）

面色黧黑：牡蛎粉研末，蜜丸梧子大。每服三十丸。白汤下，日一服，并炙其肉食之。（《普济方》）

肉

【气味】甘，温，无毒。

【主治】煮食，治虚损，调中，解丹毒，妇人血气。以姜、醋生食，治丹毒，酒后烦热，止渴（藏器）。炙食甚美，令人细肌肤，美颜色（苏颂）。

◆实用指南

【单方验方】

支气管扩张咯血：生牡蛎、生龙骨、鱼腥草各30克，三七粉（冲服）3克，生赭石、乌梅、知母各15克。水煎取药汁，每日1剂，咯血100克以下者分3次服用。咯血100克以上者分4次服用。

眩晕：牡蛎、龙骨各20克，菊花10克，枸杞子、何首乌各12克。水煎服，每日1～2次。

肺结核：生牡蛎15克，元参、夏枯草各9克。水煎服，每日1剂。

滑精、早泄：煅牡蛎50克，莲须10克，芡实20克。水煎服，每日2次。

高血压、高脂血：牡蛎肉 50 克，草决明 15 克。加水煮至肉烂时食，每日 1 ~ 2 次。

盗汗：牡蛎 15 克。水煎服，早、晚各服 1 次。

胃痛、胃酸过多：煅牡蛎适量。研细粉，每次 1 ~ 2 克，每日 3 次，用米汤送服。

心悸失眠，梦遗滑精，妇女白带：生牡蛎、龙骨各 10 克。水煎服，每日 2 次。

【食疗药膳】

⊙焖蚝豉

原料：鲜牡蛎 20 只，豆豉 50 克，蒜泥 25 克，猪网油、素油、姜汁、黄酒、盐各适量。

制法：将鲜牡蛎在沸水中烧沸后去壳，在冷水中浸透，去尽泥沙，入干燥锅以黄酒和姜汁适量焙熟，然后用猪网油（切成小片）一只只包好，投入沸油锅中炸片刻沥油。再将油暴过的牡蛎肉放置砂锅中，加入豆豉、蒜泥、黄酒和盐，上笼隔水蒸至熟即成。

用法：佐餐食用。

功效：养心安神，滋阴养血。

适用：烦热失眠、心神不安、神疲乏力、月经过多等。

⊙牡蛎炒蛋

原料：牡蛎 200 克，鸡蛋 6 个，木耳 20 克，葱白 1 根，生姜 3 片。

制法：将牡蛎以盐水洗净，用开水很快烫过，捞起放入竹箕中。葱斜向薄切，生姜切细丝，木耳泡水洗净，有蒂要去除，把鸡蛋打入容器中，加入适量的盐、麻油调味滋匀。把锅加热，倒入沙拉油，按顺序加入生姜、木耳、牡蛎快炒，加上酒、酱油适量调味，再加入少量小茴香，以增加香味，最后加入鸡蛋、葱，轻轻搅匀，至牡蛎炒蛋蓬松即可。

用法：佐餐食用。

功效：养颜润肤。

适用：产后气血不足、肌肤干糙、便秘、面憔多纹等。

⊙生蚝猪肉汤

原料：生蚝肉、猪瘦肉各 150 克。

制法：将上 2 味同煮汤，用适量盐调味食用。

用法：温热食用。

功效：养血宁心。

适用：阴虚烦躁、夜睡不宁、血虚心悸、怔忡等。

⊙龙牡粥

原料：龙骨、牡蛎各 30 克，山茱萸 10 克，大米 100 克。

制法：将龙骨、牡蛎打碎加水煮约 1 小时，再加山茱萸煎半小时，用纱布过滤出药汁，再煎药渣 2 次（每

次约 40 分钟），把 3 次药汁合在一起，入大米，加适量水煮成粥。

用法：早餐食用。

功效：强身健体。

适用：佝偻病。

⊙牡蛎发菜瘦肉粥

原料：牡蛎肉、猪瘦肉各 50 克，发菜 25 克，大米适量。

制法：将牡蛎肉、发菜水发洗净，猪瘦肉剁碎，余成丸子。在瓦锅内注入适量清水煮沸，加入大米，放发菜、牡蛎肉同煮至米开花，再放肉丸煮熟，加调料调味即可。

用法：吃肉食粥，早晚食用。

功效：滋阴养血，清内热，美皮肤，软坚祛痰。

适用：美肤养颜、心神不安、便秘、瘿瘤、益寿延年。

⊙小麦牡蛎粉

原料：牡蛎 50 克，小麦 100 克，肉汤适量。

制法：将小麦炒黄，磨成面粉，将牡蛎研成细末，两者混合均匀，备用。

用法：每次 6 克，每日 3 次，以肉汤送服。

功效：养心敛汗。

适用：自汗及盗汗。

⊙咸蛋牡蛎粥

原料：牡蛎、粳米各 100 克，咸鸭蛋 2 个，调料适量。

制法：先将牡蛎加水 1000 毫升煎煮，去渣取汁，以药汁同鸭蛋及粳米同煮成粥，调味即可。

用法：早、晚餐用，可常食。

功效：补肝肾，养心神。

适用：冠心病患者。

⊙牡蛎炖鸽肉

原料：牡蛎 30 克，鸽肉、猪瘦肉各 300 克，杭菊 60 克，枸杞子、黑豆衣、补骨脂、炙猥皮、莲子各 9 克，菟丝子、芡实、覆盆、龙骨、炒白芍各 15 克，盐、料酒、葱、姜各适量。

制法：将上药用纱布袋装好，扎紧口，鸽肉、猪瘦肉洗净切块，葱、姜拍松，同放入炖锅内，加水 2500 毫升，放入盐、料酒，将炖锅置大火上烧沸，再用小火

炖煮 1 小时即成。

　　用法：每日 1 次，5 日为 1 个疗程。

　　功效：补肾固精。

　　适用：男子遗精、滑精等。

蚌（宋·《嘉祐》）

　　【释名】时珍曰：蚌与蛤同类而异形。长者通曰蚌，圆者通曰蛤。故蚌从中，蛤从合，皆象形也。后世混称蚌蛤者，非也。

肉

　　【气味】甘、咸，冷，无毒。

　　【主治】止渴除热，解酒毒，去眼赤（孟诜）。明目除湿，主妇人劳损下血（藏器）。除烦，解热毒，血崩带下，痔瘘，压丹石药毒。以黄连末纳入取汁，点赤眼、眼暗。（《日华》）

蚌粉

　　【气味】咸，寒，无毒。

　　【主治】诸疳，止痢并呕逆。醋调，涂痈肿（《日华》）。烂壳粉：治反胃，心胸痰饮，用米饮服。（藏器）解热燥湿，化痰消积，止白浊带下痢疾，除湿肿水嗽，明目，搽阴疮湿疮痱痒（时珍）。

　　【附方】

　　反胃吐食：用真正蚌粉，每服称过二钱，捣生姜汁一盏，再入米醋同调送下。（《急救良方》）

　　雀目夜盲（遇夜不能视物）：用建昌军螺儿蚌粉三钱，为末，水飞过，雄猪肝一叶，披开纳粉扎定，以第二米泔煮七分熟，仍别以蚌粉蘸食，以汁送下。一日一作。与夜明砂同功。（《直指方》）

　　脚指湿烂：用蚌蛤粉干搽之。（《寿域》）

　　积聚痰涎（结于胸膈之间，心腹疼痛，日夜不止，或干呕哕食者，炒粉丸主之）：用蚌粉一两，以巴豆七粒同炒赤，去豆不用，醋和粉丸梧子大。每服二十丸，姜酒下。丈夫脐腹痛，茴香汤下。女人血气痛，童便和酒下。（《孙氏仁存方》）

◆ 实用指南

【单方验方】

　　冻疮未烂：河蚌壳适量。煅研细末，以少许适量麻油调匀，搽患处，每日 3 次。

　　支气管哮喘：河蚌肉 250 克，灵芝 20 克，冰糖

60 克。将河蚌肉洗净，灵芝切片，先放入砂锅加水煎煮 1 小时，取浓汁；然后再放入河蚌肉煮熟，加入冰糖，待糖融化后即可食用。蚌肉与汤每日服完。

　　痔疾，脱肛，肿痛：活河蚌 1 个。内掺入黄连粉 0.3 克，冰片少许，待流出蚌水用碗盛取，用棉球蘸涂患部。每日数次。

　　胃、十二指肠溃疡：厚质蚌壳适量。火煅后研为末，每日 3 次，每次 9 克，连服 15 日 1 个疗程。

　　小儿惊风：活蚌 1 个。挑开，滴入姜汁少许，将蚌仰放，过一会儿会出水，用磁杯盛取，隔水炖热灌下。

【食疗药膳】

　　⊙ 茵陈蚌肉粥

　　原料：茵陈 15 克，蚌肉、粳米各 100 克，玉米须 20 克。

　　制法：先将茵陈、玉米须洗净，放入砂锅内，加入清水适量，以中火煎 20 分钟，去渣取汁，待用。河蚌沸水略煮，去壳取肉；粳米淘洗干净。将粳米、蚌肉、姜片、葱段同时放锅内，加入适量清水，用大火煮沸，改用小风熬煮 45 分钟左右，加入药汁煮沸，加入调料即可。

　　用法：早餐食用。

　　功效：清热利湿，消炎退黄。

　　适用：急性胆囊炎、胆道感染、黄疸型肝炎属热者。

　　⊙ 米酒炖蚌肉

　　原料：蚌肉 150 克，米酒 50 克，素油、姜汁、盐各适量。

　　制法：将蚌肉洗净，切成块。锅置火上，放素油烧热，放入蚌肉煸炒，再加入米酒、姜汁和清水适量，用大火烧

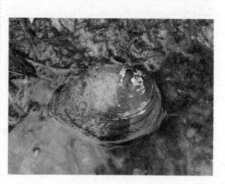

沸后再用小火慢炖至蚌肉熟烂，加盐调味即可。

用法：佐餐食用。

功效：滋阴补虚，和血除湿。

适用：妇女体虚引起的白带过多、月经过多等。

⊙清炖蚌肉

原料：蚌肉 250 克，盐适量。

制法：将蚌肉洗净，切成块，放入砂锅内，加清水适量，用大火烧沸后再用小火慢炖至蚌肉熟烂，加盐调味即可。

用法：佐餐食用。

功效：滋阴养肝，清热明目。

适用：肝肾阴虚所致头晕目眩、耳鸣遗精、腰膝酸痛、烦渴多饮、消谷易饥、多尿等。

⊙陈皮蚌肉粥

原料：蚌肉 50 克，粳米 100 克，皮蛋 1 个，陈皮 6 克，姜末、葱末各 3 克，盐 2 克，冷水 1000 毫升。

制法：把陈皮烘干，研成细粉；蚌肉洗净，剁成颗粒；皮蛋去皮，也剁成颗粒；粳米淘洗干净，用冷水浸泡半小时，捞起，锅中加入约 1000 毫升冷水，粳米放入，用旺火烧沸加入皮蛋粒、蚌肉粒，再用小火慢慢熬煮，待粳米软烂时，加入姜末、葱末、盐调好味，再稍焖片刻，即可盛起食用。

用法：早餐食用。

功效：补中益肾，祛湿消渴，平肝清热，利尿祛湿。

适用：糖尿病。

真珠

【释名】珍珠（《开宝》），蚌珠（《南方志》），蠙珠（《禹贡》）。

【气味】咸、甘，寒，无毒。

【主治】镇心。点目，去肤翳障膜。涂面，令人润泽好颜色。涂手足，去皮肤逆胪。绵裹塞耳，主聋（《开宝》）。磨翳坠痰（《甄权》）。安魂魄，止遗精白浊，解痘疗毒，主难产，下死胎胞衣（时珍）。

【附方】

安魂定魄：真珠末豆大一粒，蜜一蚬壳，和服，日三。尤宜小儿。（《肘后方》）

卒忤不言：真珠末，用鸡冠血和，丸小豆大。以三四粒纳口中。（《肘后方》）

灰尘迷目：用大珠拭之则明也。（《格古论》）

妇人难产：真珠末一两，酒服，立出。（《千金方》）

胞衣不下：真珠一两研末，苦酒服。（《千金方》）

子死腹中：真珠末二两，酒服，立出。（《外台秘要》）

瘭痘不发：珠子七枚为末，新汲水调服。（《儒

门事亲》）

小儿中风，手足拘急：真珠末（水飞）一两，石膏末一钱。每服一钱，水七分，煎四分，温服，日三。（《圣惠方》）

◆实用指南

【单方验方】

心神不安易惊：珍珠 0.3 ~ 1.5 克。与蜂蜜合服。

镇惊安神：珍珠粉适量。每次 1 克，每日 3 次。

老年性白内障：珍珠粉适量。口服，每次 1 克，每日 3 次。

喉痛腐烂、牙疳蚀烂：珍珠、牛黄各适量。共研末，每用少许，吹于患处。

失眠：生珍珠母 30 克，钩藤、丹参、夏枯草各 15 克，朱茯神、合欢皮各 10 克。水煎服，每日 1 剂，早晚 2 次分服。

失眠：珍珠母、淮小麦、石决明、夜交藤各 30 克，赤芍、合欢皮各 15 克，黄芩、朱麦冬、柏子仁、丹参各 9 克，沙参 12 克。水煎服。

【食疗药膳】

⊙珍珠母粥

原料：珍珠母 120 克，粳米 50 克。

制法：先用水 2000 毫升煮珍珠母，取汁去渣，再用其汁煮米做粥。

用法：可作为早餐食用，食时也可加少许盐。

功效：清热解毒，止渴除烦。

适用：外感温热，或温热病毒引起的发热、口渴、面目红赤、舌红苔黄、脉数有力者，即可用此粥。尤宜于孕妇食之。

⊙珍珠茶

原料：珍珠、茶叶各适量。

制法：珍珠研细粉，沸水冲泡茶叶。

用法：以茶汁送服珍珠粉。

功效：润肌泽肤，美容。

适用：面部皮肤衰老等。

石决明（《别录上品》）

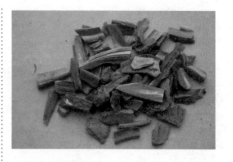

【释名】九孔螺（《日华》），壳名千里光。

壳

【气味】咸，平，无毒。

【主治】目障翳痛，青盲。久服，益精轻身（《别录》）。明目磨障（《日华》）。通五淋（时珍）。

【附方】

羞明怕日：用千里光、黄菊花、甘草各一钱，水煎，冷服。（《明目集验方》）

痘后目翳：用石决明（火煅，研）、谷精草各等份，共为细末。以猪肝蘸食。（鸿飞集）

小便五淋：用石决明去粗皮，研为末，飞过。熟水服二钱，每日二服。如淋中有软硬物，即加朽木末五分。（《胜金方》）

◆ 实用指南

【单方验方】

眩晕：石决明 24 克，菊花、枸杞子各 12 克，桑叶 9 克。水煎服。

外伤出血：石决明适量，煅制成疏松细粉，过筛。将伤口洗净，撒上药粉，紧紧压迫即可。

心肺气虚型百合病：石决明、草决明各 30 克，远志、蝉蜕、生牡蛎、川芎、蒺藜各 15 克，菊花 25 克，荷叶 10 克。水煎服。

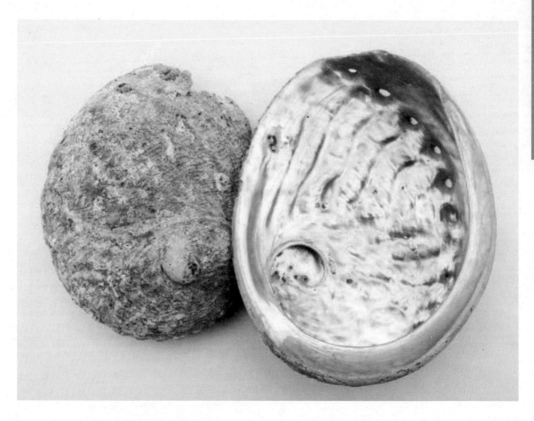

【食疗药膳】

⊙石决明粥

原料：煅石决明 30 克，粳米 60 克。

制法：先将石决明打碎，加水煎取药汁，然后用药汁熬粳米为粥即可。

用法：早晚餐食用。

功效：平肝潜阳。

适用：肝肾虚弱。

⊙地骨皮石决明酒

原料：地骨皮、石决明各 180 克，白酒 2500 毫升。

制法：将上药研碎，装入纱布袋，扎口放入酒坛，倒入白酒，加盖密封坛口，每日摇晃 1～2 次，浸泡 7 日后即成。

用法：每日 2~3 次，每次 20～30 毫升。

功效：清肝明目。

适用：肝肾阴虚而致视物昏花。

禽部

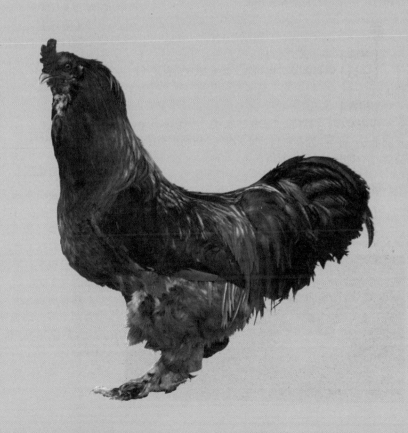

鹅（《别录上品》）

【释名】家雁（《纲目》），舒雁。

白鹅膏（腊月炼收）

【气味】甘，微寒，无毒。

【主治】灌耳，治卒聋（《别录》）。润皮肤，可合面脂（《日华》）。涂面急，令人悦白，唇沴，手足皴裂，消痈肿（时珍）。

⊙肉

【气味】甘，平，无毒。

【主治】利五脏（《别录》）。解五脏热，服丹石人宜之（孟诜）。煮汁，止消渴（藏器）。

膵

【主治】涂手足皴裂。纳耳中，治聋及聤耳（《日华》）。

血

【气味】咸，平，微毒。

【主治】中射工毒者，饮之，并涂其身（陶弘景）。解药毒。时珍曰：祈祷家多用之。

胆

【气味】苦，寒，无毒。

【主治】解热毒及痔疮初起，频涂抹之，自消（时珍）。

【附方】

痔疮有核：白鹅胆二三枚，取汁，入熊胆二分，片脑半分，研匀，瓷器密封，勿令泄气。用则手指涂之，立效。（刘氏《保寿堂方》）

卵

【气味】甘，温，无毒。

【主治】补中益气。多食发痼疾（孟诜）。

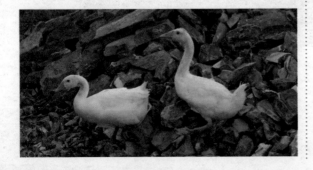

涎

【主治】咽喉谷贼（时珍）。

毛

【主治】射工水毒（《别录》）。小儿惊痫。又烧灰酒服，治噎疾（苏恭）。

【附方】

误吞铜钱及钩绳：鹅毛一钱（烧灰），磁石皂子大（煅），象牙一钱（烧存性），为末。每服半钱，新汲水下。（《医方妙选》）

噎食病：白鹅尾毛烧灰，米汤每服一钱。

掌上黄皮

【主治】烧研，搽脚趾缝湿烂。焙研，油调，涂冻疮良（时珍出《谈野翁诸方》）。

屎

【主治】绞汁服，治小儿鹅口疮（时珍出《秘录》）。苍鹅屎：敷虫、蛇咬毒（《日华》）。

【附方】

鹅口疮（自内生出可治，自外生入不可治）：用食草白鹅下清粪滤汁，入砂糖少许搽之；或用雄鹅粪眠倒者烧灰，入麝香少许搽之，并效。（《永类钤方》）

◆实用指南

【单方验方】

晚期血吸虫病：生鹅血半杯。加少许热黄酒饮服，每日 1 ~ 2 次。

慢性支气管炎，咳嗽气喘：鹅胆适量。每次吞服 1 个，每日 2 次。

手足皲裂：鹅脂适量。涂擦患部，每日 2 ~ 3 次。

脾胃虚弱，中气不足，倦怠乏力，少食消瘦等：鹅 1 只，黄芪、党参、山药、大枣各 30 克。将上几味药装入鹅腹，用线缝合，以小火煨炖至熟烂，加盐调味，饮汤吃肉。

脾阴不足，口干欲饮，少食不饥，

图解食用本草

或便溏腹泻等：鹅肉 250 克，北沙参、玉竹各 15 克，山药 30 克。加水适量煮熟，稍加盐调味服食。

【食疗药膳】

⊙松茸鹅肉块

原料：光雁鹅 1000 克，水发松茸 250 克，罐头磨菇、熟冬笋各 50 克，白菜心 150 克，鲜汤 2000 克，姜、葱、盐、味精、米醋、料酒、白糖、胡椒粉各适量。

制法：将光雁鹅去内脏、杂质、头、足、爪洗净，入沸水锅中焯透捞出，剁成大块，用清水洗干净，捞出。洗净白菜心，切成块，入沸水锅中略余，捞出。冬笋切成块，姜去皮后拍松。将大砂锅 1 只置于小火上，倒入鲜汤，放入葱、姜、松茸、雁鹅肉块，加料酒、米醋、盐、白糖，水烧沸后，撇去浮沫，下味精，盖上盖，炖至雁鹅肉酥烂，揭开盖，撇去汤面上的油，撒入胡椒粉，即可端砂锅上桌食用。

用法：佐餐食用。

功效：补气健脾，滋养强壮。

适用：气虚体弱。

⊙阿胶鹅血粥

原料：阿胶 10 克，大米 100 克，鹅血、红砂糖各适量。

制法：将阿胶捣碎，先取大米淘净，放入锅中，加清水适量煮粥，待熟时，调入捣碎的阿胶、鹅血、红糖，煮为稀粥服食。

用法：每日 1 ~ 2 剂。

功效：养血止血，固冲安胎。

适用：虚劳咳嗽、久咳咯血、吐血、鼻衄、大便出血、妇女月经过多、漏下不止或崩中、孕妇胎动不安、先兆流产及各种失血性贫血、铁性贫血等。

⊙桃仁当归鹅血汤

原料：桃仁、当归各 10 克，鲜鹅血 200 克，调料适量。

制法：将桃仁、当归择净，布包，加清水适量煮沸后，去掉药包，取汁，下鹅血丁及葱、姜、椒、蒜等，煮至鹅血熟后，盐、味精、猪脂等调味，再煮一、二沸即成。

用法：每日 1 剂。

功效：活血化瘀，养血通经。

适用：血瘀痛经、闭经等。

鹜（《别录上品》）

【释名】鸭（《说文》），舒凫（《尔雅》），

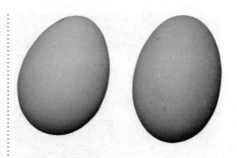

家凫（《纲目》）。

鹜肪（白鸭者良，炼过用）

【气味】甘，大寒，无毒。

【主治】风虚寒热，水肿（《别录》）。

【附方】

瘰疬汁出（不止）：用鸭脂调半夏末敷之。（《永类方》）

肉

【气味】甘，冷，微毒。

【主治】补虚除客热，和脏腑，及水道，疗小儿惊痫（《别录》）。解丹毒，止热痢（《日华》）。头生疮肿。和葱、豉煮汁饮之，去卒然烦热（孟诜）。并用白鸭。

【附方】

久虚发热，咳嗽吐痰，咳血，火乘金位者：用黑嘴白鸭一只，取血入温酒量饮，使直入肺径以润补之。将鸭干挦去毛，胁下开窍去肠拭净，入大枣肉二升，参苓平胃散末一升，缚定。用砂瓮一个，置鸭在内，以炭火慢煨，将陈酒一瓶，作三次入之。酒干为度，取起，食鸭及枣，频作取愈。（《十药神书》）

大腹水病，小便短少：（《百一方》）用青头雄鸭煮汁饮，厚盖取汗。（《食医心镜》）治十种小病垂死。用青头鸭一只，如常治切，和米并五味煮作粥食。又方：用白鸭一只治净，以豉半升，同姜、椒入鸭腹中缝定，蒸熟食之。

头（雄鸭者良）

【主治】煮服，治小肿，通利小便。恭曰：古方有鸭头丸。

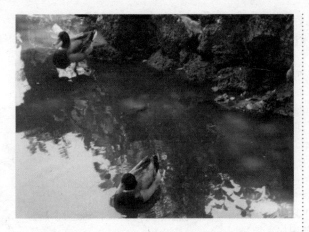

【附方】

阳水暴肿，面赤，烦躁喘急，小便涩：用甜葶苈（炒）二两（熬膏），汉防己末二两，以绿头鸭血同头全捣三千杵，丸梧子大。每木通汤下七十丸，日三服。一加猪苓一两。（《外台秘要》）

脑

【主治】冻疮，取涂之良（时珍）。

血（白鸭者良）

【气味】咸，冷，无毒。

【主治】解诸毒（《别录》）。热饮，解野葛毒。已死者，入咽即活（孟诜）。热血，解中生金、生银、丹石、砒霜诸毒，射工毒。又治中恶及溺水死者，灌之即活。蚯蚓咬疮，涂之即愈（时珍）。

【附方】

卒中恶死（或先病痛，或卧而忽绝）：并取雄鸭，向死人口断其头，沥血入口。外以竹筒吹其下部，极则易人，气通即活也。（《肘后方》）

解百蛊毒：白鸭血热饮之。（《太平广记》）

小儿白痢（似鱼冻者）：白鸭杀取血，滚酒泡服，即止也。（《摘玄方》）

舌

【主治】痔疮杀虫，取相制也（时珍）。

涎

【主治】小儿痉风，头及四肢皆往后，以鸭涎滴之。又治蚯蚓吹小儿阴肿，取雄鸭抹之即消。（时珍出《海上方》）。

胆

【气味】苦、辛，寒，无毒。

【主治】涂痔核，良。又点赤目初起，亦效。（时珍）

肫衣（即腽腔内皮也）

【主治】诸骨哽，炙研，小服一钱即愈，取其消导也。（时珍）

卵

【气味】甘、咸，微寒，无毒。

【主治】心腹胸膈热（《日华》）。

白鸭通（即鸭屎也，与马通同义）

【气味】冷，无毒。

【主治】杀石药毒，解结缚，散畜热（《别录》）。主热毒、毒痢。又和鸡子白，涂热疮肿毒，即消。涂蚯蚓咬，亦效（孟诜）。绞汁服，解金、银、铜、铁毒（时珍）。

【附方】

石药过剂：白鸭屎为末，水服二钱，效。（《百一方》）

乳石发动（烦热）：用白鸭通一合，汤一盏渍之，澄清冷服。（《圣惠方》）

热疮肿毒（不可忍）：用家鸭粪同鸡子清调敷，即消。（《圣惠方》）

◆实用指南

【单方验方】

一切水肿：青头雄鸭1只，粳米适量，葱白3茎。青鸭肉切细煮至极烂，再加米、葱白煮粥；或用鸭汤煮粥，每日2次，空腹温热食，5～7日为1个疗程。

肺结核：白鸭子1只，大贝母、白及各120克。先将后2味烘干，研为极细面，备用。再将鸭子剖腹去肠毛杂，装入后2味药面，不加盐，加清水适量，炖至鸭肉熟烂为止，汤分4次服完，每日2次。鸭肉也分4次吃完，每日2次。

产后失血，眩晕心悸或血虚所致的头昏头痛：老鸭、母鸡各1只。取肉切块，加水适量，以小火炖至烂熟，加盐少许调味服食。

水湿停聚，腹部胀大：青头雄鸭1只。切块，加水5000～1000毫升，一顿饮完浓汁，并盖上厚被，以汗出为佳。

高血压、血管硬化：鸭1只，海带60克。先将鸭取肉切块，海带泡软洗净，加水一同炖熟，略加盐调味服食。

【食疗药膳】

⊙老鸭煲

原料：沙参、玉竹各50克，老雄鸭1只，调料适量。

脂肪：将鸭去毛及内脏，洗净，与沙参、玉竹同入砂锅内，加葱、姜、水、烧沸，小火闷煮1小时，至鸭肉烂熟，入盐、味精拌匀即可。

用法：随意食用。

功效：滋阴润肺，润肠通便。

适用：肺虚久咳、胃阴亏损之肠燥便秘。

⊙银杏蒸鸭

原料：银杏200克，白鸭1只。

制法：银杏去壳，开水煮熟后去皮、芯，再用开水焯后混入杀好去骨的鸭肉中。加清汤，上笼蒸2小时至鸭肉熟烂后食用。

用法：佐餐食用。

功效：补虚平喘，利水退肿。

适用：晚期肺癌喘息无力、全身虚弱、痰多者。

⊙甘草绿豆炖白鸭

原料：生甘草20克，绿豆100克，白鸭1只，盐适量。

制法：先把生甘草润透，洗净，切片；绿豆洗净，去杂质；白鸭肉洗净，切块。把鸭肉、甘草、绿豆放入炖锅内，加入清水。置大火上烧沸，再用小火炖煮50分钟，加入盐，搅匀即成。

用法：每日1次，每次吃鸭肉50克，随意吃豆喝汤。

功效：滋阴清肝。

适用：肝火旺盛型肝病患者食用。

鸡（《本经上品》）

【释名】烛夜。

丹雄鸡肉

【气味】甘，微温，无毒。

【主治】女人崩中漏下赤白沃。通神，杀恶毒。辟不详，补虚温中止血（《本经》）。能愈久伤乏疮不瘥者（别录）。补肺（孙思邈）。

【附方】

辟禳瘟疫：冬至日取赤雄鸡作腊，至立春日煮食至尽，勿分他人。（《肘后方》）

百虫入耳：鸡肉炙香，塞耳中引出。（《圣济总录》）

白雄鸡肉

【气味】酸，微温，无毒。

【主治】下气，疗狂邪，安五脏，伤中消渴（《别录》）。调中除邪，利小便，去丹毒风（《日华》）。

【附方】

癫邪狂妄（自肾自圣，行走不休）：白雄鸡一只煮，以五味和作羹粥食。（《食医心镜》）

惊愤邪僻（治因惊忧怖迫，或激愤惘怅，致志气错越，心行违僻者）：白雄鸡一头（治如食法），真珠四两，薤白四两，水三升，煮二升，尽食之，饮汁令尽。（《肘后方》）

卒然心痛：白鸡一头，治如食法，水三升，煮二升，去鸡，煎取六合，入苦酒六合，真珠一钱，煎取六合，纳麝香二豆许，顿服之。（《肘后方》）

赤白痢下：白雄鸡一只，如常作臛及馄饨，空心食。（《食医心镜》）

卒得咳嗽：白鸡一只，苦酒一斗，煮取三升，分三服，并淡食鸡。（《肘后方》）

水气浮肿：小豆一升，白雄鸡一只，治如食法，以水三斗煮熟食之，饮汁令尽。（《肘后方》）

乌雄鸡肉

【气味】甘，微温，无毒。

【主治】补中止痛（《别录》）。

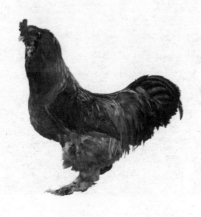

止肚痛，心腹恶气，除风湿麻痹，诸虚羸，安胎，治折伤并痈疽。生捣，涂竹木刺入肉（《日华》）。

【附方】

老人中风（烦热语涩）：每用乌雄鸡一只（切），葱白一握，煮臛，下麻子汁、五味，空心食之。（《养老书》）

脚气烦潦：用乌雄鸡一只，治如食法，入米作羹食。（《养老书》）

卒得咳嗽：乌雄鸡一只，治如食法，酒渍半日饮之。（《肘后方》）

狐尿刺疮（棘人）：肿痛欲死，破乌鸡揭之，良。（《肘后方》）

打伤颠扑（及牛马触动，胸腹破血，四肢摧折）：以乌鸡一只，连毛杵一千二百下，苦酒三升和匀。以新布揭病处，将膏涂布上。觉寒振欲吐，徐徐取下，须臾再上。一鸡少，顷再作，以愈为度。（《肘后方》）

黑雌鸡肉

【气味】甘、酸，温、平，无毒。

【主治】作羹食，治风寒湿痹，五缓六急，安胎（《别录》）。安心定志，除邪辟恶气，治血邪，破心中宿血，治痈疽，排脓补新血，及产后虚羸，益色助气（《日华》）。治反胃及腹痛，踒折骨痛，乳痈。又新产妇以一只治净，和五味炒香，投二升酒中，封一宿取饮，令人肥白。又和乌油麻二升熬香，入酒中极效（孟诜）。

【附方】

中风舌强（不语，目睛不转，烦热）：乌雌鸡一只治净，以酒五升，煮取二升去滓，分作三次，连服之。食葱姜粥，暖卧，取小汗。（《饮膳正要》）

虚损积劳（治男女因积虚或大病后，虚损沉困，酸疼盗汗，少气喘惙，或小腹拘急，心悸胃弱，多卧少起，渐至瘦削。若年深，五脏气竭，则难治也）：用乌雌

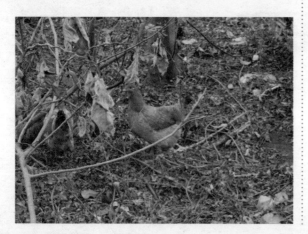

鸡一头，治如食法，以生地黄一斤（切），饴糖一升，纳腹内缚定，铜器贮，于瓶中蒸五升米熟，取出，食肉饮汁，勿用盐。一月一作，神效。（《姚僧坦方》）

黄雌鸡肉

【气味】甘、酸、咸，平，无毒。

【主治】伤中消渴，小便数而不禁，肠澼泄痢，补益五脏，续绝伤，疗五劳，益气力（《别录》）。治劳劣，添髓补精，助阳气，暖小肠，止泄精，补水气（《日华》）。补丈夫阳气，治冷气疾着床者，渐渐食之，良。以光粉、诸石末和饭饲鸡，煮食甚补益（孟诜）。治产后虚羸，煮汁煎药服，佳（时珍）。

【附方】

消渴饮水（小便数）：以黄雌鸡煮汁冷饮，并作羹食肉。（《食医心镜》）

下痢禁口：黄肥雌鸡一只，如常为臛，作面馄饨，空心食之。（《食医心镜》）

脾虚滑痢：用黄雌鸡一只炙，以盐、醋涂，煮熟食之。（《食医心镜》）

脾胃弱乏（人瘦黄瘦）：黄雌鸡肉五两，白面七两，切肉作馄饨，下五味煮熟，空心食之。日一作，益颜色，补脏腑。（《寿亲养老方》）

产后虚羸：黄雌鸡一只，去毛及肠肚，背上开破，入生百合三枚，白粳米半升，缝合，入五味汁中煮熟，开腹取百合并饭，和汁作羹食之，并食肉。（《圣惠方》）

病后虚汗（伤寒后虚弱，日夜汗出不止，口干心躁）：用黄雌鸡一只（去肠胃，治净），麻黄根一两，水七大盏，煮汁三大盏，去滓及鸡，入肉苁蓉（酒浸一宿，刮净）一两，牡蛎（煅）粉二两，煎取一盏半，一日服尽。（《圣惠方》）

噎食不通：黄雌鸡肉四两（切），茯苓二两，白面六两，作馄饨，入豉汁煮食，三五服效。（《寿亲养老书》）

乌骨鸡

【气味】甘，平，无毒。

【主治】补虚劳羸弱，治消渴，中恶鬼击气腹痛，益产乌骨鸡。

【附方】

图解食用本草

赤白带下：白果、莲肉、江米各五钱，胡椒一钱，为末。乌骨鸡一只，如常治净，装末入腹煮熟，空心食之。

脾虚滑泄：乌骨母鸡一只治净，用豆蔻一两，草果二枚，烧存性，掺入鸡腹内，扎定煮熟，空心食之。

反毛鸡

【主治】反胃：以一只煮烂，去骨，入人参、当归、盐各半两，再同煮烂，食之至尽（时珍出《乾坤生意》）。

鸡头（丹、白雄鸡者良）

【主治】杀鬼，东门上者良（《本经》）。治蛊，禳恶，辟瘟（时珍）。

【附方】

卒魇死昏：东门上鸡头为末，酒服之。（《千金方》）

鸡冠血（三年雄鸡者良）

【气味】咸，平，无毒。

【主治】乌鸡者，主乳难（《别录》）。治目泪不止，日点三次，良（孟诜）。亦点暴赤目（时珍）。丹鸡者，治白癜风（《日华》）。并疗经络间风热。涂颊，治口㖞不正；涂面，治中恶；卒饮之，治缢死欲绝，及小儿卒惊客忤。涂诸疮癣，蜈蚣、蜘蛛毒，马啮疮，百虫入耳（时珍）。

【附方】

小儿卒惊（似有痛处，不知疾状）：用雄鸡冠血少许，滴口中，妙。（《谭氏小儿》）

小儿解颅：丹雄鸡冠血滴之，以赤芍药末粉之，甚良。（《普济方》）

阴毒卒痛：用雄鸡冠血，入热酒中饮之，暖卧取汗。（《伤寒蕴要》）

女人阴血（女人交接违理，血出）：用雄鸡冠血涂之。（《集验方》）

烂弦风眼：鸡冠血点之，日三五度。（《圣惠方》）

对口毒疮：热鸡血频涂之，取散。（《皆效方》）

蜈蚣咬疮：鸡冠血涂之。（钱相公《篋中方》）

诸虫入耳：鸡冠血滴入即出。（《胜金方》）

鸡血（乌鸡、白鸡者良）

【气味】咸，平，无毒。

【主治】踒折骨痛及痿痹，中恶腹痛，乳难（《别录》）。治剥驴马被伤，及马咬人，以热血浸之。白癜风、疬疡风，以雄鸡翅下血涂之（藏器）。热血服之，主小儿下血及惊风，解丹毒蛊毒。鬼排阴毒，安神定志。时珍曰：肘后治惊邪恍惚，大方中亦用之。

【附方】

解百蛊毒：白鸡血，热饮之。（《太平广记》）

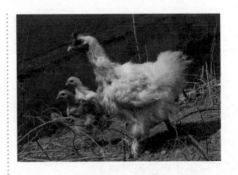

惊风不醒：白乌骨雄鸡血，抹唇上即醒。（《集成方》）

黄疸困笃：用半斤大雄鸡，背上破开，不去毛，带热血合患人胸前，冷则换之。日换数鸡，拔去积毒即愈。此鸡有毒，人不可食，犬亦不食也。（《经验方》）

筋骨折伤：急取雄鸡一只刺血，量患人酒量，或一碗，或半碗，和饮，痛立止，神验。（《青囊秘传》）

杂物眯目（不出）：以鸡肝血滴少许，即出。（《圣惠方》）

蚰蜒入耳：生油调鸡心血，滴入即出。（《圣济总录》）

肪（乌雄鸡者良）

【气味】甘，寒，无毒。

【主治】耳聋（《别录》），头秃发落（时珍）。

【附方】

年久耳聋：用炼成鸡肪五两，桂心十八铢，野葛六铢，同以小火煎三沸，去滓。每用枣许，以苇筒炙溶，倾入耳中。如此十日，盯聍自出，长寸许也。（《千金翼》）

脑（白雄鸡者良）

【主治】小儿惊痫。烧灰酒服，治难产（苏恭）。

心（乌雄鸡者良）

【主治】五邪（《别录》）。

肝（雄鸡者良）

【气味】甘、苦，温，无毒。

【主治】起阴（《别录》）。补肾。

治心腹痛，安漏胎下血，以一具切，和酒五合服之（孟诜）。疗风虚目暗。治女人阴蚀疮，切片纳入，引虫出尽，良（时珍）。

【附方】

阳痿不起：用雄鸡肝三具，菟丝子一升，为末，雀卵和丸小豆大。每服一百丸，酒下，日二。（《千金方》）

肝虚目暗（老人肝虚目暗）：乌雄鸡肝一具（切），以豉和米作羹成粥食之。（《寿亲养老书》）

胆（乌雄鸡者良）

【气味】苦，微寒，无毒。

【主治】目不明，肌疮（《别录》）。月蚀疮，绕耳根，日三涂之（孟诜）。灯心蘸点胎赤眼，甚良。水化搽痔疮，亦效（时珍）。

【附方】

沙石淋沥：用雄鸡胆（干者）半两，鸡屎白（炒）一两，研匀。温酒服一钱，以利为度。（《十便良方》）

眼热流泪：五倍子，蔓荆子煎汤洗，后用雄鸡胆点之。（《摘玄方》）

尘沙眯目：鸡胆汁点之。（《医说》）

肾（雄鸡者良）

【主治】齆鼻作臭，用一对与脖前肉等份，入豉七粒，新瓦焙研，以鸡子清和作饼，安鼻前，引虫出。忌阴人、鸡、犬见（《十便良方》）。

嗉

【主治】小便不禁，及气噎食不消（时珍）。

【附方】

气噎不通：鸡嗉两枚连食，以湿纸包，黄泥固，煅存性为末，入木香、沉香、丁香末各一钱，枣肉和丸梧子大。每汁下三丸。（《卫生简易方》）

发背肿毒：鸡嗉及肫内黄皮，焙研。湿则干掺，干则油调搽之。（《医林正宗》）

鸡肫内黄皮（又称鸡内金）

【气味】甘，平，无毒。

【主治】泄痢。小便频遗，除热止烦（《别录》）。止泄精并尿血，崩中带下，肠风泻血（《日华》）。治小儿食疟，疗大人淋漓反胃，消酒积，主喉闭乳蛾，一切口疮，牙疳诸疮（时珍）。

【附方】

小便淋沥（痛不可忍）：鸡肫内黄皮五钱，阴干烧存性，作一服，白汤下，立愈。（《医林集要》）

膈消饮水：鸡内金（洗，晒干）、栝楼根（炒）五两，为末，糊丸梧桐子大。每服三十丸，温水下，日三。（《圣

济总录》）

一切口疮：鸡内金烧灰敷之，立效。（《活幼新书》）

鹅口白疮：鸡肫黄皮为末，乳服半钱。（《子母秘录》）

走马牙疳：（《经验方》）用鸡肫黄皮（不落水者）五枚，枯矾五钱，研搽立愈。（《心鉴》）用鸡肫黄皮，灯上烧存性，入枯矾，黄檗末等份，麝香少许。先以米泔水洗漱后，贴之。

阴头疮蚀：鸡内金（不落水）拭净，新瓦焙脆，出火毒，为细末。先以米泔水洗疮，乃搽之。亦治口疳。（《经验方》）

脚胫生疮：雄鸡肫内皮，洗净贴之。一日一易，十日愈。（《小山奇方》）

金腮疮蚀（初生如米豆，久则穿蚀）：用鸡内金（焙）、郁金等份，为末。盐浆漱了贴之。忌米食。（《圣济总录》）

小儿疣目：鸡肫黄皮擦之，自落。（《集要方》）

肠

【主治】遗溺，小便数不禁。烧存性，每服三指，酒下（《别录》）。止遗精、白浊、消渴（时珍）。

【附方】

小便频遗：（《食医心镜》）用雄鸡肠一具作臛，和酒服。（《普济方》）用雄鸡肠，水煎汁服，日三次。

肋骨（乌骨鸡者良）

【主治】小儿羸瘦，食不生肌（《别录》）。

【附方】

小儿囟陷，因脏腑壅热，气血不荣：用乌鸡骨一两（酥炙黄），生地黄（焙）二两，为末。每服半钱，粥饮调下。（《圣惠方》）

疮中朽骨，久疽久漏，中有朽骨：以乌骨鸡胫骨，实以砒石，盐泥固济，煅红出毒，以骨研末，饭丸粟米大。每以白纸捻送一粒入窍中，以拔毒膏药封之，其骨自出。（《医学正传》）

距（白雄鸡者良）

【主治】产难，烧研酒服（苏恭）。

下骨哽,以鸡足一双,烧灰水服。(时珍出《外台秘要》)

翮翎（白雄鸡者良）

【主治】下血闭。左翅毛,能起阴(《别录》)。治妇人小便不禁,疗骨哽,蚀痈疽。止小儿夜啼,安席下,勿令母知(时珍)。

【附方】

阴肿如斗:取鸡翅毛(一孔生两茎者)烧灰饮服。左肿取右翅,右肿取左翅,双肿并取。(《肘后方》)

妇人遗尿:雄鸡翎烧灰,酒服方寸匕,日三。(《千金翼》)

咽喉骨哽:白雄鸡左右翮大毛各一枚,烧灰水服。(《外台秘要》)

肠内生痈:雄鸡顶上毛并屎烧末,空心酒服。(《千金方》)

决痈代针:白鸡翅下两边第一毛,烧灰水服,即破。(《外台秘要》)

解蜀椒毒:鸡毛烧烟吸之,并水调一钱服之。(《千金方》)

尾毛

【主治】刺入肉中,以二七枚,和男子乳封之,当出(孟诜)。解蜀椒毒,烧烟吸之,并以水调灰服。又治小儿痘疮后生痈,烧灰和水敷之(时珍)。

【附方】

小便不禁:雄鸡翎烧研,酒服方寸匕。(《外台秘要》)

屎白

【气味】微寒,无毒。

【主治】消渴,伤寒寒热。破石淋及转筋,利小便,止遗尿,灭瘢痕(《别录》)。治中风失音痰迷。炒服,治小儿客忤蛊毒。治白虎风,贴风痛(《日华》)。治贼风、风痹,破血,和黑豆炒,酒浸服之。亦治虫咬毒(藏器)。下气,通利大小便,治心腹鼓胀,消癥瘕,疗破伤中风,小儿惊啼。以水淋汁服,解金银毒。以醋和,涂蜈蚣、蚯蚓咬毒(时珍)。

【附方】

小儿腹胀黄瘦:用干鸡屎一两,丁香一钱,为末,蒸饼丸小豆大。每米汤下十丸,日三服。(《活幼全书》)

中诸菜毒(发狂,吐下欲死):用鸡屎烧末,水服方寸匕。(《葛氏方》)

小儿惊啼:鸡屎白烧灰,米饮服二字。(《千金方》)

喉痹肿痛:鸡屎白含之咽汁。(《圣惠方》)

牙齿疼痛:鸡屎白烧末、绵裹咬痛处,立瘥。(《经验方》)

鼻血不止:鸡屎取有白色半截者,烧灰吹之。(唐氏《经验方》)

面目黄疸:鸡屎白、小豆、秫米各二分,为末,分作三服,水下,当有黄汁出也。(《肘后方》)

乳妒乳痈、乳头破裂:鸡屎白炒研,酒服方寸匕,三服愈。(《产宝》)

头疮白秃:雄鸡屎末,和陈酱、苦酒洗之。(《千金方》)

耳中恶疮:鸡屎白炒研,敷之。(《圣惠方》)

鸡子（即鸡卵也）黄雌者为上,乌雌者次之

【气味】甘,平,无毒。

【主治】除热火灼烂疮、痌痉。可作虎魄神物(《别录》)。弘景曰:用欲鷩子(黄白混杂者)煮作之,极相似,惟不拾芥尔。又煮白,合银口含,须臾色如金也。镇心,安五脏,止惊安胎,治妊娠天行热疾狂走,男子阴囊湿痒,及开喉声失音。醋煮食之,治赤白久痢,及产后虚痢。米粉同炒干,止疳痢,及妇人阴疮。和豆淋酒服,治贼风麻痹。醋浸令坏,敷疵黯。作酒,止产后血运,暖水脏,缩小便,止耳鸣。和蜡炒,治耳鸣、聋,及疳痢(《日华》)。益气。以浊水煮一枚,连水服之,主产后痢。和蜡煎,止小儿痢(藏器)。小儿发热,以白蜜一合,和三颗搅服,立瘥(孟诜)。

【附方】

身面肿满:鸡子黄白相和,涂肿处,干再上。(《肘后方》)

心气作痛:鸡子一枚打破,醋二合调服。(《肘后方》)

小儿疳痢(肚胀):用鸡子一个开孔,入巴豆一粒,轻粉一钱,用纸五十重裹,于饭上蒸三度,放冷去壳研,入麝香少许,糊和丸米粒大。食后温汤下二丸至三丸。(《经验方》)

痘疮赤瘢:鸡子一个,酒醋浸七日,白僵蚕二七枚,和匀,揩赤涂之,甚效。(《圣惠方》)

雀面面疱:鸡卵醋浸坏,取出敷之。(《圣惠方》)

产后血多(不止):乌鸡子三枚,

醋半升，酒二升，和搅，煮取一升，分四服。（《本草拾遗》）

产后心痛：鸡子煮酒，食即安。（《备急方》）

产后口干（舌缩）：用鸡子一枚打破，水一盏搅服。（《经验方》）

妇人白带：用酒及艾叶煮鸡卵，日日食之。（《袖珍方》）

头风白屑：新下乌鸡子三枚，沸汤五升搅，作三度沐之，甚良。（《集验方》）

腋下胡臭：鸡子两枚，煮熟去壳，热夹，待冷，弃之三叉路口，勿回顾。如此三次效。（《肘后方》）

卵白

【气味】甘，微寒，无毒。

【主治】目热赤痛，除心下伏热，止烦满咳逆，小儿下泄，妇人产难，胞衣不出，并生吞之。醋浸一宿，疗黄疸，破大烦热（《别录》）。产后血闭不下，取白一枚，入醋一半，搅服（藏器）。和赤小豆末，涂一切热毒、丹肿、腮痛神效。冬月以新生者酒渍之，密封七日取出，每夜涂面，去黚黯䵟疱，令人悦色（时珍）。

【附方】

时行发黄：醋酒浸鸡子一宿，吞其白数枚。（《肘后方》）

咽塞鼻疮（及干呕头痛，食不下）：用鸡子一枚，开一窍，去黄留白，着米酢，燣火顿沸，取下更顿，如此三次，乘热饮之，不过一二度即愈。（《普济方》）

面生疱疮：鸡子，以三岁苦酒浸之三宿，待软，取白涂之。（《肘后方》）

汤火烧灼：鸡子清和酒调洗，勤洗即易生肌。忌发物，或生敷之亦可。（《经验秘方》）

面黑令白：鸡子三枚，酒浸，密封四七日，每夜以白敷面，如雪白也。（《普济方》）

涂面驻颜：鸡子一枚，开孔去黄留白，入金华胭脂及硇砂少许，纸封，与鸡抱之，俟别卵抱出，以涂面，洗之不落，半年尚红也。（《普济方》）

卵黄

【气味】甘，温，无毒。

【主治】醋煮，治产后虚痢，小儿发热。煎食，除烦热。炼过，治呕逆。和常山末为丸，竹叶汤服，治久疟（《药性》）。炒取油，和粉，敷头疮（《日华》）。卒干呕者，生吞数枚，良。小便不通者，亦生吞之，数次效。补阴血，解热毒，治下痢，甚验（时珍）。

【附方】

赤白下痢：鸡卵一枚，取黄去白，入胡粉满壳，

烧存性。以酒服一钱匕。（《葛氏方》）

小儿痢疾：鸡子黄和乳汁搅服。不过三两枚，自定。（《普济方》）

小儿头疮：煮熟鸡子黄，炒令油出，以麻油、腻粉搽之。（《事林广记》）

脚上臭疮：熟鸡子黄一个，黄蜡一钱，煎油涂之。汤火伤疮：熟鸡子十个，取黄炒取油，入腻粉十文搅匀，扫上，三五日永除瘢痕。（《集验方》）

消灭瘢痕：鸡子五七枚煮熟，取黄炒黑，拭涂，日三，久久自灭。（《圣惠方》）

耳疳出汁：鸡子黄炒油涂之，甚妙。（《谈野翁方》）

抱出卵壳

【集解】时珍曰：俗名混沌池、凤凰蜕。

【主治】研末，磨障翳（《日华》）。伤寒劳复，熬令黄黑为末，热汤和一合服，取汗出即愈（苏颂（《出深师方》）。烧灰油调，涂癣及小儿头身诸疮。酒服二钱，治反胃（时珍）。

【附方】

小便不通：鸡子壳、海蛤、滑石，等份为末。每服半钱，米饮下，日三。（《圣惠方》）

小儿烦满（欲死）：鸡子壳烧末，酒服方寸匕。（《子母秘录》）

头上软疖：用抱出鸡卵壳，烧存性研末，入轻粉少许，清油调敷。（《危氏得效方》）

耳疳出脓：用抱出鸡卵壳，炒黄为末，油调灌之，疼即止。（《杏林摘要》）

外肾痈疮：抱出鸡卵壳、黄连、轻粉等份，为细末。用炼过香油调涂。（《医林正宗》）

◆ 实用指南

【单方验方】

脾虚泻泄：乌鸡1只，党参50克，白术、茯苓各25克，砂仁、白蔻仁各15克，生姜10克。将乌鸡净毛去脏，洗净，将药纳入鸡腹内，煮熟，去药，

图解食用本草

食肉喝汤。

夜盲症：鸡肝1个，桑叶、晚蚕砂各15克。水煎服，每日1剂，连服数剂。

急性阑尾炎：鸡内金、蒲公英、败酱草、黄芩、连翘、紫花地丁、金银花各30克，桃仁、皂角刺各15克，乳香、没药各10克。水煎2次，混合药汁。每日1剂，分2次早、晚食前半小时服；病情重者，每日2剂，分4次，每6小时1次。

疳积：鸡内金30克。烘干研细末，每次3克，温开水送服，每日2次，连服5～7日。

口疮：鸡内金适量。烧灰外敷于患处。

夜梦遗精：鸡内金50克。焙干研为细末，每日早、晚空腹各3克，用白酒、或黄酒送下。扁平疣：鸡内金100克。浸泡于米醋300毫升内，装广口瓶，浸泡30小时即可。用消毒棉球蘸药液涂擦患处，每日3次，10日为1个疗程，一般需用1～2个疗程。

胃石症：鸡内金200克。焙干，研为细末，每日3次，每次10克，于饭前1小时用温开水送服。

【食疗药膳】

⊙鸡汁粥

原料：母鸡1只（1500～2000克），粳米100克。

制法：将母鸡剖洗干净，浓煎取汁，以原汁鸡汤分次同粳米煮粥；先用旺火煮沸，再改用微火煮到粥稠即可。

用法：早餐食用。

功能：滋养五脏，补益气血。

适用：年老体弱、病后羸瘦、气血亏损所引起的一切衰弱病症。

⊙归参鸡

原料：当归9克，党参15克，红枣10枚，子鸡1只，绍酒、姜、葱、盐各适量。

制法：先把当归洗净，党参洗净切片；子鸡宰杀后，去毛、内脏及爪；姜拍松，葱切段，红枣去核。再把子鸡放在炖锅内，加入党参、当归、绍酒、姜、葱、盐、红枣，再加入清水2000毫升。最后，把炖锅置大火上烧沸，再用小火炖煮50分钟即成。

用法：佐餐食用。每日1次，每次吃鸡肉50克，喝汤。

功效：补中益气，活血通络。

适用：血两虚型之冠心病患者。

⊙酒煮雄鸡

原料：雄鸡1只，米酒适量，姜、椒、盐各少许。

制法：用米酒和水各半煮熟，加姜、椒、盐调味即可。

用法：乘热食用。

功效：补肾益精，温里助阳。

适用：肾虚精亏、耳鸣耳聋、阳痿、遗尿等。

鸽（宋·《嘉祐》）

【释名】鹁鸽（《食疗》），飞奴。

白鸽肉

【气味】咸，平，无毒。

【主治】解诸药毒，及人、马久患疥，食之立愈（《嘉祐》）。调精益气，治恶疮疥癣，风瘙白癜，疬疡风，炒熟酒服。虽益人，食多恐减药力（孟诜）。

【附方】

消渴饮水（不知足）：用白花鸽一只，切作小片，以土苏煎，含咽。（《食医心镜》）

预解痘毒：每至除夜，以白鸽煮炙饲儿，仍以主煎汤浴之，则出痘稀少。

血

【主治】解诸药、百蛊毒（时珍出（《事林广记》）。

卵

【主治】解疮毒、痘毒（时珍）。

【附方】

预解痘毒（小儿食之，永不出痘，或出亦稀）：用白鸽卵一对，入竹筒封，置厕中，半月取出，以卵白和辰砂三钱，丸绿豆大。每服三十丸，三豆饮下，毒从大小便出也。（《潜江方》）

屎（名左盘龙）

【气味】辛，温，微毒。

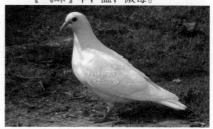

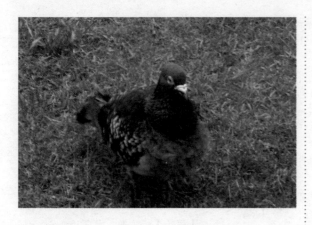

【主治】人、马疥疮，炒研敷之。驴、马，和草饲之（《嘉祐》）。消肿及腹中痞块（汪颖）。消瘰疬诸疮，疗破伤风及阴毒垂死者，杀虫（时珍）。

【附方】

带下排脓：野鸽粪一两（炒微焦），白术、麝香各一分，赤芍药、青木香各半两，延胡索（炒赤）一两，柴胡三分，为末。温无灰酒空心调服一钱。候脓尽即止，后服补子脏药。（宗奭）

破伤中风（病入传里）：用左蟠龙（即野鸽粪）、江鳔、白僵蚕各（炒）半钱，雄黄一钱，为末，蒸饼丸梧子大。每服十五丸，温酒下。取效。（《保命集》）

阴症腹痛（面青甚者）：鸽子粪一大抄，研末，极热酒一钟，和匀澄清，顿服即愈。（刘氏）

蛊毒腹痛：白鸽屎烧研，饮和服之。（《外台秘要》）

◆ 实用指南

【单方验方】

精血亏损肝肾阴虚证：白雄鸽1只，枸杞子、肉苁蓉各50克。去毛、内脏后洗净，内加枸杞子、肉苁蓉共炖熟，食用。

各种头痛：鸽子1只，天麻25克。将鸽子杀好洗净，入天麻加调料炖汤，分2日吃完，一般需食用2只鸽，重者需3只，忌酒、海带。

【食疗药膳】

⊙ 参芪鸽肉汤

原料：人参3克（或党参9～15克），黄芪9～15克，白术9克，乳鸽1只。

制法：将鸽去毛和内脏，人参、黄芪、白术用布包好，同放炖盘内加水适量，隔水炖至烂熟，饮汤吃鸽肉。

用法：一般3日1次，连服4～5次。

功效：补肾益气。

适用：小儿疳积。

⊙ 党参炖乳鸽

原料：乳鸽2只，鸽肾2个，党参50克，猪瘦肉200克，调料适量。

制法：将乳鸽剖开洗净内脏，将猪肾破开去黄衣用盐腌后冲洗干净；将猪瘦肉切成大块。将乳鸽和乳肾在滚水中拖一下，用清水洗净；将乳鸽、鸽肾、党参、猪瘦肉放入炖盅内，上面放几片姜，倒少许绍酒，并加适量水将盅盖盖好，隔水炖3小时左右，调味后可以食用。

用法：佐餐食用，每日1～2次。

功效：补益气血，温肾壮阳。

适用：气血不足、脾肾虚损者。

图解食用本草

獣部

食用本草第八巻

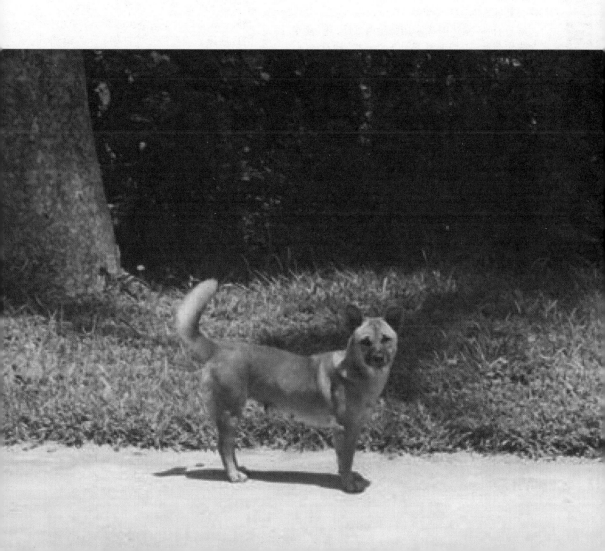

豕（《本经下品》）

【释名】猪（《本经》），豚（《本经》），豭，豨，豶。

豭猪肉

【气味】酸，冷，无毒。凡猪肉：苦，微寒，有小毒。江猪肉：酸，平，有小毒。豚肉：辛，平，有小毒。

【主治】疗狂病久不愈（《别录》）。压丹石，解热毒，宜肥热人食之（《拾遗》）。补肾气虚竭（《千金方》）。疗水银风，并中土坑恶气（《日华》）。

【附方】

浮肿胀满（不食）：用猪脊肉一双，切生，以蒜、薤食之。（《食医心镜》）

破伤风肿：新杀猪肉，乘热割片，贴患处。连换三片，其肿立消。（《简便方》）

解丹石毒（发热困笃）：用肥猪肉五斤，葱、薤半斤，煮食或作臛食。必腹鸣毒下，以水淘之，沙石尽则愈。（《千金翼》）

服石英法：白石英一斤，袋盛，水三斗，煎四升，以猪肉一斤，盐豉煮食。一日一作。（《千金翼》）

打伤青肿：炙猪肉搨之。（《千金方》）

小儿重舌：取三家屠肉，切指大，摩舌上，儿立啼。（《千金方》）

男女阴蚀：肥猪肉煮汁洗，不过三十斤瘥。（《千金方》）

竹刺入肉：多年熏肉，切片包裹之，即出。（《救急方》）

豭猪头肉

【主治】寒热五癃鬼毒。（《千金方》）同五味煮食，

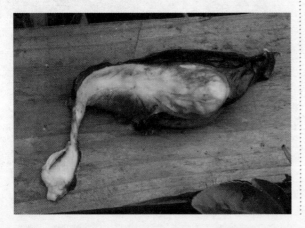

补虚乏气力，去惊痫五痔，下丹石，亦发风气（《食疗》）。

项肉（俗名槽头肉，肥脆，能动风）

【主治】酒积，面黄腹胀。以一两切如泥，合甘遂末一钱作丸，纸裹煨香食之，酒下。当利出酒布袋也（时珍出《普济》）。

脂膏

【气味】甘，微寒，无毒。反乌梅、梅子。

【主治】煎膏药，解斑蝥、芫青毒（《别录》）。解地胆、亭长、野葛、硫黄毒，诸肝毒，利肠胃，通小便，除五疸水肿，生毛发（时珍）。破冷结，散宿血（孙思邈）。利血脉，散风热，润肺。入膏药，主诸疮（苏颂）。杀虫，治皮肤风，涂恶疮（《日华》）。治痈疽（苏恭）。悦皮肤。作手膏，不皲裂（陶弘景）。胎产衣不下，以酒多服，佳（徐之才）。譽膏：生发悦面（《别录》）。

【附方】

伤寒时气：猪膏如弹丸，温水化服，日三次。（《肘后方》）

赤白带下：炼猪脂三合，酒五合，煎沸顿服。（《千金方》）

小便不通：猪脂一斤，水二升，煎三沸，饮之立通。（《千金方》）

关格闭塞：猪脂、姜汁各二升，微火煎至二升，下酒五合，和煎分服。（《千金方》）

卒中五尸：仲景用猪脂一鸡子，苦酒一升，煮沸灌之。（《肘后方》）

中诸肝毒：猪膏顿服一升。（《千金方》）

小儿蛔病（羸瘦）：猪膏服之。（《千金方》）

产后虚汗：猪膏、姜汁、白蜜各一升，酒五合，煎五上五下。每服方寸匕。（《千金翼》）

胞衣不下：猪脂一两，水一盏，煎五七沸，服之当下。（《圣惠方》）

发落不生（以酢泔洗净，布揩令热）：以腊猪脂，入生铁，煮三沸，涂之，遍生。

图解食用本草

（《千金翼》）

热毒攻手（肿痛欲脱）：猪膏和羊屎涂之。（《外台秘要》）

手足皲破：猪脂着热酒中洗之。（《千金方》）

疥疮有虫：猪膏煎芫花，涂之。（《肘后方》）

漏疮不合：以纸粘腊猪脂纳疮中，日五夜三。（《千金翼》）

咽喉骨哽：吞脂膏一团。不瘥更吞之。（《千金方》）

身面疣目：以猪脂揩之，令血出少许，神验不可加。（《千金方》）

误吞针钉：猪脂多食令饱，自然裹出。（《普济方》）

脑

【气味】甘，寒，有毒。

【主治】风眩脑鸣，冻疮（《别录》）。主痈肿，涂纸上贴之，干则易。治手足皲裂出血，以酒化洗，并涂之（时珍）。

【附方】

喉痹已破（疮口痛者）：猪脑髓蒸熟，入姜、醋吃之，即愈。（《普济方》）

髓

【气味】甘，寒，无毒。

【主治】扑损恶疮（颂）。涂小儿解颅、头疮，及脐肿、眉疮。服之，补骨髓，益虚劳（时珍）。

【附方】

骨蒸劳伤：猪脊髓一条，猪胆汁一枚，童便一盏，柴胡、前胡、胡黄连、乌梅各一钱，韭白七根，同煎七分，温服。不过三服，其效如神。（《瑞竹堂方》）

小儿颅解：猪牙车骨煎取髓敷三日。（《千金方》）

小儿脐肿：猪颊车髓十二铢，杏仁半两，研敷。（《千金方》）

小儿头疮：猪筒骨中髓，和腻粉成剂，火中煨香，研末。先温盐水洗净，敷之。亦治肥疮出汗。（《普济方》）

血

【气味】咸，平，无毒。

【主治】生血：疗贲豚暴气，及海外瘴气（《日华》）。中风绝伤，头风眩运，及淋沥（苏恭）。卒下血不止，清酒和炒食之（思邈）。清油炒食，治嘈杂有虫（时珍）。压丹石，解诸毒（吴瑞）。

【附方】

交接阴毒（腹痛欲死）：羖猪血乘热和酒饮之。（《肘后方》）

中满腹胀（旦食不能暮食）：用不着盐水猪血，漉去水，晒干为末。酒服取泄，甚效。（《李楼奇方》）

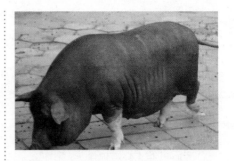

杖疮出血：猪血一升，石灰七升，和剂烧灰，再以水和丸，又烧，凡三次，为末敷之，效。（《外台秘要》）

中射罔毒：猪血饮之即解。（《肘后方》）

心血

【主治】调朱砂末服，治惊痫癫疾（吴瑞）。治卒恶死，及痘疮倒黡（时珍）。

【附方】

心病邪热：蕊珠丸，用猪心一个取血，靛花末一匙，朱砂末一两，同研，丸梧子大。每酒服二十丸。（《奇效良方》）

痘疮黑陷：腊月收獭猪心血，瓶干之。每用一钱，入龙脑少许，研匀服。须臾红活，神效。无干血，用生血。（《沈存中方》）

妇人催生：开骨膏，用猪心血和乳香末，丸梧子大，朱砂为衣。面东酒吞一丸。未下再服。（《妇人良方》）

尾血

【主治】痘疮倒黡，用一匙，调龙脑少许，新汲水服。又治卒中恶死（时珍）。

【附方】

卒中恶死：断猪尾取血饮，并缚豚枕之，即活。此乃长桑君授扁鹊法也。（《肘后方》）

蛇入七孔：割母猪尾血，滴入即出也。（《千金方》）

心

【气味】甘、咸，平，无毒。

【主治】惊邪忧恚（《别录》）。虚悸气逆，妇人产后中风，血气惊恐（思邋）。补血不足，虚劣（苏颂）。五脏：主小儿惊痫，出汗（苏恭）。

【附方】

心虚自汗（不睡者）：用獖猪心一个，带血破开，入人参、当归各二两，煮熟去药食之。不过数服，即愈。（《证治要诀》）

心虚嗽血：沉香末一钱，半夏七枚，入猪心中，以小便湿纸包煨熟，去半夏食之。（《证治要诀》）

产后风邪（心虚惊悸）：用猪心一枚，五味，豉汁煮食之。（《食医心镜》）

急心疼痛：猪心一枚，每岁入胡椒一粒，同盐、酒煮食。

肝（入药用子肝）

【气味】苦，温，无毒。

【主治】小儿惊痫（苏恭）。切作生，以姜、醋食，主脚气，当微泄。若先利，即勿服（藏器）。治冷劳脏虚，冷泄久滑赤白，带下，以一叶薄批，揾着诃子末炙之，再揾再炙，尽末半两，空腹细嚼，陈米饮送下（苏颂）。补肝明目，疗肝虚浮肿（时珍）。

【附方】

痢疾：獖猪肝一具（切片），杏仁（炒）一两，于净锅内，一重肝，一重杏仁，入童子小便二升，小火煎干。取食，日一次。（《千金方》）

浮肿胀满，不下食：猪肝一具洗切，着葱、豉、姜、椒炙食之。或单煮羹亦可。（《食医心镜》）

中蛊腹痛：以猪肝一具，蜜一升，共煎，分二十服。或为丸服。（《肘后方》）

目难远视（肝虚也）：猪肝一具（细切去皮膜），葱白一握，用豉汁作羹，待熟下鸡子三个，食之。（《普济方》）

肝热目赤（碜痛）：用猪肝一具薄切，水洗净，以五味食之。（《食医心镜》）

牙疳危急：猪肝一具煮熟，蘸赤芍药末，任意食之。后服平胃散二三贴，即效。（《节要》）

女人阴痒：炙猪肝纳入，当有虫出。（《肘后方》）

打击青肿：炙猪肝贴之。（《千金方》）

急劳疾悴（日晚即寒热，惊悸烦渴）：用獖猪肝一具（切丝），生甘草（末）十五两，于铛中布肝一重，掺甘草一重，以尽为度，取童便五升，文大火煮干，捣烂，众手丸梧子大。每空心米饮下二十丸，渐加三十丸。（《圣惠方》）

脾（俗名联贴）

【气味】涩，平，无毒。

【主治】脾胃虚热，同陈橘红、人参、生姜、葱白，陈米煮羹食之（苏颂）。

【附方】

脾积痞块：猪脾七个，每个用新针一个刺烂，以皮消一钱擦之，七个并同，以瓷器盛七日，铁器焙干。又用水红花子七钱，同捣为末。以无灰酒空心调下。一年以下者，一服可愈；五年以下者，二服；十年以下者，三服。（《保寿堂方》）

疟发无时：胡椒、吴茱萸、高良姜各二钱，为末。以猪脾一条，作脍炒熟，一半滚药，一半不滚，以墨记定，并作馄饨煮熟。有药者吞之，无药者嚼下。一服效。（《卫生家宝方》）

肺

【气味】甘，微寒，无毒。

【主治】补肺（苏颂）。疗肺虚咳嗽，以一具，竹刀切片，麻油炒熟，同粥食。又治肺虚嗽血，煮蘸薏苡仁末食之（时珍出《要诀诸方》）。

肾（俗名腰子）

【气味】咸，冷，无毒。

【主治】理肾气，通膀胱（《别录》）。补膀胱水脏，暖膝，治耳聋（《日华》）。补虚壮气，消积滞（苏颂）。除冷利（孙思邈）。止消渴，治产劳虚汗，下痢崩中（时珍）。

【附方】

肾虚遗精（多汗，夜梦鬼交）：用猪肾一枚，切开去膜，入附子末一钱，湿纸裹煨熟，空心食之，饮酒一杯。不过三五服，效。（《经验方》）

肾虚阴痿（羸瘦，精衰少力）：用獖猪肾一对（切片），枸杞叶半斤，以豉汁一盏，同椒、盐煮羹食。（《经验方》）

肾虚腰痛：用猪腰子一枚切片，以椒、盐淹去腥水，入杜仲末三钱在内，荷叶包煨食之，酒上。（《本草权度》）

闪肭腰痛：用獖猪肾一枚批片，盐、椒淹过，入甘遂末三钱，荷叶包煨熟食，酒送下。（《儒门事亲》）

老人耳聋：猪肾一对去膜切，以粳米二合，葱白二根，薤白七根，人参二分，防风一分，为末，同煮粥食。（《寿

图解食用本草

亲养老方》）

老人脚气（呕逆者）：用猪肾一对，以醋、蒜、五味治食之，日作一服。或以葱白、粳米同煮粥食亦可。（《寿亲养老方》）

卒然肿满：用猪肾批开，入甘遂末一钱，纸裹煨熟食。以小便利为效，否则再服。（《肘后方》）

肘伤冷痛：猪肾一对，桂心二两，水八升，煮三升，分三服。（《肘后方》）

卒得咳嗽：猪肾二枚，干姜三两，水七升，煮二升，稍服取汁。（《肘后方》）

久嗽不瘥：猪肾二枚，入椒四七粒，水煮啖之。（《张文仲方》）

赤白下痢、腰痛：用猪肾二枚研烂，入陈皮、椒、酱，作馄饨，空心食之。（《食医心镜》）

赤白带下、崩中漏下：常炙猪肾食之。（《张文仲方》）

小儿头疮：猪腰子一个，批开去心、膜，入五倍子、轻粉末等份在内，以砂糖和面固济，炭火炙焦为末。清油调涂。（《经验良方》）

肚

【气味】甘，微温，无毒。

【主治】补中益气止渴，断暴痢虚弱（《别录》）。补虚损，杀劳虫。酿黄糯米蒸捣为丸，治劳气，并小儿疳蛔黄瘦病（《日华》）。主骨蒸热劳，血脉不行，补羸助气，四季宜食（苏颂）。消积聚癥瘕，治恶疮（吴普）。

【附方】

补益虚羸：用猪肚一具，入人参五两，蜀椒一两，干姜一两半，葱白七个，粳米半升在内，密缝，煮熟食。（《千金翼》）

水泻不止：用獭猪肚一枚，入蒜煮烂捣膏，丸梧子大。每米饮服三十丸。丁必卿云：予每日五更必水泻一次，百药不效。用此方，入平胃散末三两，丸服，遂安。（《普济方》）

老人脚气：猪肚一枚，洗净切作生，以水洗，布绞干，和蒜、椒、酱、醋五味，常食。亦治热劳。（《寿亲养老方》）

赤白癜风：白水煮猪肚一枚，食之顿尽。忌房事。（《外台秘要》）

疥疮痒痛：猪肚一枚，同皂荚煮熟，去荚食之。（《救急方》）

虫牙疼痛：用新杀猪肚尖上涎，绢包咬之。数次虫尽即愈。唐氏用枳壳末拌之。

肠

【气味】甘，微寒，无毒。

【主治】虚渴，小便数，补下焦虚竭（孟诜）。止小便（《日华》）。去大小肠风热，宜食之（苏颂）。润肠治燥，调血痢脏毒（时珍）。洞肠：治人洞肠挺出，血多（孙思邈）。洞肠，广肠也。

【附方】

肠风脏毒、胁热血痢：（《救急方》）用猪大肠一条，入芜荑在内，煮食。奇效用猪脏，入黄连末在内，煮烂，捣丸梧子大。每米饮服三十丸。又方：猪脏入槐花末令满，缚定，以醋煮烂，捣为丸如梧桐子大。每服二十丸，温酒下。

脏寒泄泻（体倦食减）：用猪大肠一条，去脂洗净，以吴茱萸末填满，缚定蒸熟，捣丸梧子大。每服五十丸，米饮下。（《奇效良方》）

脬（亦作胞）

【气味】甘、咸，寒，无毒。

【主治】梦中遗溺，疝气坠痛，阴囊湿痒，玉茎生疮。

【附方】

梦中遗溺：用猪脬洗炙食之。（《千金方》）

产后遗尿：猪胞、猪肚各一个，糯米半升，入脬内，更以脬入肚内，同五味煮食。（《医林集要》）

消渴无度：干猪胞十个，剪破去蒂，烧存性为末。每温酒服一钱。（《圣济总录》）

肾风囊痒：用猪尿胞炙火，以盐酒吃之。（《救急方》）

玉茎生疮（臭腐）：用猪胞一个（连尿，去一半，留一半），以煅红新砖焙干为末，入黄丹一钱。掺之，三五次瘥。先须以葱、椒汤洗。（《奇效方》）

胆

【气味】苦，寒，无毒。

【主治】伤寒热渴（《别录》）。骨热劳极，消渴，小儿五疳，杀虫（苏颂）。敷小儿头疮。治大便不通，以苇筒纳入下部三寸灌之，立下（藏器）。通小便，敷恶疮，治目赤目翳，明目，清心脏，凉肝脾。入汤沐发，去腻光泽（时珍）。

【附方】

赤白下痢：十二月腊猪胆百枚，俱盛黑豆入内，着麝香少许，阴干。每用五七粒为末，生姜汤调服。（《奇效方》）

伤寒癥出：猪胆鸡子汤，用猪胆汁、苦酒各三合，鸡子一个，合煎三沸，分服，汗出即愈。（《张文仲方》）

疔疮恶肿：十二月猪胆风干，和生葱捣敷。（《普济方》）

拔白换黑：猪胆涂孔中，即生黑者。（《圣惠方》）

小儿初生：猪胆入汤浴之，不生疮疥。

产妇风疮（因出风早）：用猪胆一枚，柏子油一两，和敷。（《杏林摘要》）

汤火伤疮：猪胆调黄檗末，涂之。（《外台秘要》）

肤

【气味】甘，寒，无毒。

【主治】少阴下痢，咽痛（时珍）。

耳垢

【主治】蛇伤狗咬，涂之（《别录》）。

鼻、唇

【气味】甘、咸，微寒，无毒（多食动风）。

【主治】上唇：治冻疮痛痒（思邈）。煎汤，调蜀椒目末半钱，夜服治盗汗（宗奭）。鼻：治目中风翳，烧灰水服方寸匕，日二服（时珍出《千金》）。

舌

【主治】健脾补不足，令人能食，和五味煮汁食（孟诜）。

靥（俗名咽舌是矣，又名猪气子）

【主治】项下瘿气，瓦焙研末，每夜酒服一钱（时珍）。

【附方】

瘿气：（《杏林摘要》）用猪靥七枚，酒熬三钱，入水瓶中露一夜，取出炙食。二服效。（《医林集要》）开结散，猪靥（焙）四十九枚，沉香二钱，真珠（砂罐煅）四十九粒，沉香二钱，橘红四钱，为末。临卧冷酒徐徐服二钱。五服见效，重者一料愈。以除日合之。忌酸、咸、油腻、涩气之物。

齿

【气味】甘，平。

【主治】小儿惊痫，五月五日取，烧灰服（《别录》）。又治蛇咬（《日华》）。中牛肉毒者，烧灰水服一钱。

又治痘疮倒陷（时珍）。

⊙骨

【主治】中马肝、漏脯、果、菜诸毒，烧灰，水服方寸匕，日三服。颊骨：烧灰，治痘陷；煎汁服，解丹药毒（时珍）。

【附方】

三消渴疾：猪脊汤，用猪脊骨一尺二寸，大枣四十九枚，新莲肉四十九粒，炙甘草二两，西木香一钱，水五碗，同煎取汁，渴则饮之。（《三因方》）

浸淫诸疮：猪牙车骨（年久者）椎破，烧令脂出，乘热涂之。（《普济方》）

母猪乳

【气味】甘、咸，寒，无毒。

【主治】小儿惊痫，及鬼毒去来，寒热五癃，绵蘸吮之（苏恭）。小儿天吊，大人猪、鸡痫病（《日华》）。

【附方】

断酒：白猪乳一升饮之。（《千金方》）

蹄

【气味】甘、咸，小寒，无毒。

【主治】煮汁服，下乳汁，解百药毒，洗伤挞诸败疮（《别录》）。滑肌肤，去寒热（苏颂）。煮羹，通乳脉，托痈疽，压丹石。煮清汁，洗痈疽，溃热毒，消毒气，去恶肉，有效（时珍）。（《外科精要》）洗痈疽有猪蹄汤数方，用猪蹄煮汁去油，煎众药蘸洗也。

【附方】

妇人无乳：（《外台秘要》）用母猪蹄一具，水二斗，煮五六升，饮之。或加通草六分。（《广济》）用母猪蹄四枚，水二斗，煮一斗，入土瓜根、通草、漏卢各三两，再煮六升，去滓，纳葱、豉作粥或羹食之。或身体微热，有少汗出佳。未通再作。

痈疽发背、乳发初起：母猪蹄一双，通草六分，绵裹煮羹食之。（《梅师方》）

天行热毒（攻手足肿痛欲断）：用母猪蹄一具去毛，以水一斗，葱白一握，煮汁，入少盐渍之。（《肘后方》）

老人面药，令面光泽：用母猪蹄一具，煮浆如胶。夜以涂面，晓则洗去。（《千金翼》）

硇砂损阴：猪蹄一具，浮萍三两，水三升，煮汁半升，渍之。冷即出，以粉敷之。（《外台秘要》）

悬蹄甲（一名猪退）

【气味】咸，平，无毒。

【主治】五痔，伏热在腹中，肠痈内蚀（《本经》）。同赤木烧烟熏，辟一切恶疮（仲景）。

【附方】

定喘化痰：用猪蹄甲四十九个，洗净，每甲纳半夏、白矾各一字，罐盛固济，煅赤为末，入麝香一钱匕。每用糯米饮下半钱。（《经验良方》）

久咳喘急：独蹄甲四十九枚，以瓶子盛之。安天南星（一枚）盖之，盐泥固济，煅烟出为度。取出，入款冬花半两，麝香、龙脑少许，研匀。每服一钱，食后煎桑白皮汤下。名黑金散。（《圣济总录》）

痘疮入目：猪蹄爪甲烧灰，浸汤滤净，洗之甚妙。（《普济方》）

癫痘生翳（半年已上者，一月取效；一年者不治）：用猪悬蹄三两（瓦瓶固济，煅），蝉蜕一两，羚羊角一分，为末。每岁一字，三岁已上三钱，温水调服，一日三服。（《钱氏小儿方》）

尾

【主治】腊月者，烧灰水服，治喉痹。和猪脂，涂赤秃发落（时珍出《千金方》）。

毛

【主治】烧灰，麻油调，涂汤火伤，留窍出毒则无痕（时珍出《袖珍方》）。

【附方】

赤白崩中：猪毛烧灰三钱，以黑豆一碗，好酒一碗半，煮一碗，调服。

屎

【气味】寒，无毒。

【主治】寒热黄疸湿痹（《别录》）。主蛊毒，天行热病。并取一升浸汁，顿服（《日华》）。烧灰，发痘疮，治惊痫，除热解毒，治疮（时珍）。血溜出血不止，取新屎压之（吴瑞）。

【附方】

小儿夜啼：猪屎烧灰，淋汁浴儿，并以少许服之。（《圣惠方》）

小儿阴肿：猪屎五升，煮热袋盛，安肿上。（《千金方》）

中猪肉毒：猪屎烧灰，水服方寸匕。（《外台秘要》）

妇人血崩：老母猪屎烧灰，酒服三钱。（《李楼奇方》）

白秃发落：腊月猪屎烧灰敷。（《肘后方》）

疗疮入腹：牡猪屎和水绞汁，服三合，立瘥。（《圣惠方》）

十年恶疮：母猪粪烧存性，敷之。（《外台方》）

◆实用指南

【单方验方】

眩晕眼花，头痛语謇，半身不遂等：猪脑1个，天麻10克。加水适量，以小火炖煮1小时即成，每日1剂，去药渣分次调味服食。

心虚多汗，睡眠不安，或难以入睡：新鲜猪心1个，人参、当归各60克。猪心带血破开，装入人参和当归，煮熟，去药物，吃猪心。

心肺胃阴虚之心悸，烦躁，失眠，多梦，健忘或干咳，久咳，或烦渴，不思饮食等：猪心2个，百合30克，玉竹20克。加水适量，慢火炖熟，捞出猪心切片调味食用。

失眠健忘，老人便秘：猪心1个，柏子仁10克。把柏子仁放入猪心内，封口，上锅加水炖熟食用。

血虚所致的头昏眼花，疲倦乏力：猪瘦肉500克，切块，当归30克。加水适量，以小火煎煮。可稍加盐调味，除去药渣，饮汤吃肉，分2～3次服食。

气血虚弱引起的产后缺乳、乳汁清稀，乳房软弱而无胀痛，面色苍白或萎黄，皮肤干燥，食少便溏等：猪蹄1具，黄芪18克，当归10克，炮山甲8克，通草6克。先将后四味煎取汁液，放入猪蹄、黄酒适量。小火慢炖至猪蹄熟烂。每日1剂，连用3～5日为1个疗程。

痔疮出血：猪肠1条，槐花适量。将槐花炒研为末，填入肠内，两头扎紧，用米醋煮烂，捣和作丸，如梧桐子大，每次50丸，食前当归酒下。

老年血虚肠燥便秘，习惯性便秘：猪大肠150克，海参20克，火麻仁15克。

将猪大肠切小段，海参以水泡发，火麻仁打碎，煎汁去渣。把猪肠、海参、麻仁药汁共入锅中，加水适量炖熟，盐、味精调味，每日1剂，连用数日。

脾虚泄泻：熟猪肝、粳米各60克，白萝卜30克，葱末少许。加水煮粥食用。

肾阳不足之遗精，腰膝酸冷等：猪肾2只，胡桃仁、山萸肉各10克。将猪肾去筋膜切片，同胡桃仁、山萸肉入锅，加水适量炖汤，吃肉饮汤。

两目干涩昏花，视力减退：猪肝500克，玄参15克。先将猪肝加水煮1小时，捞出猪肝，切成薄片待用。另取锅，加油烧热，放入葱、姜稍炒，再入猪肝及料酒、酱油、盐少许，加原汤2匙，翻炒一下食用。

夜盲症，视力模糊：新鲜猪肝100克，夜明砂6克。将猪肝切成薄片，放在碟子里，加上夜明砂，上锅蒸熟。每日1次，连食3～6日。

肺脾阳虚，多年咳嗽不愈：猪脾（猪联贴）3具，黑枣100枚，米酒2500毫升。同浸1个月，去渣过滤，每次2匙，每日2次。

头痛时痛时止：猪脑2只，生姜汁1杯，黄酒100毫升。同入罐中，隔水蒸熟，一顿吃完。

噎膈：猪苦胆1只，小米30克。米装入苦胆，阴干，为末，口服6克，可加三七粉适量。

胆囊炎：猪胆1只，小米150克。将小米炒黄后与猪胆末混合一起备用。用时每日早、晚各服10克，用面汤或温开水送服。轻者3剂，重者5剂。

病毒性肝炎：猪瘦肉100克，鸡骨草60克。加水适量，煮2～3小时后，去渣调味服食。每日1次，连服数日。

【食疗药膳】

⊙猪脊粥

原料：猪脊瘦肉、粳米各100克，茴香、盐、香油、川椒粉各少许。

制法：先将脊肉切成小块，在香油中稍炒，后入粳米煮粥，快熟时再加入茴香、川椒、盐等，再煮1～2沸。

用法：早晚空腹食用。

功效：利肠通便。

适用：热病伤律之便秘。

⊙玉竹猪心

原料：玉竹50克，猪心500克，生姜、葱、花椒、盐、白糖、味精、香油各适量。

制法：将玉竹洗净，切成节，用水稍润，煎熬2次，收取药液800毫升，将猪心剖开，洗净血水，与药液、生姜、葱、花椒同置锅内用中火煮到猪心六成熟时，将它捞出晾凉。猪心放在卤汁锅内，用小火煮熟捞起，

揩净浮沫。在锅内加卤汁适量，放入盐、白糖、味精和香油，加热成浓汁，将其均匀地涂在猪心里外即成。

用法：每日2次，佐餐食用。

功效：安神宁心，养阴生津。

主治：冠心病、心律不齐以及热病伤阴的干咳烦渴。

⊙猪肺粥

原料：猪肺500克，粳米100克，薏苡仁50克，料酒、葱、姜、盐、味精各适量。

制法：将猪肺洗净加水适量，放入料酒，煮至七成熟，捞出切成丁，同淘净的大米、薏苡仁一起入锅内，并放入葱、姜、盐、味精，先置急火上烧沸，然后改小火煨炖，米熟烂即可。用法：当饭吃，可经常食用。

功效：补脾肺，止咳。

适用：慢性支气管炎。

⊙猪胰酒

原料：猪胰3具，枣100枚，酒3000毫升。

制法：将三味共浸泡，秋冬7日，春夏3日，绞去滓后泡酒。

用法：每次20～30毫升，逐渐加至50毫升。

功效：止咳平喘。

适用：久咳上气不瘥。

狗（《本经中品》）

【释名】犬（《说文》），地羊。

肉（黄犬为上，黑犬、白犬次之）

【气味】咸、酸，温，无毒。反商陆，畏杏仁。同蒜食，损人。同菱食，生癥。

【主治】安五脏，补绝伤，轻身益气（《别录》）。宜肾（思邈）。补胃气，壮阳道，暖腰膝，益气力（《日华》）。补五劳七伤，益阳事，补血脉，厚肠胃，实下焦，填精髓，和五味煮，空心食之。凡食犬不可去血，则力少不益人（孟诜）。

【附方】

大补元气：戊戌酒，用黄犬肉一只，

图解食用本草

煮一伏时，捣如泥，和汁拌炊糯米三斗，入曲如常酿酒。候熟，每旦空心饮之。（《寿亲养老方》）

男子、妇人一应诸虚不足，骨蒸潮热等证：用黄童子狗一只，去皮毛肠肚同外肾，于砂锅内用酒醋八分，水二升，入地骨皮一升，前胡、黄花菜、肉苁蓉各四两，同煮一日。去药，再煮一夜。去骨，再煮肉如泥，擂滤。入当归末四两，莲肉、苍术末各一斤，厚朴、橘皮末十两，甘草末八两，和杵千下，丸梧子大。每空心盐酒下五七十丸。（《乾坤秘韫》）

脾胃虚冷，腹满刺痛：肥狗肉半斤。以水同盐、豉煮粥，频食一两顿。（《食医心镜》）

气水鼓胀：狗肉一斤切，和米煮粥，空腹食之。（《食医心镜》）

血（白狗者良）

【气味】咸，温，无毒。

【主治】白狗血：治癫疾发作。乌狗血：治产难横生，血上抢心，和酒服之（《别录》）。补安五脏（《日华》）。热饮，治虚劳吐血，又解射罔毒。点眼，治痘疮入目。又治伤寒热病发狂见鬼及鬼击病，辟诸邪魅（时珍）。

【附方】

热病发狂（伤寒、时气、温病六七日，热极发狂，见鬼欲走）取白狗从背破取血，乘热摊胸上，冷乃去之。此治垂死者亦活。无白犬，但纯色者亦可。（《肘后方》）

小儿卒痫：刺白犬血一升食之。并涂身上。（《葛氏方》）

卒得病疮（常时生两脚间）：用白犬血涂之，立愈。（《肘后方》）

两脚癣疮：白犬血涂之，立瘥。（《奇效方》）

疔疮恶肿：取白犬血频涂之。有效。（《肘后方》）

心血

【主治】心痹心痛。取和蜀椒末，丸梧子大。每服五丸，日五服（时珍出（《肘后方》）。

乳汁（白犬者良）

【主治】十年青盲。取白犬生子目未开时乳，频点之。狗子目开即瘥（藏器）。赤秃发落，频涂甚妙（时珍）。

【附方】

拔白：白犬乳涂之。（《千金方》）

断酒：白犬乳，酒服。（《千金方》）

涎

【主治】诸骨硬脱肛，及误吞水蛭（时珍）。

【附方】

诸骨哽咽：狗涎滴骨上，自下。（《仇远稗史》）

大肠脱肛：狗涎抹之，自上也。（《扶寿精方》）

误吞水蛭：以蒸饼半个，绞出狗涎，吃之。连食二三，其物自散。（《德生堂方》）

心

【主治】忧恚气，除邪（《别录》）。治风痹鼻衄，及下部疮，狂犬咬（《日华》）。

肾

【气味】平，微毒。

【主治】妇人产后肾劳如疟者。妇人体热用猪肾，体冷用犬肾（藏器）。

肝

【主治】肝同心肾捣，涂狂犬咬。又治脚气攻心，切生，以姜、醋进之，取泄。先泄者勿用（藏器）。

【附方】

下痢腹痛：狗肝一具切，入米一升煮粥，合五味食。（《食医心镜》）

心风发狂：黄石散，用狗肝一具批开，以黄丹、消石各一钱半，研匀擦在肝内，用麻缚定，水一升煮熟。细嚼，以本汁送下。（《杨氏家藏》）

胆（青犬、白犬者良）

【气味】苦，平，有小毒。

【主治】明目（《本经》）。鼎曰：上伏日采胆，酒服之。敷痂疡恶疮（《别录》）。止消渴，杀虫除积，能破血。凡血气痛及伤损者，热酒服半个，瘀血尽下（时珍）。治刀箭疮（《日华》）。去肠中脓水。又和通草、桂为丸服，令人隐形（孟诜）。

【附方】

眼赤涩痒：犬胆汁注目中，效。（《圣惠方》）

肝虚目暗：白犬胆一枚，萤火虫二七枚，阴干为末，点之。（《圣惠方》）

目中脓水：上伏日采犬胆，酒服之。

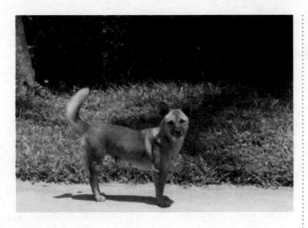

（《圣济总录》）

拔白换黑：狗胆汁涂之。（《千金方》）

血气撮痛，不可忍者：用黑狗胆一个（半干半湿）剜开，以箸子排丸绿豆大，哈粉滚过。每服四十丸，以铁淬酒送下，痛立止。（《经验方》）

反胃吐食（不拘丈夫妇人老少，远年近日）：用五灵脂末，黄狗胆汁和，丸龙眼大。每服一丸，好酒半盏磨化服。不过三服，即效。（《本事方》）

痞块疳积：五灵脂（炒烟尽）、真阿魏（去砂研）等份，用黄雄狗胆汁和，丸黍米大。空心津咽三十丸。忌羊肉、醋、面。（《简便单方》）

赤白下痢：腊月狗胆一百枚，每枚入黑豆充满，麝香少许。每服一枚，赤以甘草、白以干姜汤送下。（《奇效良方》）

牡狗阴茎

【释名】狗精。

【气味】咸，平，无毒。

【主治】伤中，阴痿不起，令强热大，生子，除女子带下十二疾（《本经》）。治绝阳及妇人阴痿（《日华》）。补精髓（《孟诜》）。

阴卵

【主治】妇人十二疾，烧灰服（苏恭）。

皮

【主治】腰痛，炙热黄狗皮裹之，频用取瘥。烧灰，治诸风（时珍）。

毛

【主治】产难（苏恭）。颈下毛：主小儿夜啼，绛囊盛，系儿背上（藏器）。烧灰汤服一钱，治邪疟。尾：烧灰，敷犬伤（时珍）。

【附方】

汤火伤疮：狗毛细翦，以烊胶和毛敷之。痂落即瘥（《梅师》）。

头骨（黄狗者良）

【气味】甘、酸，平，无毒。

【主治】金疮止血（《别录》）。烧灰，治久痢、劳痢。和干姜、莨菪炒见烟，为丸，空心白饮服十丸，极效（甄权）。烧灰，壮阳止疟（《日华》）。治痈疽恶疮，解颅，女人崩中带下（时珍）。颔骨：主小儿诸痫、诸瘘，烧灰酒服（苏恭）。

【附方】

小儿久痢：狗头烧灰，白汤服。（《千金方》）

小儿解颅：黄狗头骨炙为末，鸡子白和，涂之。（《直指方》）

赤白久痢：腊月狗头骨一两半（烧灰），紫笋茶（末）一两，为末。每服二钱，米饮下。（《圣惠方》）

赤白带下，不止者：狗头烧灰，为末。每酒服一钱，日三服。（《圣惠方》）

产后血乱，奔入四肢，并违堕：以狗头骨灰，酒服二钱，甚效。（《经验方》）

打损接骨：狗头一个，烧存性为末。热醋调茶，暖卧。（《卫生易简》）

附骨疽疮：狗头骨烧烟，日熏之。（《圣惠方》）

骨（白狗者良）

【气味】甘，平，无毒。

【主治】烧灰，生肌，敷马疮（《别录》）。烧灰，疗诸疮瘘，及妒乳痈肿（弘景）。烧灰，补虚，理小儿惊痫客忤（《蜀本》）。煎汁，同米煮粥，补妇人，令有子（藏器）。烧灰，米饮日服，治休息久痢。猪脂调，敷鼻中疮（时珍）。

【附方】

产后烦懑，不食者：白犬骨烧研，水服方寸匕。（《千金翼》）

桃李哽咽：狗骨煮汤，摩头上。（《子母秘录》）

图解食用本草

屎（白狗为良）

【气味】热，有小毒。

【主治】疗疮。水绞汁服，治诸毒不可入口者（苏恭）。瘭疽彻骨痒者，烧灰涂疮，勿令病者知。又和腊猪脂，敷瘘疮肿毒，疗肿出根（藏器）。烧灰服，止心腹痛，解一切毒（时珍）。

【附方】

月水不调（妇人产后，月水往来，乍多乍少）：白狗粪烧末，酒服方寸匕，日三服。（《千金方》）

漏脯中毒：犬屎烧末，酒服方寸匕。（《肘后方》）

发背痈肿：用白犬屎半升，水绞取汁服，以滓敷之，日再。（《外台秘要》）

疗疮恶肿：牡狗屎（五月五日）烧灰涂敷，数易之。又治马鞍疮，神验。（《圣惠方》）

◆ 实用指南

【单方验方】

耳鸣：狗肉 250 克，黑豆 60 克。共同炖烂，早晚 2 次食用，隔日 1 次，连服 2 ~ 3 周。

肾虚腰痛、畏寒、手足麻木：狗肉 250 克，黑豆 50 克，陈皮 3 克。用少量油、盐、姜、蒜焙香狗肉后，再下黑豆、陈皮同煮烂食用。

胃寒腹痛：狗肉 250 克，干姜、白术各 10 克，党参 30 克，豆蔻仁 12 克。水煎去药渣，饮汁食狗肉，每日 1 剂。

肾阳虚头痛、眩晕：狗肉 250 克，天麻、附子各 10 克，党参 15 克。水煎去药渣，饮汁食狗肉，每日 1 剂。

久疟虚寒：狗肉 400 克，熟附子 12 克。煮熟，加适量油盐调味食，每日 1 剂，连用 5 ~ 7 剂。

脾肾阳虚，体倦少食，胃脘有冷感，四肢欠温，夜尿频多：狗肉 500 克。切块，酌加红辣椒、生姜、橘皮、花椒、盐，加水适量，以小火炖熟，饮汤吃肉。

脾胃虚寒，腹痛喜温，或脾胃虚弱，水肿胀满：狗肉 250 克，粳米 100 克。将狗肉切细，加粳米和水煮成稀粥，加少许猪油、盐、生姜调味服食。

肾虚耳聋或遗尿、尿频等：狗肉 500 克，黑豆 120 克。将狗肉切块后与黑豆加水适量以小火炖至烂熟，加少许生姜、花椒、盐调味食用。

【食疗药膳】

⊙狗肾粥

原料：狗肾 1 对，粳米 250 克，草果、砂仁各 10 克，陈皮 5 克，酒少许。

制法：将狗肾洗净，切去脂膜臊膜，将药物装入纱袋内扎紧。将狗肾、药包、粳米放入铝锅内，加水适量煮熟。

用法：捡去药包，可吃狗肾，喝粥。

功效：补肾益脾。

适用：肾虚劳损、脾虚食少症。

⊙姜附狗肉

原料：熟附片 30 克，生姜 130 克，狗肉 1000 克，大蒜、葱、油适量。

制法：将狗肉洗净，切成小片，将生姜煨熟备用。先用油滑锅，下葱略烧，再将附片放入铝锅或砂锅内，加水适量，先熬煮 2 小时，然后将狗肉、药及生姜放入，至狗肉炖烂，加葱略焖即成。

用法：食用时可分餐，一次不宜过饱。

功效：温肾散寒，壮阳益精。

适用：阳痿、夜间多小便、肾寒、四肢冰冷等。

⊙良桂爆狗肝

原料：狗肝 1 个，高良姜、肉桂各 5 克，花椒 2 克，大葱 9 厘米，盐 3 克，甜面酱、醋各 10 克，油 20 克。

制法：狗肝洗净切成片状，将油放锅内烧热，下入高良姜、肉、花椒，炸成老黄色，除去留油。下葱、盐、醋、甜酱略炒，再下狗肝爆熟即成。

用法：佐餐食用，每日 1 次。

功效：温中健脾。

适用：腹痛、下痢、寒性胃满胀痛。

⊙补肾狗肉汤

原料：熟附片 10 克，菟丝子 20 克，狗肉 500 克，盐、味精、生姜、葱各适量。

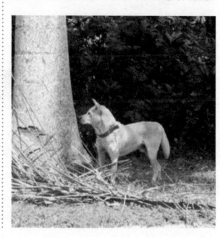

制法：将狗肉洗净，整块放入开水锅内余透，捞入凉水内洗净血沫，切成块；姜、葱切好备用。将狗肉放入锅内，同姜片煸炒，加入料酒，然后将狗肉、姜片一起倒入砂锅内。同时，将菟丝子、附片用纱布袋装好扎紧，与盐、葱一起放入砂锅内，加清汤适量，用大火烧沸，小火煨炖，待肉熟烂后即成。

用法：拣去药包不用，加入味精，吃肉喝汤。

功效：温肾助阳，补益精髓。

适用：阳气虚衰、精神不振、腰膝酸软等。

羊（《本经中品》）

图解食用本草

【释名】羖，羝，羯。

羊肉

【气味】苦、甘，大热，无毒。

【主治】暖中，字乳余疾，及头脑大风汗出，虚劳寒冷，补中益气，安心止惊（《别录》）。止痛，利产妇（思邈）。治风眩瘦肉，丈夫五劳七伤，小儿惊痫（孟诜）。开胃健力（《日华》）。

【附方】

产后厥痛（胡洽大羊肉汤，治妇人产后大虚，心腹绞痛，厥逆）：用羊肉一斤，当归、芍药、甘草各七钱半，用水一斗煮肉，取七升，入诸药，煮二升服。

产后虚羸，腹痛，冷气不调，及脑中风汗自出：白羊肉一斤，切治如常，调和食之。（《食医心镜》）

产后带下，产后中风，绝孕，带下赤白：用羊肉二斤，香豉、大蒜各三两，水一斗，煮五升，纳酥一升，更煮二升，分服。（《千金方》）

补益虚寒：用羊肉一斤，碎白去石英三两，以肉包之，外用荷叶裹定，于一石米下蒸熟，取出去石英

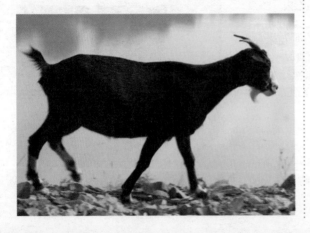

和葱、姜作小馄饨子。每日空腹，以冷浆水吞一百枚，甚补益。（《千金翼》）

壮阳益肾：用白羊肉半斤切生，以蒜、薤食之。三日一度，甚妙。（《食医心镜》）

骨蒸久冷：羊肉一斤，山药一斤，各烂煮研如泥，下米煮粥食之。（《饮膳正要》）

脾虚吐食：羊肉半

头蹄（白羊者良）

【气味】甘，平，无毒。

【主治】风眩瘦疾，小儿惊痫（苏恭）。脑热头眩（《日华》）。安心止惊，缓中止汗补胃，治丈夫五劳骨热。热病后宜食之，冷患者勿多食（孟诜）。（《食医心镜》）云：已上诸证，并宜白羊头，或蒸或煮，或作脍食。疗肾虚精竭。

【附方】

五劳七伤：白羊头、蹄一具净治，更以稻草烧烟，熏令黄色，水煮半熟，纳胡椒、荜拨、干姜各一两，葱、豉各一升，再煮去药食。日一具，七日即愈。（《千金方》）

皮

【主治】一切风，及脚中虚风，补虚劳，去毛作羹，臛食（孟诜）。湿皮卧之，散打伤青肿；干皮烧服，治蛊毒下血（时珍）。

脂（青羊者良）

【气味】甘，热，无毒。

【主治】生脂：止下痢脱肛，去风毒，产后腹中绞痛（思邈）。治鬼疰（苏颂）。（《胡洽方》）熟脂：主贼风痿痹飞尸，辟瘟气，止劳痢，润肌肤，杀虫治疮鲜。入膏药，透肌肉经络，彻风热毒气（时珍）。

【附方】

下痢腹痛：羊脂、阿胶、蜡各二两，黍米二升，煮粥食之。（《千金方》）

妊娠下痢：羊脂如棋子大十枚，温酒一升服，日三。（《千金方》）

虚劳口干：（《千金方》）用羊脂

一鸡子大，淳酒半升，枣七枚，渍七日食，立愈。（《外台秘要》）用羊脂鸡子大，纳半斤酢中一宿，绞汁含之。

卒汗不止：牛、羊脂，温酒频化，服之。（《外台秘要》）

脾横爪赤：煎羊脂摩之。（《外台秘要》）

发背初起：羊脂、猪脂切片，冷水浸贴，热则易之。数日瘥。（《外台秘要》）

小儿口疮：羊脂煎薏苡根涂之。（《活幼心书》）

血（白羊者良）

【气味】咸，平，无毒。

【主治】女人血虚中风，及产后血，闷欲绝者，热饮一升即活（苏恭）。热饮一升，治产后血攻，下胎衣，治卒惊九窍出血，解莽草毒、胡蔓草毒，又解一切丹石毒发（时珍出《延寿诸方》）。

【附方】

衄血（一月不止）：刺羊血热饮即瘥。（《圣惠方》）

大便下血：羊血煮熟，拌醋食，最效。（《吴球便民食疗》）

硫黄毒发气闷：用羊血热服一合效。（《圣惠方》）

妊娠胎死不出，及胞衣不下，产后诸疾狼狈者：刺羊血热饮一小盏，极效。（《圣惠方》）

乳（白羖者佳）

【气味】甘，温，无毒。

【主治】补寒冷虚乏（《别录》）。润心肺，治消渴（甄权）。疗虚劳，益精气，补肺、肾气，如小肠气。合脂作羹，补肾虚，及男女中风（张鼎）。利大肠，治小儿惊痫。含之，治口疮（《日华》）。主心卒痛，可温服之。又蚰蜒入耳，灌之即化成水（孟诜）。治大小干呕及反胃，小儿哕啘及舌肿，并时时温饮之（时珍）。解蜘蛛咬毒。颂曰：刘禹锡传信方云，贞元十年，崔员外言：有人为蜘蛛咬，腹大如妊，遍身生丝，其家弃之，乞食。有僧教啖羊乳，未几疾平也。

【附方】

小儿口疮：羊乳细滤入含之，数次即愈。（《小品方》）

漆疮作痒：羊乳敷之。（《千金翼》）

面黑令白：白羊乳三斤，羊胰三副，和捣。每夜洗净涂之，旦洗去。（《圣济总录》）

脑

【气味】有毒。

【主治】入面脂手膏，润皮肤，涂损伤、丹瘤、肉刺（时珍）。

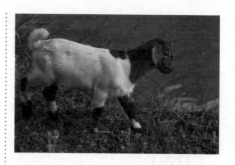

【附方】

发丹如瘤：生绵羊脑，同朴消研，涂之。（《瑞竹堂方》）

足指肉刺：刺破，以新酒酢和羊脑涂之，一合愈。（《古今灵验》）

髓

【气味】甘，温，无毒。

【主治】男子女人伤中、阴阳气不足，利血脉，益经气。以酒服之（《别录》）。却风热，止毒。久服不损人（孙思邈）。和酒服，补血。主女人血虚风闷（孟诜）。润肺气，泽皮毛，灭瘢痕（时珍）。（《删繁》）治肺虚毛瘁，酥髓汤中用之。

【附方】

肺痿骨蒸：炼羊脂、炼羊髓各五两煎沸，下炼蜜及生地黄汁各五合，生姜汁一合，不住手搅，微火熬成膏。每日空心温酒调服一匙，或入粥食。（《饮膳正要》）

目中赤翳：白羊髓敷之。（《千金方》）

舌上生疮：羊胫骨中髓，和胡粉涂之，妙。（《圣惠方》）

白秃头疮：生羊骨髓，调轻松搽之。先以泔水洗净。一日二次，数日愈。（《经验方》）

痘痂不落（痘疮痂疕不落，灭瘢方）：用羊酮骨髓（炼）一两，轻粉一钱，和成膏，涂之。（《陈文仲方》）

心

【气味】甘，温，无毒。

【主治】止忧恚膈气（《别录》）。补心（藏器）。

【附方】

心气郁结：羊心一枚，咱夫兰（即

回回红花），浸水一盏，入盐少许，徐徐涂心上，炙熟食之，令人心安多喜。（《饮膳正要》）

肺

【气味】同心。

【主治】补肺，止咳嗽（《别录》）。伤中，补不足，去风邪（思邈）。治渴，止小便数，同小豆叶煮食之（苏恭）。通肺气，利小便，行水解毒（时珍）。

【附方】

咳嗽上气（积年垂死）：用莨菪子（炒）、熟羊肺（切曝）等份为末，以七月七日醋拌。每夜空腹服二方寸匕，粥饮下。隔日一服。（《千金方》）

小便频数（下焦虚冷也）：羊肺一具（切）作羹，入少羊肉，和盐、豉食。不过三具。（《集验方》）

渴利不止：羊肺一具，入少肉和盐、豉作羹食。不过三具愈。（《普济方》）

解中蛊毒：生羊肺一具割开，入雄黄、麝香等份，吞之。（《济生方》）

肾

【气味】同心。

【主治】补肾气虚弱，益精髓（《别录》）。补肾虚耳聋阴弱，壮阳益胃，止小便，治虚损盗汗（《日华》）。治肾虚消渴（时珍）。

【附方】

下焦虚冷（脚膝无力，阳事不行）：用羊肾一枚煮熟，和米粉六两，炼成乳粉，空腹食之，妙。（《食医心镜》）

肾虚精竭：羊肾一双，切片，于豉汁中，以五味、米糅作羹、粥食。（《食医心镜》）

虚损劳伤：羊肾一枚，米一升，水一斗，煮九升，服日三。（《肘后方》）

肾虚腰痛：（《千金方》）用羊肾去膜，阴干为末。酒服二方寸匕，日三。（《饮膳正要》）治卒腰痛。羊肾一对，咱夫兰一钱，水一盏浸汁，入盐少许，涂抹肾上，徐徐炙熟，空腹食之。

胁破肠出：以香油抹手送入，煎人参、枸杞子汁温淋之。吃羊肾粥十日，即愈。（危氏）

羊石子（即羊外肾也）

【主治】肾虚精滑（时珍）。（《本事》）金锁丹用之。

肝

【气味】苦，寒，无毒。

【主治】补肝，治肝风虚热，目赤暗痛，热病后失明，

并用子肝七枚，作生食，神效。亦切片水浸贴之（苏恭）。解蛊毒（吴瑞）。

【附方】

目赤热痛（看物如隔纱，宜补肝益精）：用青羊肝一具切洗，和五味食之。（《食医心镜》）

小儿赤眼：羊肝切薄片，井水浸贴。（《普济方》）

不能远视：羊肝一具，去膜细切，以葱子一勺，炒为末，以水煮熟，去滓，入米煮粥食。（《多能鄙事》）

青盲内障：白羊子肝一具，黄连一两，熟地黄二两，同捣，丸梧子大。食远茶服七十丸，日三服。崔承元病内障丧明，有人惠此方报德，服之遂明。（《传信方》）

牙疳肿痛：羖羊肝一具煮熟，蘸赤石脂末，任意食之。（《医林集要》）

虚损劳瘦：用新猪脂煎取一升，入葱白一握煎黄，平旦服。至三日，以枸杞一斤，水三斗煮汁，入羊肝一具，羊脊膂肉一条，曲末半斤，着葱、豉作羹食。（《千金方》）

胆（青羖羊者良）

【气味】苦，寒，无毒。

【主治】青盲，明目（《别录》）。点赤障、白翳、风泪眼，解蛊毒（甄权）。治诸疮，能生人身血脉（思邈）。同蜜蒸九次，点赤风眼，有效（朱震亨）。

【附方】

病后失明：羊胆点之，日二次。（《肘后方》）

大便秘塞：羊胆汁灌入即通。（《千金方》）

目为物伤：羊胆二枚，鸡胆三枚，鲤鱼胆二枚，和匀，日日点之。（《圣惠方》）

代指作痛：崔氏云，代指乃五脏热注而然。刺热汤中七度，刺冷水中。三度，即以羊胆涂之，立愈甚效。（《外台方》）

小儿疳疮：羊胆二枚，和酱汁灌下部。（《外台秘要》）

胃（一名羊膍胵）

【气味】甘，温，无毒。

图解食用本草

【主治】胃反，止虚汗，治虚羸，小便数，作羹食，三五瘥（孟诜）。

【附方】

久病虚羸，不生肌肉，水气在胁下，不能饮食，四肢烦热者：用羊胃一枚，白术一升（切），水二斗，煮九升，分九服，日三。不过三剂瘥。（《张文仲方》）

补中益气：羊肚一枚，羊肾四枚，地黄三两，干姜、昆布、地骨皮各二两，白术、桂心、人参、厚朴、海藻各一两五钱，甘草、秦椒各六钱，为末，同肾入肚中，缝合蒸熟，捣烂晒为末。酒服方寸匕日二。（《千金方》）

中风虚弱：羊肚一具，粳米二合，和椒、姜、豉、葱作羹食之。（《饮膳正要》）

胃虚消渴：羊肝烂煮，空腹食之。（《古今录验》）

下虚尿床：羊肚盛水煮熟，空腹食，四五顿瘥。（《千金方》）

蛇伤手肿：新剥羊肚一个（带粪），割一口，将手入浸，即时痛止肿消。（《医林集要》）

胰（白羊者良）

【主治】润肺燥，诸疮疡。入面脂，去䵟黯，泽肌肤，减瘢痕（时珍）。

【附方】

远年咳嗽：羊胰三具，大枣百枚，酒五升，渍七日，饮之。（《肘后方》）

妇人带下：羊胰一具，以酢洗净，空心食之，不过三次。忌鱼肉滑物，犯之即死。（《外台秘要》）

痘疮瘢痕：羊胰二具，羊乳一升，甘草末二两，和匀涂之。明旦，以猪蹄汤洗去。（《千金方》）

舌

【主治】补中益气（《正要》）。用羊舌二枚，羊皮二具，羊肾四枚，蘑菰，糟姜，作羹，肉汁食之。

靥（即会咽也）

【气味】甘、淡，温，无毒。

【主治】气瘿（时珍）。

【附方】

项下气瘿：（《外台秘要》）用羊靥一具，去脂（酒浸，炙熟）含之咽汁。日一具，七日瘥。（《千金方》）用羊靥七枚（阴干），海藻，干姜各二两，桂心、昆布、逆流水边柳须各一两，为末，蜜丸芡子大。每含一丸，咽津。

睛

【主治】目赤及翳膜。曝干为末，点之（时珍出（《千

金方》）。熟羊眼中白珠二枚，于细石上和枣磨汁，点目翳羞明，频用三四瘥（孟诜）。

筋

【主治】尘物入目，熟嚼纳眦中，仰卧即出（《千金翼》）。

羚羊角（青色者良）

【气味】咸，温，无毒。

【主治】青盲，明目，止惊悸寒泄。久服，安心益气轻身。杀疥虫。入山烧之，辟恶鬼虎狼（《本经》）。疗百节中结气，风头痛，及蛊毒吐血，妇人产后馀痛（《别录》）。烧之，辟蛇。灰治漏下，退热，主山障溪毒（《日华》）。

【附方】

风疾恍惚，心烦腹痛，或时闷绝复苏：以青殺羊角屑，微炒为末，无时温酒服一钱。（《圣惠方》）

气逆烦满：水羊角烧研，水服方寸匕。（《普济方》）

产后寒热，心闷极胀百病：羚羊角烧末，酒服方寸匕。（《子母秘录》）

水泄多时：羚羊角一枚，白矾末填满，烧存性为末。每新汲水服二钱。（《圣惠方》）

小儿痫疾：羚羊角烧存性，以酒服少许。（《普济方》）

赤秃发落：羚羊角、牛角烧灰等份，猪脂调敷。（《普济方》）

打扑伤痛：羊角灰，以砂糖水拌，瓦焙焦为末。每热酒下二钱，仍揉痛处。（《简便单方》）

脊骨

【气味】甘，热，无毒。

【主治】虚劳寒中羸瘦（《别录》）。补肾虚，通督脉，治腰痛下痢（时珍）。

【附方】

老人胃弱：羊脊骨一具捶碎，水五升，煎取汁三升，入青粱米四合，煮粥常食。（《食治方》）

肾虚腰痛：（《食医心镜》）用羊脊骨一具，捶碎煮，和蒜薤食，饮少酒

妙。（《饮膳正要》）用羊脊骨一具捶碎，肉苁蓉一两，草果五枚，水煮汁，下葱、酱作羹食。

虚劳白浊：羊骨为末，酒服方寸匕，日三。（《千金方》）

小便膏淋：羊骨烧研，榆白皮煎汤，服二钱。（《圣惠方》）

洞注下痢：羊骨灰，水服方寸匕。（《千金方》）

尾骨

【主治】益肾明目，补下焦虚冷（《饮膳正要》）。

【附方】

虚损昏聋：大羊尾骨一条，水五碗，煮减半，入葱白五茎，荆芥一握，陈皮一两，面三两，煮熟，取汁搜面作索饼，同羊肉熟，和五味食。（《多能鄙事》）

胫骨

【气味】甘，温，无毒。

【主治】虚冷劳（孟诜）。脾弱，肾虚不能摄精，白浊，除湿热，健腰脚，固牙齿，去齃齇，治误吞铜钱（时珍）。

【附方】

擦牙固齿：（《食鉴》）用火煅羊胫骨为末，入飞盐二钱，同研匀，日用。又方：烧白羊胫骨灰一两，升麻一两，黄连五钱，为末。日用。（濒湖方）用羊胫骨（烧过）、香附子（烧黑）各一两，青盐（煅过）、生地黄（烧黑）各五钱，研用。

脾虚白浊（过虑伤脾，脾不能摄精，遂成此疾）：以羊胫骨灰一两，姜制厚扑末二两，面糊丸梧子大。米饮下百丸，日二服。一加茯苓一两半。（《济生方》）

虚劳瘦弱：用颏儿必四十枚，以水一升，熬减大半，去滓及油，待凝任食。（《饮膳正要》）

误吞铜钱：羊胫骨烧灰，以煮稀粥食，神效。（《谈野翁方》）

咽喉骨哽：羊胫骨灰，米饮服一钱。（《圣惠方》）

屎（青羚羊者良）

【气味】苦，平，无毒。

【主治】燔之，主小儿泄痢，肠鸣惊痫（《别录》）。烧灰淋汁沐头，不过十度，即生发长黑。和雁肪涂头亦良（藏器）。颂曰：屎纳鲫鱼腹中，瓦缶固济，烧灰涂发，易生而黑，甚效。煮汤灌下部，治大人小儿腹中诸疾，疳、湿、大小便不通。烧烟熏鼻，治中恶心腹刺痛，亦熏诸疮中毒、痔瘘等。治骨蒸弥良（苏恭）。

【附方】

疳痢欲死：新羊屎一升，水一升，渍一夜，绞汁顿服，日午乃食。极重者，不过三服。（《圣济总录》）

呕逆酸水：羊屎十枚，酒二合，煎一合，顿服。未定，更服之。（《兵部手集》）

反胃呕食：羊粪五钱，童子小便一大盏，煎六分，去滓，分三服。（《圣惠方》）

小儿流涎：白羊屎频纳口中。（《千金方》）

心气疼痛（不问远近）：以山羊粪七枚，油头发一团，烧灰酒服。永断根。（《孙氏集效方》）

妊娠热病：青羊屎研烂涂脐，以安胎气。（《外台秘要》）

伤寒肢痛，手足疼欲脱：取羊屎煮汁渍之，瘥乃止。或和猪膏涂之，亦佳。（《外台秘要》）

时疾阴肿，囊及茎皆热肿：以羊屎、黄檗煮汁洗之。（《外台秘要》）

里外廉疮：羊屎烧存性，研末，入轻粉涂之。（《医林集要》）

小儿头疮：羊粪煎汤洗净，仍以羊粪烧灰，同屋上悬煤，清油调涂。（《普济方》）

头风白屑：乌羊粪煎汁洗之。（《圣惠方》）

发毛黄赤：羊屎烧灰，和腊猪脂涂之，日三夜一，取黑乃止。（《圣惠方》）

木刺入肉：干羊屎烧灰，猪脂和涂，不觉自出。（《千金方》）

湿病浸淫：新羊屎绞汁涂之。干者烧烟熏之。（《圣济总录》）

雷头风病：羊屎焙研，酒服二钱。（《普济方》）

◆实用指南

【单方验方】

慢性咳嗽：羊胰3具，大枣100枚，酒3000毫升。同浸7日，酌量饮用。

小儿遗尿：羊肚1个。洗净加水煮汤，调味后空腹食用，每日1次，连服4~5日。

急性结膜炎：羊胆3个，蜂蜜适量。

取羊胆汁加入蜂蜜内，放锅里熬成软膏服，每日2次，每次10～15克，开水冲服。

夜盲症：鲜嫩红薯叶100克，羊肝90克。共同煮食（勿久煮），每日1次，连服5～7日。

脾胃虚弱所致的消化不良：羊肉100克切片，高粱米100克。同煮粥，加入适量油盐调味食用。

久疟不愈：羊肉500克，鳖肉100～200克。同煮汤，加适量盐调味食用。

小便频数，肾虚遗尿：羊肉500克，黄芪30克，鱼鳔适量。同煮汤，熟后捞出黄芪药渣，加入油盐调味食用。

【食疗药膳】

⊙羊肉粥

原料：新鲜精羊肉150～250克，粳米适量。

制法：将羊肉洗净，切成块，同粳米煮粥。

用法：早餐食用。

功能：益气血，补虚损，暖脾胃。

适用：阳气不足、气血亏损、体弱羸瘦、中虚反胃、恶寒怕冷、腰膝酸软等。

⊙羊肉氽萝卜

原料：小萝卜、羊肉丝、酱油、香油、盐、味精、葱、姜、香菜各适量。

制法：小萝卜洗净，去头和根部，切斜刀片；羊肉选嫩肉，切丝放在碗中，用酱油、盐、香油、葱、姜末煨好；用汤水将小萝卜煮开锅，把煨好的羊肉氽入汤内一涮即熟，然后加盐、香菜即成。

用法：佐餐食用。

功效：益气补虚，温中暖下。

适用：腰膝酸软、困倦乏力、脾胃虚寒者。

⊙荤素羹

原料：羊肉2500克，草果5个，豌豆500克，片粉、山药、糟姜、乳饼、胡萝卜、蘑菇、生姜、鸡蛋、芝麻泥各适量。

制法：羊肉洗净切块，豌豆捣碎去皮，将二者与草果共煮取汤，再入片粉、山药、糟姜、乳饼、胡萝卜、蘑菇、生姜、芝麻泥，羹成后加葱、盐、醋调味服食。

用法：不拘时温热食用。

功能：补中益气。

适用：脾胃虚弱、四肢无力、食少便溏等。

⊙萝卜海带羊排汤

原料：羊排骨、白萝卜各250克，水发海带50克，调料适量。

制法：萝卜、海带切丝；羊排骨加水煮沸，撇去浮沫，加入黄酒、姜丝，用小火煮1.5小时，入萝卜丝，再煮5～10分钟，加盐，下海带丝、味精，煮沸。

用法：佐餐食用。

功能：化痰润肺，补虚强身，消积滞，散瘿瘤。

适用：食积胀满、痰嗽失音、形体瘦弱，以及瘿瘤瘰疬等。

⊙枸杞羊肾粥

原料：枸杞20克，羊肾2对，羊肉100克，粳米250克，葱白、盐各适量。

制法：将羊肾洗净，去臊腺脂膜，切成细丁；葱白洗净，切成细节；羊肉洗净，一同放入锅内，加水适量备用。将枸杞洗净；粳米淘净，放入羊肾羊肉锅内，熬粥。

待肉熟，米烂成粥时加入盐即成。

用法：吃羊肾、羊肉，喝粥。

功效：补肾填精。

适用：肾精衰败、腰脊疼痛、性功能减退等。

⊙羊排骨粉丝汤

原料：羊排骨500克，干粉丝50克，葱、姜、蒜蓉、醋、香菜各适量，花生油少许。

制法：将羊排洗净，切块，葱切末，姜切丝，香菜择净，切小段。锅置火上，放入花生油烧热，放入蒜蓉爆香，倒入羊排煸炒至干，加醋少许，随后加入适量清水及姜丝、葱末，用旺火煮沸后，撇去浮沫，改用小火焖煮2小时，加入用开水浸泡后的粉丝，撒上香菜，再煮沸即可。

用法：佐餐食用。

功效：补肾填髓，强筋骨。

适用：产后虚弱者。

牛（《本经中品》）

【释名】时珍曰：按许慎云，牛，件也。牛为大牲，可以件事分理也。其文象角头三、封及尾之形。

黄牛肉

【气味】甘，温，无毒。

【主治】安中益气，养脾胃（《别录》）。补益腰脚，止消渴及唾涎（孙思邈）。

【附方】

腹中痞积：牛肉四两切片，以风化石灰一钱擦上，蒸熟食。常食痞积自下。（《经验秘方》）

腹中癖积：黄牛肉一斤，恒山三钱，同煮熟。食肉饮汁，癖必自消，甚效。（《笔峰杂兴》）

牛皮风癣：每五更炙牛肉一片食，以酒调轻粉敷之。（《直指方》）

水牛肉

【气味】甘，平，无毒。

【主治】消渴，止泄，安中益气，养脾胃（《别录》）。补虚壮健，强筋骨，消水肿，除湿气（藏器）。

【附方】

水肿尿涩：牛肉一斤熟蒸，以姜、醋空心食之。（《食医心镜》）

手足肿痛（伤寒时气，毒攻手足，肿痛欲断）：牛肉裹之，肿消痛止。（范汪方）

白虎风痛（寒热发歇，骨节微肿）：用水牛肉脯

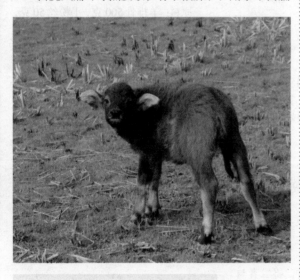

一两（炙黄），燕窠土、伏龙肝、飞罗面各二两，砒黄一钱，为末。每以少许，新汲水和，作弹丸大，于痛处摩之。痛止，即取药抛于热油销中。（《圣惠方》）

头蹄（水牛者良）

【气味】凉。

【主治】下热风（孟诜）。

【附方】

水肿胀满，小便涩者：用水牛蹄一具去毛，煮汁作羹，切食之。或以水牛尾条切，作腊食。或煮食亦佳。

（《食医心镜》）

鼻（水牛者良）

【主治】消渴，同石燕煮汁服（藏器）。治妇人无乳，作羹食之，不过两日，乳下无限，气壮人尤效（孟诜）。疗口眼㖞斜。不拘干湿者，以火炙热，于不患处熨之，即渐正（宗奭）。

皮（水牛者良）

【主治】水气浮肿，小便涩少。以皮蒸熟，切入豉汁食之（《心镜》）。熬胶最良，详阿胶。

乳

【气味】甘，微寒，无毒。

【主治】补虚羸，止渴（《别录》）。养心肺，解热毒，润皮肤（《日华》）。冷补，下热气和蒜煎沸食，去冷气痃癖（藏器）。患热风人宜食之（孟诜）。老人煮食有益。入姜、葱，止小儿吐乳，补劳（思邈）。治反胃热哕，补益劳损，润大肠，治气痢，除疸黄，老人煮粥甚宜（时珍）。

【附方】

风热毒气：煎过牛乳一升，生牛乳一升，和匀。空腹服之，日三服。（《千金方》）

下虚消渴（心脾中热，下焦虚冷，小便多者）：牛羊乳，每饮三四合。（《广利方》）

病后虚弱：取七岁以下、五岁以上黄牛乳一升，水四升，煎取一升，稍稍饮，至十日止。（《外台方》）

补益劳损：（《千金翼》）崔尚方书，钟乳粉一两，袋盛，以牛乳一升，煎减三分之一，去袋饮乳，日三。又方：白石英末三斤和黑豆，与十岁以上生犊牯牛食，每日与一两。七日取牛乳，或热服一升，或作粥食。其粪以种菜食。百无所忌，能润脏腑，泽肌肉，令人壮健。

脚气痹弱：牛乳五升，硫黄三两，煎取三升，每服三合。羊乳亦可。或以牛乳五合，煎调硫黄末一两服，取汁尤良。（《肘后方》）

重舌出涎：特牛乳饮之。（《圣惠方》）

蚰蜒入耳：牛乳少许滴入即出。若入腹者，饮一二升即化为水。（《圣惠方》）

蜘蛛疮毒：牛乳饮之良。（《生生编》）

血

【气味】咸，平，无毒。

【主治】解毒利肠，治金疮折伤垂死，又下水蛭。煮拌醋食，治血痢便血（时珍）。

【附方】

误吞水蛭（肠痛黄瘦）：牛血热饮一二升，次早化猪脂一升饮之，即下出也。（《肘后方》）

脂（黄牛者良，炼过用）

【气味】甘，温，微毒（多食发痼疾、疮疡。镜源云：牛脂软铜）。

【主治】诸疮疥癣白秃，亦入面脂（时珍）。

【附方】

消渴不止：栝楼根煎，用生栝楼根（切）十片，以水三斗，煮至一斗，滤净，入炼净黄牛脂一合，慢火熬成膏，瓶收。每酒服一杯，日三。（《圣济总录》）

腋下胡臭：牛脂和胡粉涂之，三度永瘥。（姚氏）

食物入鼻（介介作痛不出）：用牛脂一枣大，纳鼻中吸入，脂消则物随出也。（《外台秘要》）

走精黄病（面目俱黄，多睡，舌紫，甚面裂，若爪甲黑者死）：用豉半两，牛脂一两，煮过，绵裹烙舌，去黑皮一重，浓煎豉汤饮之。（《三十六黄方》）

髓（黑牛、黄牛、牸牛者良，炼过用）

【气味】甘，温，无毒。

【主治】补中，填骨髓。久服增年（《本经》）。安五脏，平三焦，续绝伤，益气力，止泄利，去消渴，皆以清酒暖服之（《别录》）。平胃气，通十二经脉（思邈）。

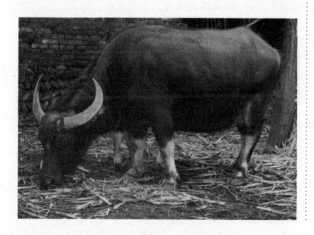

治瘦病，以黑牛髓、地黄汁、白蜜等份，煎服（孟诜）。润肺补肾，泽肌悦面，理折伤，擦损痛，甚妙（时珍）。

【附方】

补精润肺，壮阳助胃：用炼牛髓四面，胡桃肉四两，杏仁泥四两，山药末半斤，炼蜜一斤，同捣成膏，以瓶盛汤煮一日。每服一匙，空心服之。（《瑞竹堂方》）

劳损风湿：陆杭膏，用牛髓、羊脂各二升，白蜜、姜汁、酥各三升，煎三上三下，令成膏。随意以温酒和服之。（《经心录》）

脑（水牛、黄牛者良）

【气味】甘，温，微毒。

【主治】风眩消渴（苏恭）。脾积痞气。润皴裂，入面脂用（时珍）。

【附方】

吐血咯血（五劳七伤）：用水牛脑一枚（涂纸上阴干），杏仁（煮去皮）、胡桃仁、白蜜各一斤，香油四两，同熬干为末。每空心烧酒服二钱匕。（《乾坤秘韫》）

偏正头风（不拘远近，诸药不效者，如神）：用白芷、川芎各三钱，为细末。以黄牛脑子搽末在上，瓷器内加酒顿熟，乘热食之，尽量一醉。醒则其病如失，甚验。（《保寿堂方》）

胃（黄牛、水牛俱良）

【气味】甘，温，无毒。

【主治】消漏风眩，补五脏，醋煮食之（诜）。补中益气，解毒，养脾胃（时珍）。

【附方】

啖蛇牛毒：牛肚细切，水一斗，煮一升，服取汗即瘥。（《金匮要略》）

胆（腊月黄牛、青牛者良）

【气味】苦，大寒，无毒。

【主治】可丸药（《本经》）。除心腹热渴，止下痢及口焦燥，益目精（《别录》）。腊月酿槐子服，明目，治疳湿弥佳（苏恭）。酿黑豆，百日后取出，每夜吞一枚，镇肝明目（《药性》）。

酿南星末，阴干，治惊风有奇功（苏颂）。除黄杀虫，治痫肿（时珍）。

【附方】

男子阴冷（以食茱萸纳牛胆中，百日令干）：每取二七枚，嚼纳阴中，良久如火。（《千金方》）

痔瘘出水：用牛胆、猬胆各一枚，腻粉五十文，麝香二十文，以三味和匀，入牛胆中，悬四十九日取出，为丸如大麦大。以纸捻送入疮内，有恶物流出为验也。（《经验方》）

牛角䚡

【释名】角胎。

【气味】苦，温，无毒。

【主治】下闭血瘀血疼痛，女人带下血。燔之，酒服（《本经》）。烧灰，主赤白痢（藏器）。黄牛者烧之，主妇人血崩，大便下血，血痢（宗奭）。水牛者烧之，止妇人血崩，赤白带下，冷痢泻血，水泄（《药性》）。治水肿（时珍）。千金徐王酒用之。

【附方】

小儿滞下：牸牛角胎烧灰，水服方寸匕。（《千金方》）

大便下血：黄牛角䚡一具，煅末。煮豉汁服二钱，日三，神效。（《近效方》）

赤白带下：牛角䚡（烧令烟断）、附子（以盐水浸七度去皮）等份为末，每空心酒服二钱匕。（《孙用和方》）

鼠乳痔疾：牛角䚡烧灰，酒服方寸匕。（《塞上方》）

蜂蛊毒疮：牛角䚡烧灰，醋和敷之。（《肘后方》）

角

【气味】苦，寒，无毒。

【主治】水牛者燔之，治时气寒热头痛（《别录》）。煎汁，治热毒风壮热（《日华》）。牸牛者治喉痹肿塞欲死，烧灰，酒服一钱。小儿饮乳不快似喉痹者，取灰涂乳上，咽下即瘥（苏颂出《崔元亮方》）。治淋破血（时珍）。

【附方】

石淋破血：牛角烧灰，酒服方寸匕，日五服。（《圣济总录》）

血上逆心（烦闷刺痛）：水牛角烧末，酒服方寸匕。（《子母秘录》）

赤秃发落：牛角、羊角烧灰等份，猪脂调涂。（《圣惠方》）

骨

【气味】甘，温，无毒。

【主治】烧灰，治吐血鼻洪，崩中带下，肠风泻血，水泻（《日华》）。治邪疟。烧灰同猪脂，涂痔疮蚀人口鼻，有效（时珍出《十便良方》）。

【附方】

鼻中生疮：牛骨、狗骨烧灰，腊猪脂和敷。（《千金方》）

水谷痢疾：牛骨灰同六月六日麹（炒）等份为末，饮服方寸匕，乃御传方也。（《张文仲方》）

蹄甲（青牛者良）

【主治】妇人崩中，漏下赤白（苏恭）。烧灰水服，治牛痫。和油，涂臁疮。研末贴脐，止小儿夜啼（时珍出《集要诸方》）。

【附方】

卒魇不寤：以青牛蹄或马蹄临人头上，即活。（《肘后方》）

损伤接骨：牛蹄甲一个，乳香、没药各一钱为末，入甲内烧灰，以黄米粉糊和成膏，敷之。（《秘韫》）

牛皮风癣：牛蹄甲、驴粪各一两，烧存性研末，油调，抓破敷之。五七日即愈。（《兰氏经验方》）

臁胫烂疮：牛蹄甲烧灰，桐油和敷。（《海上方》）

玉茎生疮：牛蹄甲烧灰，油调敷之。（奚囊）

屎

【气味】苦，寒，无毒。

【主治】水肿恶气。干者燔之，敷鼠瘘恶疮（《别录》）。烧灰，敷灸疮不瘥（藏器）。敷小儿烂疮烂痘，及痈肿不合，能灭瘢痕（时珍）。绞汁，治消渴黄瘅，脚气霍乱，小便不通（苏恭）。

【附方】

湿热黄病：黄牛粪日干为末，面糊丸梧子大。每食前，白汤下七十丸。（《简便单方》）

卒阴肾痛：牛屎烧灰，酒和敷之，良。（《梅师方》）

脚跟肿痛（不能着地）：用黄牛屎，入盐炒热，罨之。（《王永辅惠济方》）

妊娠腰痛：牛屎烧末，水服方寸匕，日三。（《外台秘要》）

子死腹中：湿牛粪涂腹上，良。（《产宝》）

小儿口噤：白牛粪涂口中取瘥。（《圣济总录》）

小儿夜啼：牛屎一块安席下，勿令母知。（《食疗本草》）

小儿头疮：野外久干牛屎（不坏者）烧灰，入轻粉，麻油调搽。（《普济方》）

小儿白秃：牛屎厚封之。（《子母秘录》）

小儿烂疮：牛屎烧灰封。减瘢痕。（《千金方》）

痈肿不合：牛屎烧末，用鸡子和封，干即易之，神验也。（《千金月令》）

跌磕伤损：黄牛屎炒热封之，裹定即效。（《简便单方》）

恶犬咬伤：洗净毒，以热牛屎封之，即时痛止。（《千金方》）

蜂虿螫痛：牛屎烧灰，苦酒和敷。（《千金方》）

◆ 实用指南

【单方验方】

阳痿早泄：牛鞭1根，焙干，菟丝子、淫羊藿各15克，韭菜子25克。共研细，每晚用黄酒送服10克。

阳虚便秘及老年人习惯性便秘：牛奶250克，蜂蜜、葱白各100克。先将葱白洗净，捣烂取汁。牛奶与蜂蜜共煮，开锅下葱汁再煮即成。每日早晨空腹服用。

身热夜甚，心烦不寐，斑疹隐隐：水牛角30克，玄参、竹叶、连翘各10克，金银花20克，黄连5克，麦冬15克，生地黄25克。水煎服。

再生障碍性贫血：牛骨髓30克，枣60克，鸡蛋3只。三味加水同煎15～20分钟，每日1剂，至愈停服。

气虚自汗：牛肉250克，黄芪、党参、淮山药、浮小麦各30克，白术15克，大枣10枚，生姜10克。同煮汤，煮至牛肉熟后加适量盐，调味食用。

体虚羸瘦、饮食不振、大便溏稀者：牛肉250克，砂仁、桂皮、陈皮、白胡椒各3克，生姜15克。同煮汤、盐、香葱调味食用，每日1次，连服几次。

营养性水肿：牛肉、蚕豆各150克。将牛肉切片加水同煮，少量盐调味，佐膳食用。

肺痛：牛肉250克洗净切块，生姜25克。同放锅内用小火煮至八成熟，加入去皮切块的南瓜500克，同煮至熟烂，熟后加盐、味精调味食用。

高血压、慢性肝炎等：鲜番茄250克，牛肉100克。将番茄洗净切块，牛肉切薄片，用少许油盐糖调味同煮，佐膳食用。

【食疗药膳】

⊙牛乳粥

原料：粳米100克，新鲜牛奶250毫升。

制法：先以粳米煮粥，待粥将熟时，加入牛奶同煮成粥。

用法：早餐食用。

功能：补虚损，润五脏，益老人。

适用：中老年人体质衰弱、气血亏损、病后虚羸、大便燥结等。

⊙牛肚补胃汤

原料：牛肚1000克，鲜荷叶2张，茴香、桂皮、生姜、胡椒、黄酒、盐各适量。

制法：牛肚先洗一次，再用盐、醋半碗，反复擦洗，然后用冷水反复洗净，将鲜荷叶垫于砂锅底，放入牛肚，加水浸没，旺火烧沸后中火炖30分钟，取出切小块后复入砂锅，加黄酒3匙，茴香和桂皮少许，小火煨2小时，加盐、姜、胡椒粉少许，继续煨2～3小时，直至肚烂。

用法：每次饮汤1小碗，每日2次，牛肚佐餐服食。

功能：补中益气，健脾消食。

适用：胃下垂、脘腹闷胀、食欲不振等。

⊙牛肉北芪浮小麦汤

原料：鲜牛肉250克，北芪30克，浮小麦30克，淮山药15克，生姜6～9克，大枣10枚。

制法：将几味洗净，放砂锅中加水煮开，加盐及适量调味品，小火煮至牛肉熟烂。

用法：饮汤食肉，每日1次。

功能：益气固表，和营止汗。

适用：气虚之自汗等。

⊙雪梨炒牛肉片

原料：雪梨200克，牛肉250克，酱油、盐、猪油、花生油、淀粉各适量。

制法：将牛肉冲洗干净，切成薄片，放入碗中，加入酱油、猪油、淀粉，拌匀稍腌；雪梨洗净，去皮除核，切成片。炒锅上火，倒入花生油烧热，投入牛肉片、盐，翻炒至八成熟，加入梨片，颠翻炒匀，起锅装盘即成。

　　用法：佐餐食用。

　　功效：补气血，健脾胃。

　　适用：气血虚弱、病后体虚、脾胃虚弱、食欲不振、糖尿病等。

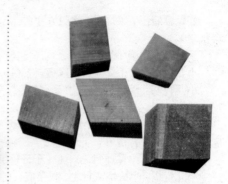

阿胶（《本经上品》）

图解食用本草

　　【释名】傅致胶（《本经》）。

　　【气味】甘，平，无毒。

　　【主治】丈夫小腹痛，虚劳羸瘦，阴气不足，脚酸不能久立，养肝气（《别录》）。坚筋骨，益气止痢（《药性》）。颂曰：止泄痢，得黄连、蜡尤佳。疗吐血衄血，血淋尿血，肠风下痢。女人血痛血枯，经水不调，无子，崩中带下，胎前产后诸疾。男女一切风病，骨节疼痛，水气浮肿，虚劳咳嗽喘急，肺痿唾脓血，及痈疽肿毒。和血滋阴，除风润燥，化痰清肺，利小便，调大肠，圣药也（时珍）。

　　【附方】

　　摊缓偏风（治摊缓风及诸风，手脚不遂，腰脚无力者）：驴皮胶微炙熟。先煮葱豉粥一升，别又以水一升，煮香豉二合，去滓入胶，更煮七沸，胶烊如饧，顿服之。乃暖，吃葱豉粥。如此三四剂即止。若冷吃粥，令人呕逆。（《广济方》）

　　肺风喘促（涎潮眼窜）：用透明阿胶切炒，以紫苏、乌梅肉（焙研）等份，水煎服之。（《直指方》）

　　胞转淋闷：阿胶三两，火二升，煮七合，温服。（《千金方》）

　　吐血不止：（《千金翼》）用阿胶（炒）二两，蒲黄六合，生地黄三升，水五升，煮三升，分服。（《经验方》）治大人、小儿吐血。用阿胶（炒）、蛤粉各一两，

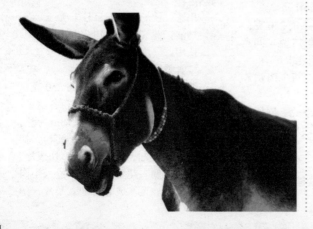

辰砂少许，为末。藕节捣汁，入蜜调服。

　　月水不止：阿胶炒焦为末，酒服二钱。（《秘韫》）

　　妊娠尿血：阿胶炒黄为末，食前粥饮下二钱。（《圣惠方》）

　　妊娠下血不止：阿胶三两炙为末，酒一升煎化，服即愈。又方：用阿胶末二两，生地黄半斤捣汁，入清酒二升，分三服。（《梅师方》）

　　妊娠胎动：（《删繁》）用阿胶（炙研）二两，香豉一升，葱一升，水三升，煮取一升，入胶化服。（《产宝》）胶艾汤：用阿胶（炒），熟艾叶二两，葱白一升，水四升，煮一升，分服。

　　久嗽经年：阿胶（炒）、人参各二两，为末。每用三钱，豉汤一盏，葱白少许，煎服，日三次。（《圣济总录》）

◆实用指南

【单方验方】

　　血小板少症，面生瘀斑，伤损愈和慢诸证：阿胶20克，红糖10克，粳米150克，黄酒30毫升。先将粳米煮粥，粥熟，将阿胶研细，与糖酒兑入粥中食用。

　　神经衰弱：阿胶1块。砸碎炖化，加入川连、白芍、川芎水煎液，另加鸡蛋黄2个，搅匀，适量服用。

　　妇女崩漏，功能性子宫出血：艾叶、当归、熟地黄、白芍、川芎各适量。用水煎煮，倒去药渣，加阿胶炖化服用。

　　哮喘咳嗽：甘草、半夏、马兜铃、杏仁、人参各适量。水煎倒去药渣，加

碎阿胶炖化服用。痰中带血、干咳：将阿胶一块砸碎，加冰糖、银耳、梨块各适量。用水煎煮，持续炖服。

【食疗药膳】

⊙阿胶黄酒

原料：阿胶 400 克，黄酒 1500 毫升。

制法：用酒在慢火上煮阿胶，令胶化尽，再将酒煮至 1000 毫升，取下候温。

用法：分作 4 服，空腹时细细饮服，不拘时候，服尽仍不愈者，再依前法制之。

功效：润肺止咳。

适用：阴虚咳嗽、虚劳咯血、吐血等。

兔（《别录中品》）

【释名】明视。

肉

【气味】辛，平，无毒。

【主治】补中益气（《别录》）。热气湿痹，止渴健脾。炙食，压丹石毒（《日华》）。腊月作酱食，去小儿豌豆疮（《药性》）。凉血，解热毒，利大肠（时珍）。

【附方】

消渴羸瘦：用兔一只，去皮、爪、五脏，以水一斗半煎稠，去滓澄冷，渴即饮之。极重者不过二兔。（《崔元亮海上方》）

血

【气味】咸，寒，无毒。

【主治】凉血活血，解胎中热毒，催生易产（时珍）。

【附方】

小儿胎毒，遇风寒即发痘疹，服此可免，虽出亦稀：（《乾坤秘韫》）用兔二只，腊月八日刺血于漆盘内，以细面炒熟和，丸绿豆大。每服三十丸，绿豆汤下。每一儿食一剂永安甚效。（《杨氏经验方》）加朱砂三钱，酒下。名"兔砂丸"。

小儿服之，终身不出痘疮，或出亦稀少：腊月八日，取生兔一只刺血，和荞麦面，少加雄黄四五分，候干，丸如绿豆大。初生小儿，以乳汁送下二三丸。遍身发出红点，是其征验也。但儿长成，常以兔肉啖之，尤妙。（《刘氏保寿堂方》）

产难：腊月兔血，以蒸饼染之，纸裹阴干为末。每服二钱，乳香汤下。（《指迷方》）

心气痛：（《瑞竹堂方》）用腊兔血和茶末四两，乳香末二两，捣丸芡子大。每温醋化服一丸。（《谈野翁方》）腊月八日，取活兔血和面，丸梧子大。每白汤下二十一丸。

脑

【主治】涂冻疮（《别录》）。催生滑胎（时珍）。同髓，治耳聋（苏恭）。

【附方】

手足皲裂：用兔脑髓生涂之。（《圣惠方》）

发脑发背及痈疽热疖恶疮：用腊月兔头捣烂，入瓶内密封，惟久愈佳。每用涂帛上厚封之，热痛即如水也。频换取瘥乃止。（《胜金》）

骨

【主治】热中，消渴，煮汁服（《别录》）。颂曰：（《崔元亮海上方》）：治消渴羸瘦，小便不禁。兔骨和大麦苗煮汁服，极效。煮汁服，止霍乱吐利（时珍），（《外台》）用之。治鬼疰，疮疥刺风（《日华》）。藏器曰：醋磨涂久疥，妙。

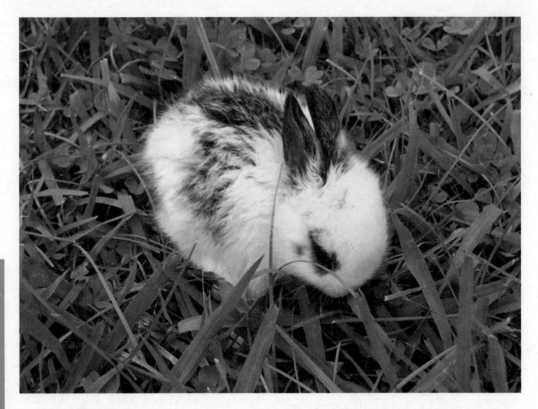

头骨（腊月收之）

【气味】甘，酸，平，无毒。

【主治】头眩痛，癫疾（《别录》）。连皮毛烧存性，米饮服方寸匕，治天行呕吐不止，以瘥为度（苏颂出（《必效方》）。连毛，烧灰酒服，治产难下胎，及产后馀血不下（《日华》）。陆氏用葱汤下。烧末，敷妇人产后阴脱，痈疽恶疮。水服，治小儿疳痢。煮

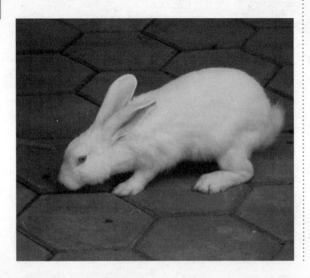

汁服，治消渴不止（时珍）。

【附方】

预解痘毒：十二月取兔头煎汤浴小儿，凉热去毒，令出痘稀。（《饮善正要》）

产后腹痛：兔头炙热摩之，即定。（《必效方》）

肝

【主治】目暗（《别录》）。明目补劳，治头旋眼眩（《日华》）。和决明子作丸服，甚明目。切洗生食如羊肝法，治丹石毒发上冲，目暗不见物（孟诜）。

【附方】

风热目暗：肝肾气虚，风热上攻，目肿暗。用兔肝一具，米三合，和豉汁，如常煮粥食。（《普济方》）

皮毛（腊月收之）

【主治】烧灰，酒服方寸匕，治产难及胞衣不出，馀血抢心，胀刺欲死者，极验（苏恭）。煎汤，洗豌豆疮（《药

性》）。头皮灰：主鼠瘘，及鬼疰毒气在皮中如针刺者。毛灰：主灸疮不瘥（藏器）。皮灰：治妇人带下。毛灰：治小便不利。馀见败笔下（时珍）。

【附方】

妇人带下：兔皮烧烟尽，为末。酒服方寸匕，以瘥为度。（《外台秘要》）

火烧成疮：兔腹下白毛贴之。候毛落即瘥。（《百一选方》）

屎（腊月收之）

【释名】明月砂（《圣惠》），玩月砂（《集验》），兔蕈（《炮炙论》）。

【主治】目中浮翳，劳瘵五疳，痔疮痔瘘，杀虫解毒（时珍）。

【附方】

五疳下痢：兔屎（炒）半两，干蛤蟆一枚，烧灰为末，绵裹如莲子大，纳下部，日三易之。（《圣惠方》）

大小便秘：明月砂一匙安脐中，冷水滴之令透，自通也。（《圣惠方》）

痔疮下虫，不止者：用玩月砂，慢火炒黄为末。每服二钱，入乳香五分，空心温酒下，日三服。即兔粪也。（《集验方》）

月蚀耳疮：望夜，取兔屎纳蛤蟆中，同烧末，敷之。（《肘后方》）

痘疮入目（生翳）：用兔屎日干，为末。每服一钱，茶下即安。（《普济方》）

◆ 实用指南

【单方验方】

肺癌放疗期间痰中带血丝者：百合（洗净）40克，田七（打碎）15克，兔肉（切丝）250克。将三者放入锅中，加适量冷水，用小火炖熟，加盐调味后，饮汤或佐餐食用。

夜盲：兔肝适量。加适量油、盐隔水蒸熟食用。

肝血不足，头晕眼花，夜盲：兔肝2具，大米100克。同煮粥，用适量油、盐调味食用；或用兔肝1具，枸杞子、女贞子各10克。水煎服。

气血不足或营养不良，身体瘦弱，疲倦乏力，饮食减少：兔肉120克，党参、山药、大枣、各30克，枸杞子15克。兔肉切块加水共煮至肉熟透，饮汤食肉。

消渴赢瘦，小便不禁：兔肉500克，山药、天花粉各60克。兔肉切块加水煎煮至兔肉烂熟，取汁服，口渴即饮。

消渴，身体消瘦：兔肉500克，淮山药250克。

同煎浓汁，待凉饮用，口渴即饮。

【食疗药膳】

⊙ 兔肉紫菜豆腐汤

原料：兔肉60克，紫菜30克，豆腐50克，盐、黄酒、淀粉芡、葱花适量。

制法：将紫菜撕成小片，洗净后放入小碗中；兔肉洗净切成薄片，加盐、黄酒、淀粉芡拌匀；豆腐捣碎；锅中倒入清水一大碗，入豆腐、盐，中火烧开后，倒入肉片，煮5分钟，放入葱花，立即起锅，倒入紫菜，搅匀即成。

用法：佐餐食用。

功能：清热利水，化痰软坚，降血脂。

适用：高血脂、高血压、动脉硬化、冠心病患者。

⊙ 山楂炖兔肉

原料：兔肉500克，山楂50克，糖色、姜片、葱段、盐、料酒、味精各适量。

制法：兔肉洗净，切成块，山楂洗净，砂锅置火上，放入清水，投入兔块、山楂煮烂，再加入盐、料酒、葱、姜、味精、糖色，继续用中火烧煮，煮至汁浓时，即可食用。

用法：佐餐食用。

功效：补中益气，止渴健脾，凉血解毒，消食化积，活血化瘀。

适用：日常保健及便血患者。

⊙ 红枣炖兔肉

原料：红枣20枚，兔肉200克。

制法：选色红、肉质厚实的大红枣，洗净备用。将兔肉洗净，切块，与红枣一起放砂锅内，隔水炖熟，即可服用；亦可调味服用。

用法：每日1次，每次吃兔肉100克。

功效：健脾益气，补血壮体。

适用：脾虚气弱、病后体虚、过敏性紫癜等。

鼠（《别录下品》）

【释名】老鼠（《纲目》），首鼠（《史记》），家鹿。

牡鼠

【气味】甘，微温，无毒。

【主治】疗踒折，续筋骨，生捣敷之，三日一易（《别录》）。猪脂煎膏，治打扑折伤、冻疮、汤火伤。诜曰：腊月以油煎枯，去滓熬膏收用。颂曰：油煎入蜡，敷汤火伤、灭瘢痕极良。油煎治小儿惊痫（《日华》）。五月五日同石灰捣收，敷金疮神效（时珍）。煎膏，治诸疮瘘，腊月烧之，辟恶气（弘景）。梅师云：正旦朝所居处埋鼠，辟瘟疫也。

【附方】

灭诸瘢痕：大鼠一枚，以腊猪脂四两，煎至销尽，滤净，日涂三五次。先以布拭赤，避风。（《普济方》）

疮肿热痛：灵鼠膏：用大雄鼠一枚，清油一斤煎焦，滴水不散，滤再煎，下（炒紫）黄丹五两，柳枝不住搅匀，滴水成珠，下黄蜡一两，熬带黑色成膏，瓷瓶收之，出火毒。每用摊贴，去痛而凉。（《经验方》）

溃痈不合：老鼠一枚，烧末敷。（《千金方》）

蛇骨刺人（痛甚）：用死鼠烧敷。（《肘后方》）

破伤风病（角弓反张，牙噤肢强）：用鼠一头和尾烧灰，以腊猪脂和敷之。（《梅师方》）

汤火伤疮：小老鼠泥包烧研，菜油调涂之。（《谈野翁方》）

儿伤乳（腹胀烦闷欲睡）烧鼠二枚为末，日服二钱，汤下。（《保幼大全》）

鼠肉（以下并用牡鼠）

【气味】甘，热，无毒。

【主治】小儿哺露大腹，炙食之（《别录》）。小儿疳疾腹大贪食者，黄泥裹，烧熟去骨，取肉和五味豉汁作羹食之。勿食骨，甚瘦人（孟诜）。主骨蒸劳极，四肢劳瘦，杀虫及小儿疳瘦。酒熬入药（苏颂）。炙食，治小儿寒热诸疳（时珍）。

【附方】

水豉石水（腹胀身肿者）：以肥鼠一枚，取肉煮粥。空心食之，两三顿即愈。（《食医心镜》）

乳汁不通：鼠肉作羹食，勿令知之。（《产书》）

箭镞入肉：大雄鼠一枚取肉，薄批焙研。每服二钱，热酒下，疮痒，则出矣。（《医林集要》）

胆

【主治】目暗（弘景）。点目，治青盲雀目不见物。滴耳，治聋（时珍）。

【附方】

耳卒聋闭：以鼠胆汁（二枚）滴之，如雷鸣时即通。（《本事方》）

图解食用本草

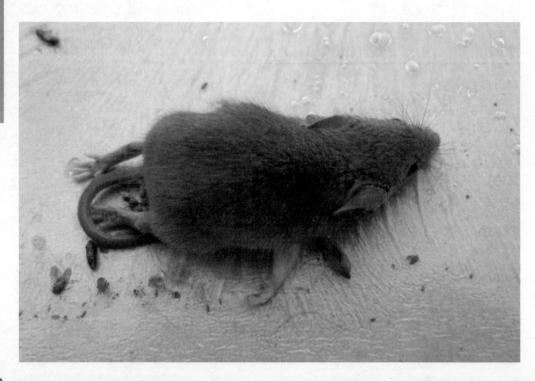

青盲不见：雄鼠胆、鲤鱼胆各二枚，和匀，滴之立效。（《圣惠方》）

脂

【主治】煎膏治诸疮瘘。汤火伤（苏颂）耳聋（时珍）。

【附方】

耳聋：鼠脂半合，青盐一钱，蚯蚓一条，同和化，以绵蘸捻摘耳中，塞之。（《圣惠方》）

脑

【主治】针棘竹木诸刺，在肉中不出，捣烂厚涂之即出。箭镞针刃在咽喉胸膈诸隐处者，同肝捣涂之。又涂小儿解颅。以绵裹塞耳，治聋(时珍，出(《肘后方》)、（《总录》)。

头

【主治】瘘疮鼻齆，汤火伤疮（时珍）。

【附方】

鼻齆脓血：正月取鼠头烧灰，以腊月猪脂调敷之。（《外台秘要》）

火伤灼：死鼠头，以腊月猪脂煎冷消尽，敷之则不作瘢，神效。（《千金方》）

断酒不饮：腊鼠头烧灰，柳花末等份，每睡时酒服一杯。（《千金方》）

目

【主治】明目，能夜读书，术家用之（陶弘景）。

【附方】目涩好眠：取一目烧研，和鱼膏点入目眦。兼以绛囊盛两枚佩之（《肘后方》）。

涎

【气味】有毒。坠落食中，食之令人生鼠瘘，或发黄如金。

脊骨

【主治】齿折多年不生者，研末，日日揩之，甚效（藏器）。

【附方】

牙齿疼痛：老鼠一个去皮，以硇砂擦上，三日肉烂化尽，取骨瓦焙为末，入蟾酥二分，樟脑一钱。每用少许，点牙根上立止。（孙氏集效方）

四足及尾

【主治】妇人堕胎易出（《别录》）。烧服，催生（《日华》）。

皮

【主治】烧灰，封痈疽口冷不合者。生剥，贴附骨疽疮，即追脓出（时珍）。

粪（弘景曰：两头尖者是牡鼠屎）

【气味】甘，微寒，无毒。

【主治】小儿痫疾大腹。葱、豉同煎服，治时行劳复（《别录》）。颂曰：张仲景及古今名方多用之。治痫疾，明目（《日华》）。煮服，治伤寒劳复发热，男子阴易腹痛，通女子月经，下死胎。研末服，治吹奶乳痈，解马肝毒，涂鼠瘘疮。烧存性，敷折伤、疔肿诸疮、猫犬伤（时珍）。

【附方】

伤寒劳复：（《外台秘要》）用雄鼠屎二十枚，豉五合，水二升，煮一升，顿服。（《活人书》）劳复发热：鼠屎豉汤，用雄鼠屎二七枚，栀子十四枚，枳壳三枚，为粗末。水一盏，葱白二寸，豉三十粒，煎一盏，分三服。

大小便秘：雄鼠屎末，敷脐中，立效。（《普济方》）

室女经闭：牡鼠屎一两炒研，空心温酒服二钱。（《千金方》）

妇人吹奶：鼠屎七粒，红枣七枚去核包屎，烧存性，入麝香少许，温酒调服。（《集要方》）

乳痈初起：雄鼠屎七枚去研末，温酒服，取汗即散。（《寿域方》）

乳痈已成：用新湿鼠屎，黄连、大黄各等份为末，以黍米粥清和，涂四边，即散。（《姚僧坦方》）

疔疮恶肿：鼠屎、乱发等份烧灰，针疮头纳入，大良。（《普济方》）

鬼击吐血：胸腹刺痛。鼠屎烧末，水服方寸匕。不省者，灌之。（《肘后方》）

折伤瘀血，伤损筋骨疼痛：鼠屎烧末，猪脂和敷，急裹，不过半日痛止。（《梅师方》）

马咬踏疮（肿痛作热）：鼠屎二七枚，故马鞘五寸，和烧研末，猪脂调敷之。（《梅师方》）

狂犬咬伤：鼠屎二升，烧末敷之。（《梅师方》）

◆实用指南

【单方验方】

辅助治疗乳腺癌：五倍子、雄鼠屎、露蜂房各等份。共研为末，每次 3 克，每日 2 次。

小儿白秃：鼠屎适量。瓦煅存性，同轻粉、麻油涂之。

小便不通兼有水肿：将雄鼠屎适量。研细末，敷于脐中。

【食疗药膳】

⊙炒田鼠肉

原料：田鼠 1 只，调料适量。

制法：田鼠剖腹去肠，放锅内用竹器架起隔水蒸，水开煮沸 2～3 分钟取出，去毛、头、脚、尾。洗净后用油、盐回锅炒，加姜、酒、酱油烧熟食用。

用法：佐餐食用。

功效：补肾壮阳。

适用：阳事不举、早泄、性功能障碍等。

⊙田鼠黄精汤

原料：田鼠肉 250 克，猪瘦肉 200克，黄精 50 克，料酒、盐、胡椒粉、姜片、葱段、肉汤各适量。

制法：将田鼠肉洗净，放入沸水锅中焯去血水，捞出切成丝。猪肉洗净，开水锅余一下，捞出切丝，黄精洗净。锅中注入肉汤，放入田鼠肉、猪肉、料酒、盐、胡椒粉、姜片、葱段。共煮至肉熟烂，拣出黄精、葱、姜，盛入汤盆中即成。

用法：佐餐温热食用。

功效：补虚养血，消疳积。

适用：虚劳羸瘦、膨胀、小儿疳积、水火烫伤及折伤之人食用。

图解食用本草

索引